450 anos de história da medicina paulistana

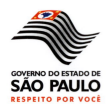

Governador Geraldo Alckmin
Secretário-Chefe da Casa Civil Arnaldo Madeira

imprensaoficial IMPRENSA OFICIAL DO ESTADO DE SÃO PAULO

Diretor-Presidente Hubert Alquéres

Diretor Vice-Presidente Luiz Carlos Frigerio
Diretor Industrial Teiji Tomioka
Diretor Financeiro e Administrativo Alexandre Alves Schneider
Núcleo de Projetos Institucionais Vera Lucia Wey

ASSOCIAÇÃO PAULISTA DE MEDICINA

Presidente: José Luiz Gomes do Amaral

1º vice-presidente: Jorge Carlos Machado Curi
2º vice-presidente: Clóvis F. Constantino
3º vice-presidente: Luiz Fernando Peixe
4º vice-presidente: Paulo De Conti
Secretário-Geral: Antonio José Gonçalves
1º Secretário: Cláudio Santili

450 anos
de história
da medicina
paulistana

Coordenadores

Guido Arturo Palomba
Ivomar Gomes Duarte
Luiz Antonio Nunes

Organizadores

Gilberto Natalini
José Luiz Gomes do Amaral

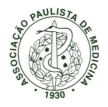

imprensaoficial

São Paulo, 2004

Sem autorização estrita do editor, nenhuma parte do livro poderá, de forma alguma, ser reproduzida (seja por fotocópia, microfilme ou outro método) nem ser adaptada ou distribuída mediante aplicação de sistemas eletrônicos, estando o infrator sujeito às penalidades previstas no Código Penal, a saber: reclusão de um a quatro anos.

Organizadores	Gilberto Natalini
	José Luiz Gomes do Amaral
Coordenadores	Guido Arturo Palomba
	Ivomar Gomes Duarte
	Luiz Antonio Nunes
Gerente editorial	Viviane Rodrigues Nepomuceno
Produtora gráfica	Rosemeire Carlos Pinto
Copidesque	Tamara de Castro
Revisão	Cibely Aguiar de Souza
Projeto gráfico e editoração	Know-how Editorial Ltda
Capa	Guen Yokoyama
Fotolito, impressão e acabamento	imprensaoficial

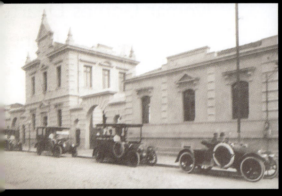

Atual sede do Museu Emílio Ribas
Secretaria de Estado da Saúde

Dados Internacionais de Catalogação na Publicação (CIP)
(Câmara Brasileira do Livro, SP, Brasil)

450 anos de história da medicina paulista/Organizadores Gilberto Natalini e José Luiz do Amaral; coordenadores Guido Arturo Palomba, Ivomar Gomes Duarte e Luiz Antonio Nunes. – São Paulo : Imprensa Oficial do Estado de São Paulo, 2004.
368p. : il.

Vários autores.
Bibliografia.
ISBN 85-7060-297-9 (Imprensa Oficial do Estado de São Paulo)
ISBN 85-904715-9 (Ass. Paulista de Medicina)

1. Medicina – São Paulo (Cidade) – História I. Natalini, Gilberto II. Amaral, José Luiz do III. Palomba, Guido Arturo IV. Duarte, Ivomar Gomes V. Nunes, Luiz Antonio VI. Título.

CDD-610.98161

Índices para catálogo sistemático:

1. São Paulo : Medicina : História   610.98161

Patrocinadores

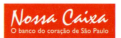

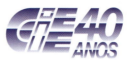

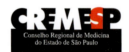

Apoio

CASA CIVIL

AGRADECIMENTOS

Gilberto Natalini

Médico, vereador (gestão 2000/2004),
presidente da Comissão de Saúde
da Câmara Municipal de São Paulo (2003/2004),
membro da Comissão de Honra
dos 450 anos do Pátio do Colégio

Um presente para São Paulo

O caminho entre a proposta inicial de escrever um livro e a sua conclusão é bastante longo e trabalhoso. Mesmo quando o tema do livro é empolgante e atual, as dificuldades encontradas são de grande monta. A escolha dos coordenadores, dos colaboradores, dos parceiros e dos financiadores é uma tarefa que exige muito daquele ou daqueles que se propõem a levá-la adiante.

A idéia de editar um livro sobre a evolução da Medicina paulistana ao longo de sua história surgiu durante as reuniões da Comissão de Honra dos 450 anos de São Paulo. Como médico atuante e, temporariamente, vereador na cidade em que me criei, senti-me no dever de prestar uma homenagem a ela, aos meus colegas de profissão e às instituições que prestam serviços à Saúde, tanto as públicas como as privadas.

Do nascimento da idéia à elaboração do projeto, o caminho foi muito curto, pois encontrei excelentes parceiros, que se dispuseram a colaborar já no desenvolvimento de um pré-projeto à altura dos eventos que foram programados para a comemoração. Cometeria uma injustiça imperdoável se não mencionasse o estímulo e o apoio que, desde os primeiros passos, foram dados pelo presidente da Associação Paulista de Medicina, meu grande amigo e colega, o professor-doutor José Luiz Gomes do Amaral, que disponibilizou para colaborar no trabalho toda a estrutura da entidade que preside; pelo presidente da Academia de Medicina de São Paulo, doutor Guido Arturo Palomba, também grande amigo e colega, que, com sua experiência e tarimba, deu-nos o maior incentivo e apoio e nos ensinou os caminhos que teriam de ser percorridos.

Os passos seguintes foram montar a estrutura do projeto e convidar os colaboradores autores, para o que também conseguimos uma adesão e colaboração inestimável por parte da Faculdade de Medicina da Universidade de São Paulo, da Escola Paulista de Medicina da Unifesp, da Faculdade de Medicina da Santa Casa de São Paulo, da Faculdade de Medicina da Unisa, da senhora Julia Maria Mancusi Tubel, administradora do Pátio do Colégio, da historiadora e museológa Maria Aparecida Toschi Lomonaco, também do Pátio do Colégio, da doutora Yvonne Capuano, médica, escritora e membro da Federação das Indústrias do Estado de São Paulo, do Centro de Integração Empresa-Escola (CIEE), e do doutor Luiz Antonio Nunes, operador incansável deste projeto.

A concretização final se fez graças ao patrocínio da Imprensa Oficial do Estado, na pessoa do seu diretor-presidente, senhor Hubert Alquéres, que nos ofereceu a primorosa impressão, do Banco Nossa Caixa, na pessoa do seu presidente, senhor Carlos Eduardo Monteiro, que nos possibilitou a produção editorial, e do Centro de Integração Empresa-Escola (CIEE), nas pessoas do seu presidente-executivo, doutor Luiz Gonzaga Bertelli, e do presidente do Conselho Administrativo, doutor Paulo Natanael Pereira de Souza, que nos forneceu o papel para a confecção. Nossa gratidão a todos pela inestimável colaboração.

Seguramente, muitas outras pessoas e entidades colaboraram neste projeto; a estas, o meu muito obrigado.

O resultado final que é esta obra ímpar, se não tem a grandeza desta enorme cidade que comemora seu aniversário, pelo menos traz em seu conteúdo a intenção de tornar conhecidas para os paulistas e para todos os países de língua portuguesa as suas grandes contribuições no campo da Medicina.

COLABORADORES

Álvaro Nagib Atallah

Professor livre-docente, chefe da disciplina de Medicina de Urgência da Unifesp e diretor do Centro Cochrane do Brasil.

Berta Ricardo de Mazzieri

Museóloga responsável pelo Museu Histórico da Faculdade de Medicina da USP.

Decio Cassiani Altimari

Diretor secretário da Faculdade de Ciências Médicas da Santa Casa de São Paulo.

Erasmo Magalhães Castro de Tolosa

Professor titular da disciplina de Técnica Cirúrgica.

Gilberto Natalini

Médico, vereador (gestão 2000/2004), presidente da Comissão de Saúde da Câmara Municipal de São Paulo (2003/2004) e membro da Comissão de Honra dos 450 anos do Pátio do Colégio.

Guido Arturo Palomba

Psiquiatra forense, presidente da Academia de Medicina de São Paulo e membro da Academia Paulista de História.

Ivomar Gomes Duarte

Médico Sanitarista e do Trabalho, mestre em Administração Hospitalar e em Sistemas de Saúde pela EAESP-FGVSP e membro do Núcleo Técnico do Programa CQH – Associação Paulista de Medicina.

José Luiz Gomes do Amaral

Professor titular da disciplina de Anestesiologia, Dor e Terapia Intensiva da Unifesp e presidente da Associação Paulista de Medicina.

Luiz Antonio Nunes

Médico, administrador hospitalar e assessor da Associação Paulista de Medicina.

Maria Aparecida Toschi Lomonaco

Historiadora e museóloga.

Maria Cristina Faria da Silva Cury

Médica de Saúde Pública, diretora da Faculdade de Medicina de Santo Amaro (Unisa), professora titular da disciplina de Saúde Pública da Faculdade de Medicina de Santo Amaro, superintendente do Hospital Geral do Grajaú.

Nelson Ibañez

Diretor do Laboratório Especial de História da Ciência do Instituto Butantan e professor adjunto do Departamento de Medicina Social da Faculdade de Ciências Médicas da Santa Casa de São Paulo.

Octávio de Mesquita Sampaio

Provedor da Irmandade da Santa Casa de Misericórdia de São Paulo.

Osvaldo Augusto Sant'anna

Diretor do Laboratório Especial de Microbiologia do Instituto Butantan e professor de Pós-graduação da disciplina de Imunologia e Biologia Molecular da Unifesp, USP e UnB.

Ozires Silva

Engenheiro aeronáutico pelo ITA, mestre em Ciências Aeronáuticas (EUA), doutor *honoris causa* pela Universidade da Irlanda e *fellow* da *Royal Aeronautical Society* da Grã-Bretanha

Regina Celes de Rosa Stella

Professora adjunta e diretora do Departamento de Comunicação de Marketing Institucional da Unifesp.

Ulysses Fagundes Neto

Professor titular, chefe do Departamento de Pediatria e reitor da Unifesp.

Yvonne Capuano

Médica, membro da Academia Paulista de História, da Academia de Medicina de São Paulo e presidente do Conselho Consultivo da Fundação Zerbini.

SUMÁRIO

Prefácio — xvii

Geraldo Alckmin

Apresentação — xxi

Guido Arturo Palomba

1 Práticas médicas indígenas e jesuíticas em Piratininga — 2

Maria Aparecida Toschi Lomonaco

2 Boticas e medicamentos — 32

Guido Arturo Palomba

3 Memória paulistana dos hospitais — 44

Final do século XIX e início do XX

Ivomar Gomes Duarte

4 História da Irmandade da Santa Casa de Misericórdia de São Paulo — 84

Octávio de Mesquita Sampaio

5 Sob a metralha — 114

O esforço médico durante a Revolução de 1924

Yvonne Capuano

6 Faculdade de Medicina da Universidade de São Paulo — 152

Berta Ricardo de Mazzieri
Erasmo Magalhães Castro de Tolosa

7 Escola Paulista de Medicina — 172
Universidade Federal de São Paulo

Álvaro Nagib Atallah
Regina Celes de Rosa Stella
Ulysses Fagundes Neto

8 Faculdade de Ciências Médicas — 202
da Santa Casa de São Paulo

Decio Cassiani Altimari

9 Faculdade de Medicina da Universidade — 220
de Santo Amaro (Unisa)

Maria Cristina Faria da Silva Cury

10 Saúde Pública em São Paulo — 234

Berta Ricardo de Mazzieri
Erasmo Magalhães Castro de Tolosa

11 Associações Médicas e Sociedades de Especialidades — 260

José Luiz Gomes do Amaral
Luiz Antonio Nunes

12 Sistema Único de Saúde — 304
A difícil caminhada para sua construção na capital de São Paulo

Luiz Antonio Nunes
Gilberto Natalini

13 Instituto Butantan — 318
A pesquisa e o desenvolvimento tecnológico da Saúde
em São Paulo

Nelson Ibañez
Osvaldo Augusto Sant'anna

Posfácio — 365

Ozires Silva

XV

PREFÁCIO

Geraldo Alckmin
Governador do Estado de São Paulo

450 anos de luta permanente

Não é por acaso que São Paulo é um dos principais pólos da Medicina em todo o mundo. Por trás de toda excelência que nos orgulhamos de ter na ciência e arte de curar e evitar doenças, há 450 anos de história de amor ao próximo e dedicação aos estudos e ao aprimoramento de técnicas, medicamentos e procedimentos que proporcionam mais vida e mais qualidade de vida aos nossos semelhantes.

É uma história que começou com a cidade. Justamente no Pátio do Colégio, onde os padres Nóbrega e Anchieta montaram uma clínica para atendimento aos índios. Plantada no mesmo solo fértil que transformou uma pequena escola em uma gigantesca metrópaole, a semente da precária botica dos jesuítas também se converteu na imensa árvore do saber médico, robusta em todos os seus ramos, desde as teorias do ensino e da pesquisa científica, até a prática árdua, humanitária e socialmente justa das equipes que vão às periferias, levar assistência e noções de saúde às populações mais carentes.

Agora, para comemorar os quatro séculos e meio que São Paulo está completando, as entidades mais representativas da medicina paulista editam este livro, reunindo os capítulos mais significativos desta história que continuamos escrevendo, no dia-a-dia de lutas por melhores condições de saúde para toda a população. São lutas que irmanam governos, classe médica e a sociedade, como um todo. São lutas permanentes. Para enfrentá-las e vencê-las, necessitamos de muita força, trabalho, ânimo e inspiração, que certamente vamos encontrar revendo as enormes dificuldades que já enfrentamos e vencemos.

APRESENTAÇÃO

Guido Arturo Palomba

Psiquiatra forense,

presidente da Academia de Medicina de São Paulo,

membro da Academia Paulista de História

Das pajelanças à engenharia genética

O Pátio do Colégio, a Academia de Medicina de São Paulo, a Associação Paulista de Medicina e a Câmara Municipal de São Paulo, respectivamente, o local onde São Paulo nasceu, a mais antiga sociedade médica paulista, a mais representativa sociedade médica paulista e o povo da cidade de São Paulo, em conjunto, buscando uma homenagem singular pelos 450 anos de existência de São Paulo, decidiram escrever um livro no qual constassem os principais aspectos da história da Medicina de Piratininga. Estruturou-se assim o eixo principal do trabalho, que seria dividido em capítulos, de acordo com a evolução temporal da Medicina na cidade. O livro inicia-se apresentando o panorama da Medicina indígena e jesuítica e de todos aqueles bons ofícios de alveitar, que se praticaram até meados do século XVIII. Em seqüência, as boticas e os medicamentos, que marcaram a outra metade do século XVIII e o XIX. Nessa retrospectiva, foi enfocado o cenário correspondente a meados dos 1900, com a fluorescência das doutrinas, a árdua trajetória para a criação dos primeiros laboratórios farmacêuticos e centros de pesquisa, as pioneiras Escolas Médicas; depois, as associações de classe, na segunda metade do século XX, e, finalmente, a Medicina contemporânea, do XXI.

Para robustecer o inicial eixo, pensou-se em outros capítulos que versassem sobre a história dos principais hospitais, da quadricentenária Santa Casa, do Instituto Butantan, do Sistema Único de Saúde de São Paulo, sem esquecer a importância fundamental dos médicos na Revolução de 1924 e na Revolução Constitucionalista de 1932. E, no final da obra, haveria de constar a Medicina do futuro, suas inovações, seus horizontes e a forma como se deve olhar para eles.

Para o mister, foram convidados autores-colaboradores, dentre as mais lídimas expressões da cultura paulistana, que logo acederam ao convite e, benissimamente, dentro de exíguo tempo, que era um dos desafios, apresentaram os seus trabalhos, a suplantar em muito a expectativa, pois, reunidos, formaram um todo harmônico, que não é simplesmente um labor feito unicamente de citações bibliográficas e de habilidade de redação: é sobretudo obra de estudiosos apaixonados pelos assuntos que abordaram. Além disso, apresentaram riquíssimo acervo de ilustrações, oferecendo a cada assunto mais importante uma foto, um documento, de forma a equilibrar iconografia e texto, compondo um verdadeiro livro-álbum.

Ao ser finalizada a obra, entrega-se à cidade de São Paulo este presente pelos seus 450 anos de existência, um registro da linda história de sua tradição em marcha.

Parabéns, São Paulo.

Setembro de 2004

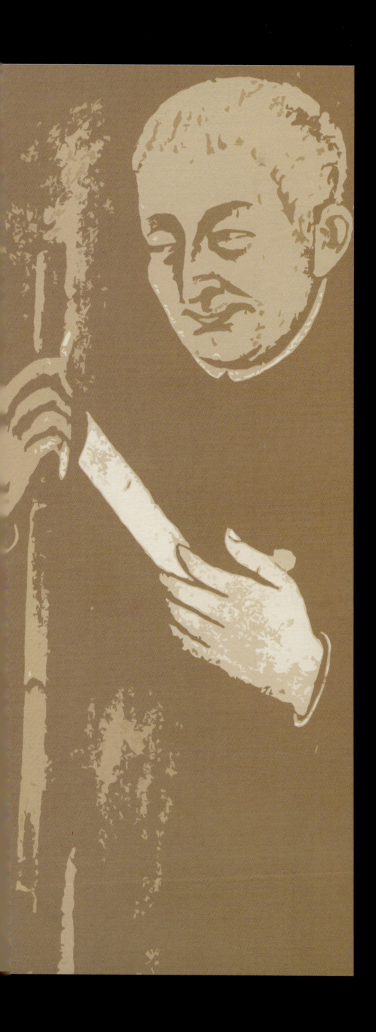

1

Práticas médicas indígenas e jesuíticas em Piratininga

Maria Aparecida Toschi Lomonaco

Historiadora, museóloga

Chegando ao Brasil com o primeiro governador-geral, Tomé de Souza, em 1549, entre os inúmeros obstáculos ao seu plano missionário, os inacianos entraram em confronto com a figura do pajé e seus apregoados poderes sobrenaturais. Entretanto, os jesuítas insinuaram-se aos indígenas de tal forma que acabaram por substituí-los até mesmo como curadores.

Do pajé ao jesuíta

Falar das práticas médicas dos indígenas e dos jesuítas nos primórdios da colonização em Piratininga implica necessariamente compreender duas questões fundamentais: a essência da religião dos tupinambá, aos quais estavam filiados os tupi-guarani, estes últimos de nosso especial interesse; os propósitos da recém-criada ordem inaciana, cuja gênese repousa nos *Exercícios Espirituais* – base das *Constituições da Companhia de Jesus* – súmula norteadora da atuação dos jesuítas.

Por um lado, as crenças e os ritos dos tupi-guarani, ou seja, o seu ideário religioso, incidiam diretamente nas formas de tratamento e de cura praticadas por eles, de onde emergia como figura principal o pajé, sacerdote, feiticeiro, adivinho e curador, temido e respeitado, alvo de autoridade e consideração extraordinárias.

Por outro lado, alicerçada na faculdade de compreender as engrenagens do coração do homem, através de uma presença mais humana do que dogmática, a Companhia de Jesus lançara-se desde início a todas as partes do mundo – inclusive às novíssimas terras americanas – procurando ser uma linguagem sem a voz que a pronunciou, mas enunciando o espírito que a gestou em seu modo de ser inaciano: buscar a Deus em todas as coisas.

Ao fundar a Companhia de Jesus, Inácio de Loyola teve acima de tudo a preocupação de criar uma ordem não contemplativa como as demais até então – de origem medieval –, mas uma ordem ativa, que tinha três finalidades principais: ser *instrumento* da Contra-Reforma, cuidar de forma especial da *instrução* e dedicar-se à *expansão* do catolicismo nas

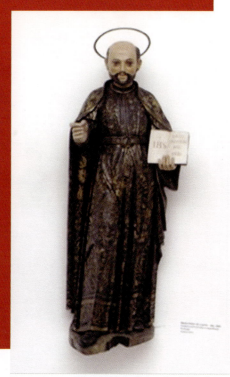

Inácio de Loyola, século XVII

Fonte: Acervo do Museu Anchieta. José Cordeiro.

terras que vinham sendo conquistadas e colonizadas pelos europeus nas várias partes do mundo.

Os *Exercícios Espirituais* – escritos a partir de experiência mística vivida por Loyola – procuravam modelar este "homem novo", próprio do Renascimento, abrindo-lhe as portas de um "mundo novo" onde era permitido ousar sem aniquilar o ser, acolhendo o fluxo vital advindo de Deus, distinguindo-o como pessoa, dando-lhe características próprias e, acima de tudo, capacitando-o em suas potencialidades. A oportunidade de vivenciar essa experiência constituía o projeto utópico de Nóbrega e de seus companheiros.

Chegando ao Brasil com o primeiro governador-geral, Tomé de Souza, em 1549, entre os inúmeros obstáculos ao seu plano missionário, os inacianos entraram em confronto com a figura do pajé e seus apregoados poderes sobrenaturais. Entretanto, os jesuítas insinuaram-se aos indígenas de tal forma que acabaram por substituí-los até mesmo como curadores.

É bom lembrar que os jesuítas vieram para o Brasil com conhecimentos sistematizados de botânica, além do que já estavam familiarizados com as moléstias européias que grassaram entre os índios, tais como a gripe, a varíola e a tuberculose.

Homem tupinambá –
Albert Eckhout, 1643

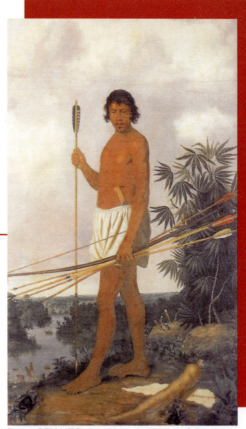

Fonte: BELLUZO, Ana Maria de Moraes. *O Brasil dos viajantes* – o imaginário do Novo Mundo, v. 1, p. 92.

Os tupi-guarani

Entre o século XVI e começo do XVII, quase toda a extensão da costa ocidental do continente americano – da embocadura do Amazonas à foz do Rio da Prata – era habitada pelos índios tupi-guarani.

Esses aborígenes, cuja língua e cultura material apresentavam unidade profunda, dividiam-se em nações numerosas, que combatiam entre si encarniçadamente e, embora usassem nomes próprios, eram todas geralmente chamadas tupinambá. Na realidade, tal denominação cabia apenas aos tupis estabelecidos no Rio de Janeiro, na região sul da Bahia e na província do Maranhão.

Desses tupi-guarani, os tupiniquim, estabelecidos no trecho entre Vitória e Camamu, migraram para as cabeceiras do Rio Tietê, vindo a constituir parte significativa da população indígena que habitava o Planalto por ocasião da chegada dos jesuítas.

Sabe-se que as práticas médicas e o culto sobrenatural foram sempre exercidos por alguns indivíduos diferenciados

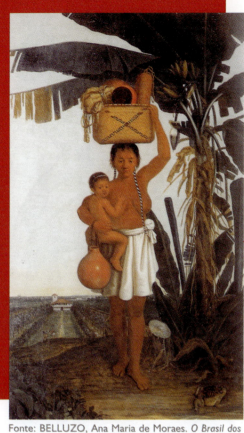

Mulher tupinambá – Albert Eckhout, 1643

Fonte: BELLUZO, Ana Maria de Moraes. *O Brasil dos viajantes* – o imaginário do Novo Mundo, v. I, p. 92.

entre os povos da Antiguidade. Na Idade Média, a Medicina foi exercida nos conventos. E mesmo nas primeiras Universidades européias os monges foram os mestres de Medicina.

Entre os indígenas do Brasil, o pajé foi o sacerdote, o feiticeiro, o adivinho e o curador. Temido e respeitado, vivia mais ou menos isolado, gozando de grande poder, pois os indígenas acreditavam que mantinha relações amistosas com os espíritos dos mortos, dos animais e com as forças que regem a natureza.

Os espíritos na cultura tupi-guarani

Os índios tupi-guarani sentiam-se constantemente rodeados por uma multidão de espíritos que perambulavam por toda a parte e se manifestavam sobretudo em lugares sombrios e obscuros.

Segundo esses indígenas, os espíritos dos mortos costumavam freqüentar as circunvizinhanças das tumbas, e sua presença era, muitas vezes, hostil à espécie humana, causando doenças e interferindo na própria vida cotidiana. Apodera-

Dança de índios tupinambás – Jean de Léry, 1600

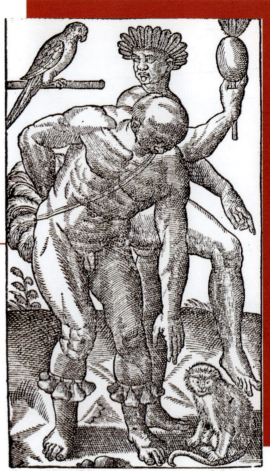

Fonte: BELLUZO, Ana Maria de Moraes. *O Brasil dos viajantes* – o imaginário do Novo Mundo, v. I, p. 42.

vam-se das pessoas e as atormentavam de várias maneiras. Tais agressões ocorriam principalmente à noite. Os espíritos apareciam aos humanos sob a forma de animais estranhos e bizarros. Eram fabulosos e usavam, quando desejavam, o dom da invisibilidade. Alguns deles guardavam uma aparência mais material, com cores cambiantes, e emitiam ruídos particulares.

À noite, as trevas enchiam-se de espíritos, mas o simples acender de uma fogueira já os espantava. Para maior segurança – em determinadas situações – fechavam-se também as entradas das ocas.

A cólera dos espíritos podia ser refreada através de oferendas, como flechas ou penas. Havia uma preferência pelas penas de perdiz.

Uma das causas numerosas do êxito dos jesuítas e de outros religiosos entre os tupinambá foi a promessa de que as cruzes erguidas e plantadas os colocavam ao abrigo dos ataques dos espíritos. Notícias sobre a eficácia dessa providência

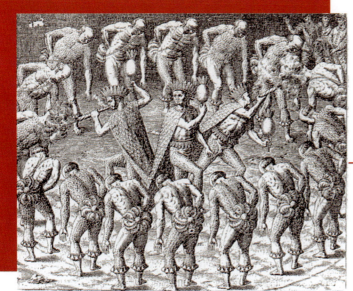

Fonte: Acervo da Biblioteca Municipal Mário de Andrade R.E.: 503.

Uma festa típica tupi – Theodore De Bry, 1592

difundiam-se em todas as aldeias, que passavam a suplicar aos padres que erigissem cruzes para protegê-los.

Entre a multidão dos espíritos, havia alguns mais benevolentes. Entretanto, essa natureza benévola era atribuída aos exorcismos realizados pelos pajés, uma vez que todos os atos de benevolência eram incumbência do feiticeiro. A ação dos pajés era exercida, principalmente, pelos espíritos familiares, que lhe obedeciam em tudo.

O pajé ou feiticeiro

Cabia ao feiticeiro o tratamento das doenças. Em cada aldeia existiam alguns feiticeiros titulados que exerciam o ofício de curandeiros. Eram os *pajis* ou *pajés* e podiam ser considerados os sacerdotes da tribo. Esses pajés tornavam-se geralmente feiticeiros ambulantes, empreendendo grandes excursões através das regiões ocupadas pelas tribos de sua raça. Nessas ocasiões, os feiticeiros eram recebidos e acolhidos honrosamente com cânticos, danças, cauiagens e toda sorte de cortesias. Os índios chegavam a limpar e preparar o caminho por onde o bruxo passaria. Procuravam ainda ganhar a sua amizade através de louvores, indo buscá-lo no meio do caminho, prostrando-se e rogando: "não nos deixe cair doentes".

Cumpre sublinhar que todos esses sinais de respeito e os favores auferidos pelos feiticeiros não os preservavam da morte, se por ventura sua fama decaísse, em virtude de falsas predições ou de curas mal-sucedidas. Note-se que os grandes feiticeiros eram capazes até de ressuscitar os mortos.

Como já referido, o poder da feitiçaria provinha das relações do feiticeiro com os espíritos. Muitas vezes, os próprios espíritos tornavam-se fâmulos dos feiticeiros. Esses médicos-feiticeiros possuíam igualmente o poder de visitar a região dos mortos. As visitas eram retribuídas pelos espíritos que assim o desejassem. As curas maravilhosas operadas pelos feiticeiros eram sempre atribuídas à ação de algum espírito, que nessas circunstâncias consentia em tornar-se visível.

Qualquer pajé possuidor de alguma força mística poderia, se quisesse, fazer outras pessoas participarem da sua virtude. Quando um médico-feiticeiro de renome elevado realizava certas cerimônias de ordem religiosa ou mágica, convencia os selvícolas de que também haviam recebido parte da sua força espiritual.

Qualquer pessoa podia também se tornar um pajé. Bastava impregnar-se, por exemplo, da força contida no sopro mágico de feiticeiro reputado.

Nenhum sinal exterior distinguia o feiticeiro dos demais membros do grupo. Eram seus atos que enunciavam as qualidades de que se considerava detentor. Em todas as tribos tupi-guarani, o feiticeiro gozava de extrema autoridade e consideração. Os tupi-guarani levavam a veneração pelos feiticeiros tão longe, que até prestavam culto aos seus restos mortais. Possuíam cabanas especiais, localizadas em lugares afastados, onde guardavam as ossadas dos feiticeiros poderosos, visitadas por multidões que vinham consultá-los, adorá-los e fazer-lhes ofertas. As oferendas, constituídas em geral de frutas indígenas, eram colocadas em balaios. O sacerdote comia parte delas e repartia o restante com os lavradores, que as consideravam bênção para os seus campos.

O pajé tupinambá era um predestinado. Aquele que fosse forte de coração e soubesse superar as provas da iniciação esta-

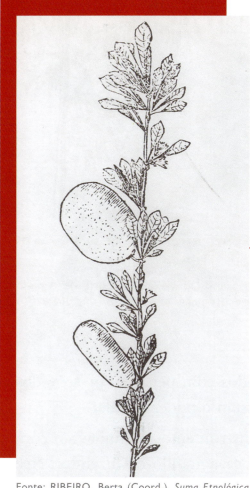

Fonte: RIBEIRO, Berta (Coord.). *Suma Etnológica Brasileira*, Etnobiologia, v. 1, p. 89.

Cuia

va apto a exercer as funções que lhe eram inerentes, podendo então ser iniciado.

O maracá era um instrumento que exercia função ritual importante, uma vez que servia de receptáculo aos espíritos. Era constituído por uma cabaça dentro da qual se introduziam sementes ou pedras. As sementes colocadas na cabaça não eram escolhidas ao acaso. Eram as sementes de uma planta sagrada chamada ymaú.

A veneração que os índios tinham pelo maracá, assim como o seu caráter sagrado, repousava na crença de que o seu ruído reproduzia a voz dos espíritos.

O maracá não era um objeto sagrado por si só. Os espíritos somente se manifestavam através dele quando impregnado pela força que só os feiticeiros podiam conferir.

O poder mágico era conferido ao maracá em uma grande festa, com bebedeiras, cânticos e adivinhações, da qual as mulheres e as crianças deveriam estar ausentes. Os maracás eram

Maracá – J.C.Bock e Maximilian Wie-Neuwied

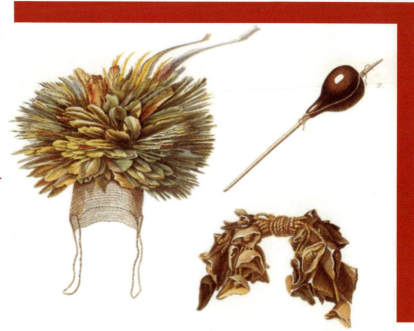

Fonte: BELLUZO, Ana Maria de Moraes. *O Brasil dos viajantes* – um lugar no Universo, v. II.

pintados de vermelho, enfeitados com penas e apresentados ao feiticeiro para que adquirissem o poder de falar.

O feiticeiro tomava cada instrumento e defumava-o com o tabaco, aproximando-o da boca, agitando-o e dizendo: "Nee rora(m)", "Agora fala e procura me ouvir. Estás aí dentro?"

Daí por diante, os maracás eram transformados em verdadeiros ídolos. Recebiam abrigo próprio e eram consultados em todas as necessidades, como se fossem divindades.

Cada família possuía o seu maracá. Era um acessório indispensável a toda festa religiosa e, em particular, às danças – para a marcação do ritmo. A ele eram oferecidas comida e bebida (farinha, carne, peixe e cauim) e todas as honrarias da casa, sem que as mulheres, entretanto, pudessem tocá-lo.

De simples representação dos espíritos, o maracá acabou tornando-se a configuração material desses, ou seja, a representação mística do pajé.

O tratamento das doenças

Fortes e saudáveis, os indígenas do Brasil, ao tempo do "descobrimento", raramente se defrontavam com enfermidades mórbidas. Eram comuns entre eles a bouba, o bócio endêmico, certas parasitoses e dermatoses, febres inespecíficas, disenterias, afecções e sintomatologia resultante de envenenamentos e mordeduras por animais venenosos, ferimentos de guerra acidentais, como a cegueira ou a perda de membros, afecções do aparelho respiratório, como a pneumonia, afecções derivadas de desvio alimentar. Dessa forma, ainda que se admitisse a origem americana da sífilis e da malária, a patologia indígena permanecia exígua.

Partindo do princípio de que todas as doenças eram causadas por sortilégios, o seu tratamento e cura cabiam somente ao feiticeiro.

Sempre portando o maracá, símbolo de suas funções e de suas faculdades, o pajé achegava-se ao enfermo pronunciando palavras mágicas e procedia a um interrogatório, ao mesmo tempo em que apalpava todo o corpo do doente, fazendo esgares e caretas horríveis para infundir confiança através do temor. Procurava descobrir se havia algum ferimento ou inflamação.

Qualquer tratamento começava por soprar energicamente o doente e fumigá-lo, para em seguida sugar a parte do corpo em que supunha haver localizado a moléstia, de forma a extrair todo o mal. O sopro, presente em todas as cerimônias e atos do pajé, muitas vezes era o suficiente. Bastava que fosse dirigido à parte lesada do doente para que, através dele, todos os malefícios fossem expelidos.

Para a fumigação, o feiticeiro tomava um caniço de quatro ou cinco pés de comprimento, em cuja extremidade havia um pouco de *petun* (tabaco) seco e aceso. Rodando o caniço para todos os lados e soprando a fumaça sobre o selvagem, dizia: "para que vençais os vossos inimigos, recebei o espírito e a força". A cena era repetida por várias vezes.

Fazia múltiplos discípulos, comunicando-lhes os espíritos com o defumar e o soprar. Virtudes especiais eram conferidas à fumaça do tabaco. Os tupinambá atribuíam ao tabaco diversas propriedades, inclusive a de esclarecer a inteligência e conservar sempre alegres e saudáveis os que o empregavam. Atribuíam ainda ao fumo o dom de reforçar o poder mágico emanado do hálito do pajé.

O pajé sugava tanto quanto possível o local atingido pela doença, fazendo que o mal passasse para sua própria boca ou

Tabaco

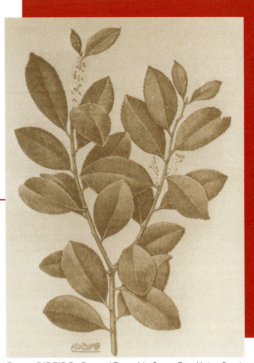

Fonte: RIBEIRO, Berta (Coord.). *Suma Etnológica Brasileira*. Etnobiologia, v. 1, p. 74.

garganta. O feiticeiro fazia isso inchando as bochechas e repelindo de um só jato o vento contido, com um estampido igual ao sopro de uma pistola. A seguir, escarrava com muita força, alegando que o produto do escarro continha o mal extraído, o que se esforçava para fazer crer ao doente. Em geral, eram mostrados alguns objetos (lascas de ossos ou de madeira) que dizia terem sido introduzidos no corpo do doente por algum espírito inimigo. A doença passava a ser alguma coisa suscetível de solução. Os objetos, encerrados em receptáculos especiais, como caixinhas mágicas, eram entregues ao doente juntamente com a puçanga (os remédios indicados).

Após soprado e sugado, o corpo do doente era pintado com genipapo. Qualquer manifestação como gritar ou estertorar era considerada expressão da alma daquele que se encontrava adoecido. Era ela que estava realmente a gritar.

As sangrias também constituíam um processo curativo. Sarjavam na fronte os adultos que estivessem com a cabeça muito pesada e nas pernas os meninos que apresentassem febres. A escarificação era feita pelos velhos, a seco, com um dente de cutia muito agudo.

Qualquer que fosse o tratamento, o doente deveria permanecer em quarentena e privado de alimentos. Além disso, ninguém poderia sequer dirigir-lhe a palavra.

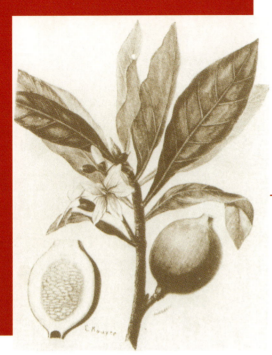

Jenipapo

Fonte: RIBEIRO, Berta (Coord.). *Suma Etnológica Brasileira*, Etnobiologia, v. 1, p. 88.

Entretanto, se a moléstia fosse incurável, o doente perdia o interesse para o grupo e era abandonado à sua própria sorte. Os indígenas tinham nojo e horror à doença, apartando-se imediatamente daquele que era considerado enfermo. Fatalista e de índole sugestionável, o doente indígena, após ser desenganado pelo pajé, era acometido de melancolia profunda, seguida, muitas vezes, de uma diarréia de origem emocional, que o conduzia à morte por inanição. Nu ou envolto em panos, era enterrado de cócoras, a cabeça entre os joelhos, de frente para o nascente.

Situações como essa passaram a ser um grande trunfo para os padres, ciosos de oportunidades para desmascarar os pajés, empregar os conhecimentos médicos de que eram detentores e colocar em prática o seu projeto de evangelização.

Entretanto, a terapêutica tupi-guarani consistia em processos mais complexos, que mesclavam aos elementos mágico-religiosos os conhecimentos experimentais de ordem mais científica, auferidos no trato diuturno com a flora tropical, cujas virtudes medicinais eram transmitidas de geração a geração, uma vez que os tupi-guarani reconheciam admiravelmente suas espécies úteis.

O capuchinho André Thevet relatou, por exemplo, que a fruta mais empregada na cura de diversas enfermidades era o

Ananás – André Thevet, 1575

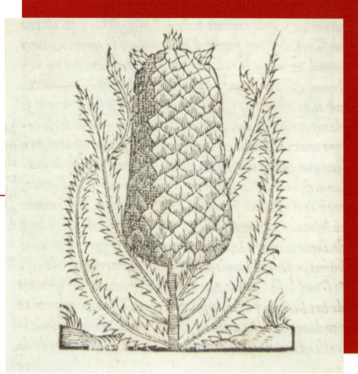

Fonte: Acervo da Biblioteca Municipal Mário de Andrade R.E.: 4720.

ananás, que, estando verde, era excelente na cura de chagas e até mesmo de câncer. Na cura do bicho-de-pé, era empregado o óleo de hiboucouhu, que é a urucuba.

Foi Thevet, ainda, quem descreveu minuciosamente a bouba, cujo tratamento era feito com a decocção da casca de hiouourahé, identificada como buranhém *(Pradosia lactens)*, assim como na oftalmia era empregado suco de uma planta, identificada como piná-piná ou cansanção. O cansanção de leite ou urtiga de mamão era usado pelos indígenas no tratamento da catarata. Os ferimentos produzidos por flechadas, segundo Thevet, eram curados com a nossa conhecida andiroba.

Gandavo referiu-se, em suas narrativas, ao óleo de copaíba, que tirava todas as dores provenientes da friagem, por maiores que fossem. Referiu-se ainda ao uso de um outro bálsamo, mais tarde identificado como de tolu.

Em suma, Lycurgo Santos Filho disse:

> Os missionários, os cirurgiões-barbeiros e barbeiros, e, ainda, a tradição oral conservam a memória e difundiram o uso dos vegetais conhecidos e empregados pelos nativos tais como a copaíba *(Copaifera*

officinalis), a capeba ou pariparoba (*Piper rohrii),* a maçaranduba (*Minusops elata, Lucuma procera*), a cabriúva (*Myrocarpus fastigiatus*) e a caroba (*Jacaranda caroba, Jacaranda brasiliana*), para ulcerações, a bouba, ferimentos, dermatoses e "frialdades"; a jurubeba (*Solanum paniculatorum, Solanum fastigiatum),* quineiras brasileiras (*Strychnos pseudo-quina, Contarea speciosa* e outras*),* o maracujá (*Passiflora* de várias espécies), contra febres; o caju (*Anacadium occidentale*), o ananás (*Ananas sativum*), o jaborandi (*Pilocarpus pinnatus*), como diuréticos e sialagogos; o anda-açu (*Johanesia princeps*), a ipecacuanha ou poaia (*Psycotica emetica, Cephalis ipecacuanha*, e outras espécies), a batata-purga (*Ipomea altissima),* a umbaúba (*Ceropia peltata*) e o guaraná (*Paullinia cupana*), como purgativos e para disenterias; a caapiá ou contra-erva-de-cobra (*Mikania opifera),* para mordeduras de cobra e de outros animais venenosos; o jataí (*Hymenae courbaril*) e o petume ou tabaco (*Nicotiana tabacum*), para várias indicações, mormente para as afecções respiratórias... Numerosos desses espécimes incorporaram-se à farmacopéia mundial.

SANTOS FILHO, 1977, p. 106.

Além dos vegetais, também faziam uso, como remédios, da saliva, da urina, do sangue humano e de animais, da gordura de onça, de bicos, garras, chifres, ossos, cabelos – todos calcinados e pulverizados – e ainda sapos queimados e reduzidos a pó.

O pajé colhia as plantas na mata, sozinho, em segredo, mastigava-as e, juntamente com os demais ingredientes de origem humana ou animal, aplicava interna ou externamente. Somente os jesuítas conseguiram obter o conhecimento correto das virtudes terapêuticas das plantas nativas.

Entretanto, os selvícolas socorriam-se de noções empíricas e de uma experiência que carecia de qualquer fundamento mais ordenado. Para eles, o sangue era reconstituinte, a saliva, cicatrizante, a urina, excitante e vomitiva.

Os resquícios das práticas médicas indígenas persistem, ainda que bastante deturpadas ao longo do tempo, entre os nossos caboclos do interior brasileiro, onde é bastante comum a figura do curandeiro e da benzedeira, além de comparecer com assiduidade, na forma do caboclo, nos terreiros de umbanda.

Urucum – Albert Eckhout

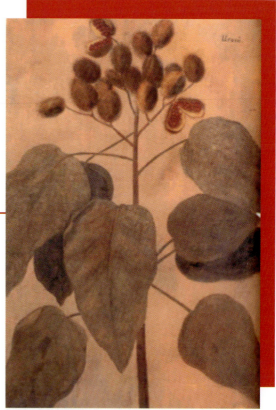

Fonte: BELLUZO, Ana Maria de Moraes. *O Brasil dos viajantes* – um lugar no Universo, v. II, p. 40.

A Companhia de Jesus e os enfermos

Desde que os primeiros jesuítas dispersaram-se pelo mundo, na segunda metade do século XVI, a Companhia de Jesus – sob a égide de Inácio de Loyola, seu fundador – incorporou ao idealismo nascente da ordem a solicitude e a caridade para com os enfermos, virtudes que se transformaram em tradição sagrada.

Tão logo os primeiros colégios e igrejas instalaram-se, foram erigidas as enfermarias para doentes desprotegidos, seguidas das Misericórdias dos hospícios para velhos desafortunados, além dos orfanatos para crianças desvalidas e dos locais de recolhimento para jovens desamparadas.

Assim aconteceu não somente na Europa – onde a ordem estabeleceu-se primeiro – como também na Ásia, na África, na Índia, na Oceania e na América. Exemplos alentados foram os de Xavier, em Moçambique – cidade que se chamou o "túmulo dos portugueses"; de Orben e Parhamer – pioneiros da assistência jesuítica em cidades européias como Viena; Landshut, de Chaouard – que chegou a fundar 125 hospitais somente na França; e de Guevarre – que foi responsável por 120 hospitais em cidades européias importantes, inclusive Roma.

Congregações e Irmandades, fundadas com a finalidade de manter instituições médicas precursoras dos hospitais noturnos, foram erguidas pelos jesuítas em Canes, em Roma, na Toscana, no Piemonte e em Riga.

Em Madagascar, no Indostão, em Bombaim e nas Filipinas, os jesuítas dedicaram-se à assistência aos hansenianos. Nos leprosários que abriram, exerceram os ministérios de sacerdotes e de médicos.

Em Culion, nas Filipinas, dois padres espanhóis e um irmão leigo dedicaram toda a sua vida ao tratamento de 6.300 leprosos. Em Madagascar, o padre Augusto Muller fundou um leprosário onde foi médico e sacerdote.

Por ocasião das grandes pestes que assolaram as populações européias em 1562, 1569, 1586, 1605, 1629, centenas de jesuítas dedicaram-se ao tratamento dos enfermos, e inúmeros desses religiosos foram vítimas do seu devotamento incansável. Abriu essa legião de heróis o padre Pascasio Broet – um dos primeiros companheiros de Loyola –, morto em Paris em 1562, vítima de infecção contraída no atendimento aos doentes. Na Guerra dos 30 anos, 121 jesuítas coroaram com o sacrifício da própria vida a caridade praticada junto aos empestados.

A ação de Nóbrega e de Anchieta no Brasil, a partir de 1549, embora não houvesse atingido a culminância numérica dos institutos erigidos na Europa, cujas cifras são consideráveis, foi tão expressiva quanto as condições das terras brasileiras o permitiram.

Este fogo de caridade não se extinguiu no coração dos jesuítas da Nova Companhia, restabelecida pelo papa Pio VII, revigorando-se de 1814 aos nossos dias.

Por ocasião da cólera nas Filipinas em 1881 e em Nápoles em 1884, 50 noviços ofereceram-se para os serviços de caridade.

No Brasil, durante o surto de febre amarela que grassou em Itu, em 1892, foram notáveis os serviços prestados pelos filhos da Companhia de Jesus, dois dos quais, um padre e um irmão-enfermeiro, pagaram com a vida a sua dedicação aos enfermos. Na mesma cidade, durante a grande epidemia de gripe que durou de 1917 a 1919, o padre Bassano Faim, acometido pela moléstia, foi forçado pelo médico a não sair de casa, de onde foi retirado – entre lágrimas dos ituanos – para ser levado ao cemitério.

Nessa mesma ocasião, no Rio de Janeiro, todos os padres do Colégio Santo Inácio foram colocados a serviço dos enfermos. O Colégio Jesuíta forneceu todos os remédios de que dispunha em sua pequena farmácia. Foram assistidos até mesmo os doentes do navio americano Pittsburg, que tinha mais de 1.400 marinheiros, dos quais 56 faleceram. No Colégio São Luís, em São Paulo, além de prestar assistência, foi cedida uma parte do edifício aos doentes. O mesmo sucedeu em São Leopoldo, Pelotas e Porto Alegre, cidades do Rio Grande do Sul.

Os padres da Companhia de Jesus ofereceram auxílio notável aos feridos na Primeira e na Segunda Grandes Guerras Mundiais.

Embora os jesuítas continuem prestando assistência médica em locais de poucos recursos, onde mantêm missões, seus préstimos estenderam-se também à área social nos grandes centros urbanos, onde, em instituições voltadas para o apoio aos desamparados, juntou-se a eles grande número de leigos, não menos imbuídos da tenacidade inaciana do que primeiros, "para a maior glória de Deus".

Os jesuítas e o ofício de curar

Os serviços de saúde prestados pela Companhia de Jesus no Brasil distinguiram-se por sua natureza técnica, uma vez que eram ensinados como ofícios.

Os irmãos-enfermeiros preparavam-se para cuidar dos doentes. Os irmãos-farmacêuticos exercitavam-se em manipular os remédios.

A assistência médica, ainda que prestada no âmbito da caridade cristã, foi uma das armas poderosas empregadas pelos jesuítas na catequese. Bem praticada, era a forma mais eficiente de promover o descrédito dos pajés.

Os padres da Companhia de Jesus permaneceram no Brasil de 1549 a 1760, quando foram expulsos por determinação do marquês de Pombal.

Além da catequização, do ensino das primeiras letras, dos ofícios mecânicos e das artes oferecidos aos indígenas, assistiram-nos quando enfermos. Quase todos os padres e irmãos jesuítas dedicaram-se à assistência médica desde os primeiros anos.

Em seu noviciado, os discípulos de santo Inácio adquiriram prática suficiente para socorro médico de urgência. Mantiveram desde cedo em seus colégios as famosas enfermarias, que foram por muito tempo os únicos nosocômios existentes à disposição de nativos e povoadores nos maiores centros populacionais.

Os três primeiros enfermeiros do Brasil foram os irmãos, e depois os padres João Gonçalves, na Bahia, Gregório Serrão, em São Paulo de Piratininga, sucedido por José de Anchieta. Nenhum dos três, entretanto, teve esse ofício como único e estável. Depois deles, muitos irmãos fizeram da enfermagem ocupação própria, quer no tratamento de padres e alunos dos colégios e seminários, quer nos dos índios nas aldeias e dos escravos das fazendas, quer no do público em geral, quer ainda dos doentes particulares, que em qualquer tempo batiam à porta dos colégios nas cidades e nas vilas.

Embora precedida por Gregório Serrão, a figura de Anchieta foi a que mais se destacou nos primeiros e árduos anos de catequese, quando medicou, lancetou, sangrou e até mesmo partejou. Havia adquirido prática para o socorro médico de urgência em seu noviciado na Europa.

As regras da Companhia rezavam que todas as aldeias indígenas dispusessem de uma enfermaria, em edifício à parte ou não. Nos colégios e nas aldeias, os irmãos-enfermeiros deveriam prestar os socorros de urgência nos casos de ferimentos, enquanto não se pudesse recorrer a um médico-cirurgião nos lugares em que houvesse possibilidade de encontrá-lo.

Supõe-se que alguns dos irmãos que foram cirurgiões por ofício já houvessem entrado na Companhia habilitados, uma vez não constar que fossem tão jovens quando se tornaram jesuítas. Outros receberam noções preliminares de forma a estarem preparados para o trabalho nas missões. Posteriormente, aqueles que se destinavam a ser enfermeiros e farmacêuticos passaram a freqüentar os cursos de Escolas Superiores e Universidades.

Portanto, o primeiro século da colonização foi o tempo em que a assistência médica foi prestada única e caritativamente por todos os padres e irmãos jesuítas, sem distinção. Esse primeiro século foi o tempo em que o jesuíta assistiu às parturientes, partejou, medicou, lancetou, sangrou, além de haver contribuído também no setor de higiene e saúde, principalmente ao combater a embriaguez e estimular a prática de exercícios físicos diários. Quando das epidemias de varíola e de sarampo, desvelou-se na assistência ao corpo e ao espírito. Nada os impedia de atender um índio *in extremis*. Chuva, sol, léguas de distância não constituíam obstáculos para que corressem com os remédios do corpo e da alma. Na visita aos enfermos, além dos medicamentos e dos sacramentos, preocupavam-se em levar alimentos, como peixe, farinha e carne.

As curas proporcionaram enorme prestígio e grande proveito aos jesuítas, uma vez que se tornaram oportunidade preciosa de catequização e de demonstração da inocuidade dos pajés. Uma vez medicado com sucesso pelos padres, o nativo dispensava os préstimos de qualquer outro curador.

> O progressivo desenvolvimento da colonização acarretou o desaparecimento da assistência médica jesuítica, substituída que foi pelos profissionais. Mas persistiram os serviços de enfermagem desempenhados pelos Irmãos adrede instruídos, dirigindo as enfermarias dos colégios, casas, missões e de outros estabelecimentos da Companhia de Jesus.

SANTOS FILHO, 1977, p. 121.

Patologia e terapêutica

A documentação preservada pela Companhia de Jesus, particularmente as celebradas cartas jesuíticas, encerram, entre muitas outras, numerosas observações médicas de natureza variada sobre patologia e terapêutica. Nessa documentação, pode-se levantar a nosografia do Brasil no primeiro século de sua existência. Epidemias de varíola, sarampo, malária e disenteria, além de todos os outros males que afligiram e vitimaram a população, como a sífilis, as afecções hepáticas, pulmonares, gástricas, renais, cardíacas, nervosas estão descritas com riqueza de detalhes nas cartas e crônicas inacianas, em que missionários discorrem, com minúcias, sobre a possível etiologia e sintomatologia preponderante, a evolução da doença e a terapêutica aplicada. Trata-se, no dizer de Lycurgo Santos Filho, de uma espécie de tratado clínico-cirúrgico de sua Medicina.

A varíola devastou em pavorosas epidemias os indígenas, que, atacados pela "peste das bixigas", atemorizados e desnorteados, tomavam atitudes desatinadas que acabavam resultando em morte.

Coube aos jesuítas, abrindo e limpando pústula a pústula, a vitória sobre grandes epidemias. Surtos de "câmaras de sangue" ocorreram entre os indígenas e vitimaram também os próprios padres. Um dos maiores deles, ocorrido em 1559, matou mais de 600 índios. Para debelar o paludismo, conhecido como maleita ou intermitente, que vitimou também os próprios missionários, os jesuítas obtiveram a poderosa quina do Peru, chamada durante muito tempo de "pó dos jesuítas" ou "mezinha dos padres da Companhia".

De acordo com a experiência aprendida com os indígenas, as plantas medicinais brasileiras serviram contra a bouba ou piã. Essa moléstia, confundida com o "mal gálico" – a sífilis – foi motivo de grandes admoestações dos padres contra os excessos venéreos, a sensualidade, os desregramentos, segundo Lycurgo Santos Filho.

Quanto às mordeduras por animais venenosos, os padres, muito mais incautos do que os aborígenes, também não escaparam. Tratavam-se com "olicorni" (unicórnio) e outros remédios nem sempre profícuos. As prorizes, freqüentes em decorrência de gripes, eram tratadas com sangrias abundantes.

Para a calculose, chamada "pedras e areias na urina", era indicado e usado o suco do ananás verde.

A leucorréia, ou "flores brancas", era enfermidade muito comum entre as mulheres do Brasil, ainda que virgens. Nas ulcerações da córnea, a terapêutica jesuítica recomendava o açúcar branco. O "maculo" ou "sarampão", o "ruins humores", a "fleuma do estômago", as terríveis "ventosidades", as dores de cabeça e do peito, a "malencolia", o "sangue pela boca" mereceram todos os cuidados dos jesuítas, sendo descritos fartamente em sua correspondência regular.

A "malencolia" era um mal de que sofriam todos os nativos. Ao perceberem que muitos acabavam morrerendo por motivos puramente imaginários, os jesuítas, como melhor terapêutica, trataram de usar a persuasão e a sugestão. Procissões rogativas, flagelações públicas, palavras oraculares faziam parte do tratamento oferecido, que obtinha bons resultados.

Em suma, os inacianos aplicaram não somente os recursos médicos da terra como também os da ciência oficial, combinando-os em proveito dos enfermos. Foram físicos, cirurgiões e barbeiros. A enfermaria nunca faltou em qualquer estabelecimento jesuítico, por mais humilde que fosse. E, instalada na própria enfermaria ou em um cômodo anexo, a botica estava sempre provida de remédios da terra e de drogas da Europa.

Anchieta e a Medicina na cidade de São Paulo

A contribuição dos padres da Companhia de Jesus para a Medicina nos primórdios da cidade de São Paulo destaca a figura de José de Anchieta, pela força inquestionável da sua atuação, animada pela fé cristã, principalmente junto às populações indígenas do planalto. Sua presteza no socorro aos moribundos e sua solicitude na cura dos enfermos evidenciaram sempre um amor profundo ao próximo, como reflexo do amor maior de Deus.

Os numerosos escritos deixados por Anchieta oferecem demonstrações cabais do grande espírito de caridade que o animava, levando-o a socorrer indistintamente os colonos, os índios não convertidos e os já cristãos. Anchieta dedicou-se ao

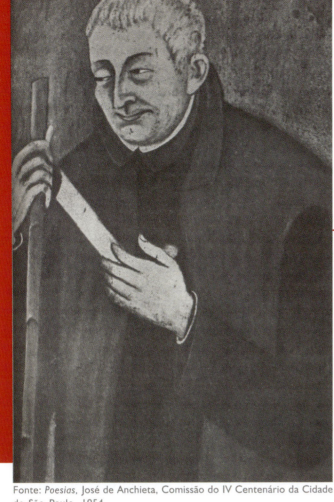

Fonte: *Poesias*, José de Anchieta, Comissão do IV Centenário da Cidade de São Paulo, 1954.

Anchieta sorrindo. Óleo do século XVII

socorro dos enfermos em todas as circunstâncias de sua vida como missionário brasileiro, até mesmo na hora de sua própria morte. Onde se achasse um doente, Anchieta corria a socorrê-lo, com os poucos recursos médicos de que dispunha para curar a enfermidade, ora fazendo curativos, ora sangrando, ora dando os medicamentos ou a dieta que julgava conveniente.

Data de setembro de 1554 sua primeira referência conhecida à existência de uma enfermaria, situada no espaço exíguo da pequena cabana construída em Piratininga, talvez a primeira enfermaria erguida em solo brasileiro:

> De Janeiro até o presente tempo permanecemos, algumas vezes vinte, em uma pobre casinha feita e barro e paus, coberta de palhas, tendo quatorze passos de comprimento e apenas dez de largura, onde estão ao mesmo tempo a escola, *a enfermaria*, o dormitório, o refeitório, a cozinha, a dispensa.

ANCHIETA, Carta do quadrimestre de maio a setembro de 1554, dirigida a Santo Inacio de Loyola, Roma. *In:* VIOTTI, 1954.

Escrevendo a seus irmãos enfermos de Coimbra, em 20 de março de 1555, Anchieta disse:

> Neste tempo em que estive em Piratininga, foi mais de um ano, *servi de alveitar algum tempo, isto é, de médico daqueles índios*, e isto foi sucedendo ao irmão Gregório Serrão, o qual, por mandado do P. Nóbrega *sangrou* alguns índios sem nunca o ter o feito senão então, e viveram alguns de que se não tinha esperança, porque outros muitos daquelas enfermidades eram mortos. Partindo o irmão Gregório de lá, fiquei eu em seu lugar, que foi o mais do tempo, e *sangrei muitos duas a três vezes e cobraram saúde. E, juntamente servia de deitar emplastros, levantar espinhelas e outros ofícios de alveitar, que eram necessários* para aqueles cavalos, isto é índios.

ANCHIETA, Carta aos irmãos enfermos de Coimbra. *In:* VIOTTI, 1954.

Entretanto, o escrúpulo em fazer as sangrias, fato que poderia contrariar as regras da Companhia, levou-o a consultar Loyola, que respondeu: "Quanto às sangrias digo que a tudo se estende o bojo da caridade".

Com relação às enfermidades observadas e descritas por Anchieta, torna-se interessante apreciar os dados nosológicos fornecidos sobre a época.

A varíola, que devastou milhares de indígenas em epidemias pavorosas, requereu trabalhos árduos, de que Anchieta participou de maneira irrestrita, eliminando a pele corrupta e lavando cada pústula com água quente.

Tratou também em abundância das tão citadas "câmaras de sangue".

As inflamações da pleura, as decantadas priorizes, decorrentes da gripe, que devastaram grande número de indígenas em Piratininga, em 1561, foram debeladas por Anchieta através das sangrias, aplicadas também aos sãos como medicação preventiva.

Anchieta batizou de *corrupção dos membros secretos* a leucorréia, ou "flores brancas".

Mas, a *Carta sobre as coisas naturais de São Vicente*, escrita em 31 de maio de 1560 ao Padre Geral da Companhia de Jesus, Diogo Laínes, é o documento mais elucidativo da dedicação do beato em conhecer e aplicar com todo o cuidado os remédios naturais de que dispunha. Referiu-se nela, com riqueza de detalhes e acuidade inusitada, a diversas enfermidades e suas formas de cura, bem como às propriedades de muitos dos exemplares da fauna e flora da mata atlântica.

Referindo-se ao cancro, contou a forma pela qual era curado pelos índios, ressaltando ser testemunha da cura de uma escrava dos portugueses que padecia da doença.

Nota interessante é a referente a um bicho pequeno, parecido com a centopéia, todo recoberto de pêlos, que possuía efeitos afrodisíacos:

> Parte deles, quando tocam o corpo, produzem grande dor que dura muitas horas; outra parte (compridos e negros e de cabeça vermelha), tem pêlos venenosos, que provocam a sensualidade. Os índios costumam aplicá-los aos órgãos genitais, que se excitam em veemente e ardente luxúria e incham, e três dias depois apodrecem. Donde se segue muitas vezes que o prepúcio se fura em diversos pontos, e não só deformam por tão feia doença, mas também mancham e infeccionam as mulheres com quem têm relações.

ANCHIETA, *in:* VIOTTI, 1954.

Descreveu a quantidade e variedade de aranhas, relatando o fato de as mulheres fazerem com uma dessas espécies uma bebida "envenenada", que quando ingerida produzia excessivo frio e tremura, só abrandados pelos efeitos do vinho.

Referiu-se a mais de 20 gêneros de abelhas, que fabricavam mel nos troncos das árvores, em colméias ou debaixo da terra.

> Só com mel, diz Anchieta, curamos as feridas, e com a ajuda de Deus facilmente saram.

ANCHIETA, *in:* VIOTTI, 1954.

Entretanto, referiu-se a um gênero que os índios chamavam *eiraaquãyetâ:*

> Quando este se bebe, logo chega a todas as junturas do corpo, contrai os nervos, causa dor e tremura, produz vômito e desarranja os intestinos.

ANCHIETA, *in:* VIOTTI, 1954.

Apontava a fumaça como única solução para dispersar a grande quantidade de moscas e mosquitos. Quanto às árvores e ervas, enfatizou uma raiz de nome *yeticopê*, semelhante ao rábano, de sabor agradável e bastante apropriada para acalmar a tosse. Entretanto, afirmou que a sua semente, parecida com a fava, é veneno violentíssimo.

> Das árvores, parece digna de menção, (embora haja outras que destilam líquidos semelhantes à resina, úteis para remédios), uma que dá um suco suavíssimo, que querem que seja bálsamo (...) Exala cheiro não demasiado, mas suavíssimo, e é muitíssimo próprio para curar feridas, de maneira que em pouco tempo nem sinal fica da cicatriz (como dizem estar comprovado pela experiência).

ANCHIETA, *in:* VIOTTI, 1954.

Ainda se referindo às árvores e raízes de plantas, Anchieta disse:

> Úteis à medicina há muitas árvores, raízes e plantas, mas direi alguma coisa sobretudo das que servem para purgantes. Há uma árvore (...) da qual sai um líquido branco, parecido ao leite, mas mais espesso, o qual, se se beber pouco desembaraça os intestinos e limpa o estômago com um vômito de grande violência; mas se houver demasia na porção, por pouco que seja, mata. Convém tomar só o que cabe numa unha, e diluído em muita água. Não se fazendo assim, causa cruéis dores, queima a garganta e mata.
>
> Há outra raiz, muito útil para o mesmo, comum nos campos; rala-se e bebe-se diluída em água. Esta, embora provoque vômito com bastante violência, contudo toma-se sem perigo de vida.
>
> Há outra, chamada vulgarmente raiz bárbara que os índios chamam *marareçô* (...) Encontrou-se há pouco outra, que se tem em grande conta e não sem razão (...) Desembaraça os intestinos com bastante fluxo, que cessa logo que se tome qualquer alimento.
>
> Além destas, há muitas outras, de bom préstimos para desembaraçar o ventre, ao passo que para o prender (exceto o fruto de algumas árvores) quase não se encontra nenhum remédio eficaz.

ANCHIETA, *in:* VIOTTI, 1954.

Encerrou com informação assaz interessante:

> Por fim direi que entre estes brasis quase não se encontra nenhuma deformidade natural, e só raramente um cego, um surdo, um aleijado ou um coxo, nenhum nascido monstro.

ANCHIETA, *in*: VIOTTI, 1954.

Segundo o padre Cesar Augusto dos Santos:

> Ele fez um verdadeiro curso de medicina alternativa com os pajés. Aprende a observar, a manipular, usar e reconhecer a eficácia do uso das ervas (...). É a medicina indígena entrando na iamotecnia ocidental.

SANTOS, 2000, p. 331.

No primeiro século da colonização, os jesuítas exerceram uma atividade médica de grande expressão junto aos nativos e colonos, quer como clínicos e cirurgiões, quer como enfermeiros e boticários. Pode-se afirmar que a medicina jesuítica predominou em terras brasileiras pelo conhecimento, pela eficiência e pela caridade. O grau de instrução elevado de que os jesuítas eram portadores permitiu que aplicassem não somente os conhecimentos adquiridos na Europa como também que conseguissem tirar o máximo proveito das espécies naturais nativas.

De início, os remédios vinham preparados do Reino. Mas, aos poucos, os jesuítas começaram a aprender e a reconhecer, através dos indígenas, tudo o que a natureza oferecia com suas plantas medicinais abundantes, que passaram a utilizar em receitas próprias. Pouco a pouco, os conhecimentos adquiridos foram propiciando a preparação de novas fórmulas, que misturavam ingredientes europeus e nativos, até que se estabeleceu uma farmacopéia brasileira. Fato exemplar é a *Colleção de várias receitas*, de 1776, que constitui documento valioso para a história da farmacologia no Brasil. Constam dela a famosa *Triaga brazilica* – usada, sobretudo, como antídoto ou contraveneno –, medicamento que, por sua eficácia, tornou-se mais famoso do que o seu similar europeu – e a "pedra infernal" – designação com que era conhecido o nitrato de prata –, produto brasileiro usado com sucesso em cauterizações.

Nesse sentido, merece relevo especial o desvelo extraordinário do padre José de Anchieta, que não só se voltou de corpo e alma ao conhecimento das propriedades medicinais de espécies da nossa abundante flora medicinal, como também se dedicou até os últimos momentos de vida à assistência aos enfermos, devendo ser considerado o nome-símbolo da Arte Médica no Brasil do século XVI.

Notas sobre as fontes disponíveis

As fontes para a história dos conhecimentos e das práticas médicas, tanto dos indígenas quanto dos jesuítas, nos primórdios de São Paulo de Piratininga, resumem-se ao legado de alguns cronistas, naturalistas, etnólogos e religiosos. Merece destaque a alentada correspondência jesuítica, impecavelmente preservada no Arquivo Romano da Companhia de Jesus (Arsi).

Da literatura dos jesuítas, destacam-se as obras de André João Antonil (João Antonil Andreoni), *Cultura e opulência do Brasil por suas drogas e minas,* e do padre Fernão Cardim, *Tratado da terra e da gente do Brasil*. Merece ser sublinhado o trabalho do padre Serafim Leite, renomado historiador da Companhia de Jesus, pela sistematização dos dados sobre a contribuição dos jesuítas, realizada em seus escritos, *História da Companhia de Jesus no Brasil* e *Artes e ofícios dos jesuítas,* bem como pela compilação de toda a produção epistolar jesuítica brasileira realizada em sua obra *Monumenta brasiliae.*

Sobre as doenças que acometeram os índios do sul do Brasil, o franciscano francês André Thevet concorreu com informes minuciosos. Nos legados dos capuchinhos, também franceses, Claude d'Abeville e Ives d'Evreux, podem ser colhidos apontamentos não menos importantes, referentes à patologia e à terapêutica entre os indígenas brasileiros. É de suma importância a contribuição de Alfred Métraux, de cuja obra vasta destacam-se dois dos seus principais estudos, que aqui particularmente nos interessam: *A religião dos tupinambá e A civilização material dos tupi-guarani.*

Salientamos que muitas dessas informações encontram-se incorporadas em obras de caráter geral sobre a história da Medicina no Brasil.

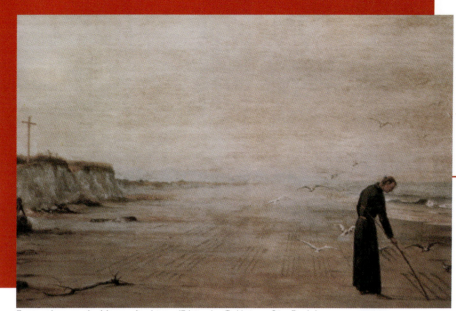

José de Anchieta, refém na aldeia indígena enquanto era negociada a paz com os tamoios, aliados dos franceses, escreve sobre a areia da praia de Iperog, em Ubatuba, poema à Virgem Maria. Tela de Benedito Calixto, 1901

Fonte: Acervo do Museu Anchieta (Pátio do Colégio – São Paulo).

Referências bibliográficas

ANTONIL, João André. *Cultura e opulência do Brasil por suas drogas e minas.* São Paulo: Nacional, 1934. (Introdução e vocabulário de Alice P. Canabrava).

BELLUZO, Ana Maria de Moraes. *O Brasil dos viajantes.* São Paulo: Metalivros, 1994, v. I e II.

CARDIM, Fernão. *Tratado da terra e da gente do Brasil.* Rio de Janeiro: J. Leite e Companhia, 1925.

CHALHOUB, Sidney (Org.) et al. *Artes e ofícios de curar no Brasil* – capítulos de história social. Campinas: Unicamp, 2003.

D'ABBEVILLE, Claude. *Histoire de la mission des Peres Capucins em l'Islla de Maragnan et terres circonvoisines.* Paris, 1614.

FARINA, Duílio Crispim. *Medicina no planalto de Piratininga.* São Paulo: Sociedade Impressora Pannatz Ltda, 1984.

GANDAVO, Pero de Magalhães. *Tratado da terra do Brasil.* Rio de Janeiro, 1924. (Edição do Anuário do Brasil).

LEITE, Serafim. *História da Companhia de Jesus no Brasil.* Rio de Janeiro: Civilização Brasileira, 1938, 10 v.

_____. *Monumenta brasiliae.* Roma: Monumenta Historia Societas Iesus, 1956, 5 v.

_____. *Artes e ofícios dos Jesuítas no Brasil.* Rio de Janeiro: Vozes/ MEC, 1977, 2 v.

LOPES, Rodrigues. *Anchieta e a Medicina.* São Paulo: Apollo, 1934.

MÉTRAUX, Alfred. Les migration historique de tupi-guarani. *Journal de la Societé des Américanistes de Paris,* 1927, t. XIX. (Nuovelle Serie).

_____. *La civilizatin materielle des tribus tupi-guarani.* Paris: Librerie Geulhomes, 1928.

_____. *La religion des tupinambá et ses rapports avec celle des autres tribus tupi-guarani.* Paris: Livraria Ernest Leroux, 1928.

_____. *A religião dos tupinambá e suas relações com as demais tribos tupi-guarani.* São Paulo: Nacional/Edusp, 1934.

RIBEIRO, Berta (Coord.). *Suma Etnológica Brasileira.* Rio de Janeiro: Vozes, v. 1 e 2.

SANTOS, Cesar Augusto. S. J. Anchieta e a Cultura Indígena. In: *Actas do Congresso Internacional Anchieta.* Porto, Fundação Engenheiro Antonio de Almeida, v. 1, 2000. [Coimbra – Colégio das Artes da Universidade (1548-1998)]

SANTOS FILHO, Lycurgo. *Pequena história da medicina brasileira.* São Paulo: Parma, 1960.

_____. *História geral da medicina brasileira.* São Paulo: Hucitec/USP, 1977, v. 1.

THEVET, André. *Les singularitez de la France Antartique.* Paris: Publié par Paul Gaffarel, 1878.

VASCONCELOS, Simão. *Crônica da Companhia de Jesus.* São Paulo: Vozes/MEC, 1977, 2 v.

VIOTTI, Hélio Abranches, S. J. *Cartas:* correspondência ativa e passiva. Padre Joseph de Anchieta. São Paulo: Loyola, 1954.

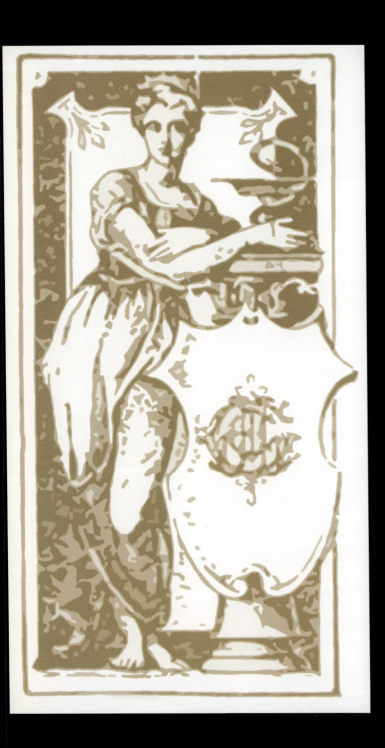

2

Boticas

e medicamentos

Guido Arturo Palomba

Psiquiatra forense,
presidente da Academia de Medicina de São Paulo,
membro da Academia Paulista de História

O estudo da Medicina em São Paulo, nos seus 450 anos, não pode deixar de apontar a importância que tiveram as boticas e farmácias, principalmente aquelas do século XIX.

Boticas

Nos primórdios da colonização paulista, usava-se a caixa-de-botica, uma espécie de arca de madeira que continha certa quantidade de medicamentos. Trouxeram-na o jesuíta, o aprendiz-de-boticário, carregaram-na todas as entradas ou bandeiras, as expedições militares, navais ou terrestres. Depois, passaram a possuí-la os físicos e os cirurgiões.

As primeiras boticas surgiram no início do século XVIII, mas as lojas de barbeiro existiam em bem maior quantidade e faziam o comércio das drogas e de outros produtos terapêuticos.

Vendiam remédios e mezinhas, aplicavam sanguessugas, manipulavam drogas, proviam os clientes dos "específicos" e das "bichas".

No século XIX, quando as boticas foram firmando-se como casas de manipulação de remédios, estabeleceram-se normas fiscalizadoras, cabendo aos comissários ou delegados da autoridade reinol examinar o estado e a qualidade das substâncias medicamentosas, aferir pesos e balanças e verificar a limpeza do estabelecimento. Segundo o regulamento regimental da época, os boticários não podiam aviar receitas oriundas de pessoas não habilitadas, disposição que, naturalmente, não foi obedecida.

As primeiras boticas paulistas assemelhavam-se às congêneres européias, localizavam-se em pontos centrais e eram o lugar de reuniões dos homens até o soar do toque de recolher, às 19 horas em ponto. O boticário residia nos fundos, só ou com a família. Na sala da frente, ficavam as drogas expostas à venda. Na outra, vedada ao público, fazia-se a manipulação. Na primeira, enfileirados sobre as prateleiras de ma-

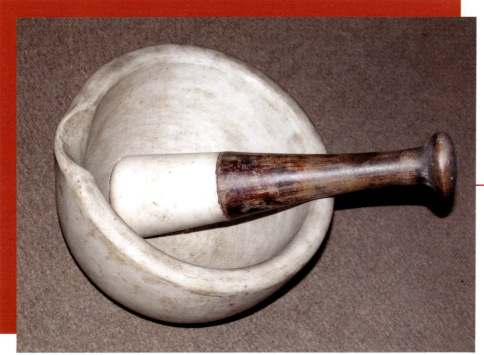

Almofariz, final do século XIX

Fonte: Arquivo pessoal.

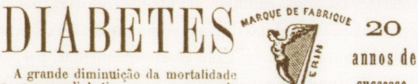

Fonte: CHERNOVIZ, Pedro Luiz Napoleão. *Dicionário de Medicina Popular de Chernoviz*. 16. ed. Pariz: Livraria de A. Roger e F. Chernoviz, 1897.

Os mais antigos boticários recenceados em São Paulo são de 1765, nominados Francisco Aires, Sebastião Teixeira de Miranda e José Antônio de Lacerda. *In:* Lycurgo de Castro Santos Filho

Publicidade contida no *Dicionário de Medicina Popular de Chernoviz*

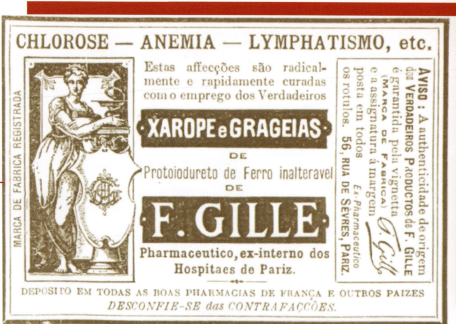

Fonte: CHERNOVIZ, Pedro Luiz Napoleão. *Dicionário de Medicina Popular de Chernoviz*. 16. ed. Pariz: Livraria de A. Roger e F. Chernoviz, 1897.

deira, ficavam os boiões e potes etiquetados, contendo ungüentos e pomadas, os frascos e jarros, também etiquetados, com xarope e soluções de variadas cores, as caixinhas de madeira, com pílulas. O quarto de manipulação, segundo as posses do boticário, compunha-se de miríade de utensílios: mesas, potes, copos graduados, funis, facas, bastões de louça, almofarizes ou grais, cadinho, alambique, retortas, panelas, tenazes, balanças, medidas de peso, como o quartilho, o arrátel ou libra, a onça, a oitava. Com essas ferramentas, preparavam-se as fórmulas terapêuticas.

Nas antigas boticas, ao lado dos remédios, ofereciam-se as sanguessugas, os semicúpios, as comadres e até mesmo o frango para o caldo prescrito para as dietas!

Mais de 100 anos depois, em 1885, existiam em São Paulo apenas seis farmácias, as de Joaquim Pires de Albuquerque Jordão (Rua do Comércio), Júlio Lehmann (Largo do Palácio), Luiz Maria da Paixão (no Hospital da Misericórdia), Manoel Rodrigues da Fonseca Rosa (Rua do Ouvidor), Antonio José de Oliveira (Rua Direita) e Gustavo Schaumann (Rua São Bento). A farmácia fundada por este último é a tradicional botica *Ao Veado de Ouro*, que perdura até os nossos dias.

A partir do último decênio do século XIX, com a vigorosa imigração itálica, surgiram farmacêuticos italianos e novas

CASCARA MIDY

Específico da prisão de ventre habitual

Pilulas dosadas chimicamente a 0,12 centigram. de extracto
alcoolico, preparado no vacuo e 0,10 centigram.
de pó fresco de Cascara Sagrada.

Para ser efficaz, o tratamento da prisão de ventre habitual, por meio
das Pilulas de Midy, deve ser methodico e seguido rigorosamente.
Começa-se o tratamento tomando ao deitar 2 ou 3 pilulas de **Cascara Midy**; vai-se augmentando a dóse até 6 pilulas e diminue-se
progressivamente a dóse, de modo a se obter uma evacuação por dia.
Continua-se com a mesma dóse uns oito ou quinze dias até que o
estomago e os intestinos funccionnem regularmente.

A' venda por atacado:

**Pharmacia MIDY, rua du Faubourg Saint-Honoré, nº 113
em Pariz.**

A varejo em todas as boas pharmacias.

◆◆◆◆◆◆◆◆◆◆◆◆◆◆◆◆◆◆◆◆◆◆◆◆◆◆◆◆◆◆◆◆◆◆◆◆◆◆

COCAINA MIDY

CHLOROBORATADA

Pastilhas dosadas de Chlorhydrato de Cocaina, 0,002 milligrammas :
biborato de soda, 0,05 centigram.; chlorato de potassa,
0,05 centigrammas.

Póde-se dizer d'estas pastilhas que ellas constituem um succedaneo
do gargarismo liquido, pois, na verdade são ellas um verdadeiro gargarismo secco que os doentes tomam facilmente e com proveito.
Os tres elementos de que se compõem as pastilhas de **COCAINA
MIDY** representam cada qual o seu papel importante :
O chlorhydrato de cocaïna como anesthesico local contra o elemento
dôr.
O biborato de soda actúa como antiseptico microbicidio modificador.
O chlorato de potassa, age como especifico, universamente reconhecido, das molestias da mucosa, das vias respiratorias superiores.
Empregam-se as pastilhas de **COCAINA MIDY**, com feliz e
constante excito, contra as **affecções da bocca, da garganta e
da larynge, as pharyngites e laryngites, agudas ou chronicas. granulações, anginas, amygdalites**, etc.
As pastilhas de Cocaina chloroboratada de Midy tomam-se
na dóse de 10 a 12 pastilhas por dia ; para as crianças, a dóse é de 4 a
8 segundo a idade.
As pastilhas de **Cocaina chloroboratada de Midy** possuem a
grande vantagem de se conservar infinitamente sem se alterar
e sem se deteriorar.

Deposito central:

**Pharmacia MIDY, rua du Faubourg-Saint-Honoré, nº 113
Pariz.**

Publicidade contida no
*Dicionário de Medicina
Popular de Chernoviz*

Fonte: CHERNOVIZ, Pedro Luiz Napoleão. *Dicionário de Medicina Popular de Chernoviz*. 16. ed. Pariz: Livraria de A.
Roger e F. Chernoviz, 1897.

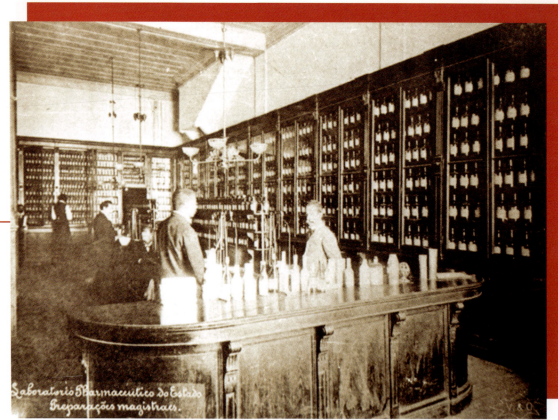

Laboratório Farmacêutico do Estado, início do século XX

Fonte: Acervo do Museu Emílio Ribas – SES.

boticas: Farmácia Italiana, na Rua Álvares Penteado, Farmácia do Tesouro, na rua de mesmo nome (do farmacêutico De Cristini), as farmácias de Emipo e Giacomo De Mattia e os estabelecimentos de Baruel e dos irmãos Amarante.

Segundo Ivomar Duarte, o Decreto Estadual n. 50, de 28 de abril de 1890, que definia o orçamento do Estado de São Paulo, autorizava o governo a instalar uma farmácia pública para atender a quem necessitasse dela. Em 18 de julho de 1890, o governador Prudente J. Moraes de Barros editou o *Regulamento da Pharmacia do Estado de São Paulo*, conforme anexo.

Medicamentos

Em síntese lapidar, Duílio Crispim Farina, um dos maiores historiadores da Medicina de São Paulo, mostra-nos que em 1878 o número de médicos em todos os quadrantes da província de São Paulo ainda era diminuto. Por causa das zonas inexploradas e dos "terrenos desconhecidos", habitados pe-

GRANULOS DE CATILLON com 1 milligr. de extracto chimicamente dosado
DE
ESTROPHANTUS

Com estes granulos se fizeram as experiencias discutidas na Academia de Medicina de Pariz, em janeiro de 1889, as quaes demonstraram que em dóses de 2, 3 a 4 por dia, produzem uma **diurese prompta**, reanimam o **coração debilitado**, attenuam ou fazem desapparecer os symptomas da **Asystolia**, a **Dyspnea**, **Oppressão**, o **Edema**, os accessos da **Angina** de **Peito**, etc.

Pode empregar-se por muito tempo sem inconveniente pois não se accumula.

PARIZ, BOULEVARD ST-MARTIN, 3, E BOAS PHARMACIAS
Evitar as imitações mais ou menos activas.

Publicidade contida no *Dicionário de Medicina Popular de Chernoviz*

Fonte: CHERNOVIZ, Pedro Luiz Napoleão. *Dicionário de Medicina Popular de Chernoviz.* 16. ed. Pariz: Livraria de A. Roger e F. Chernoviz, 1897.

los silvícolas, era necessário acudir com ensinamentos aos fazendeiros, "atalaias do progresso nas bocas do sertão". Assim, o *Almanache Litterario*, de São Paulo, publicado por José Maria Lisboa, em seu quarto ano (1878) trazia um *Guia Médico ou Resumo de Indicações Practicas*, de autoria do doutor Luiz Pereira Barreto, para servir aos senhores fazendeiros na falta de profissionais. Preconizava uma lista de remédios, os mais usuais, que os moradores de sítios e fazendas deveriam ter em casa. Entre as 28 substâncias medicamentosas podiam-se encontrar alumen, calomelonas, cânfora, cloral, centeio espigado, poaia, tártaro emético, sulfato de quinina etc.

Preconizavam-se seis sanguessugas e água de Carts-bad e Friedrichs hall para tratar de apoplexias cerebrais; xarope H. Mure para eclampsia; cauterização com a pedra infernal para mordedura de cão danado; óleo d'amêndoas e terebentina para sarnas, e assim por diante...

Entre o final do século XIX e o início do XX, começaram a chegar os laboratórios farmacêuticos, que passaram a prover as farmácias com drogas industrializadas, substituindo, pouco a pouco, as manipulações dos boticários. Esses preparados farmacêuticos vinham da Europa, principalmente da França e da Itália.

Na primeira década do século XX, a apoterapia e a soroterapia tiveram sua égide, com a distribuição dos produtos do Instituto Soroterápico de Milão, pela Novoterapia, em cujo labor estiveram os De Mattia, José (Nino) Poli, Manoel Lopes de Oliveira Filho, Jerônimo Farina (pai de Duílio Crispim Farina). Época também dos produtos dos laboratórios Granado, Silva Araujo, Laborterápica (de J. Pires de Oliveira Dias).

Estas são algumas fórmulas que se aviavam entre o final do século XIX e o início do XX, do *Formulario de Pharmacia,* de José Luiz Faggiano:

Pomada para assadura das crianças	
Oxydo de zinco	10,0
Dermatol	3,0
Calomelanas	1,50
Sub-nitrato de bismutho	3,0
Vazelina	30,0

■ Passar três vezes ao dia.

Gottas calmantes	
Chlorydrato de morphina	0,10
Chlorydrato de cocaina	0,10
Tinctura de belladona	1,0
Água de louro serejo	12,0

■ Tomar conforme recomendação.

Solução contra as sardas	
Leite verginal	50
Glycerina	30
Acido chloridrico	5
Chloridrato de ammoniaco	4

■ Dissolver. Aplicação: tocar as manchas com um pincel, duas vezes ao dia.

Referências bibliográficas

DUARTE, Ivomar Gomes. *Do Serviço Sanitário do Estado ao Centro de Vigilância Sanitária.* São Paulo: FGVSP, 1990. (Monografia apresentada para obtenção de título de Mestre em Administração de Empresas).

FARINA, Duílio Crispim. *Esculápios, boticas e misericórdias em Piratininga de outrora.* São Paulo: Artes Gráficas Editora, 1992.

LISBOA, José Maria. Almanache Litterario. *In:* BARRETO, Luiz Pereira. *Resumo de Indicações Practicas.* São Paulo, 1878.

SANTOS FILHO, Lycurgo de Castro. *História Geral da Medicina Brasileira.* São Paulo: Hucitec/Edusp, 1977, v. 1.

Anexo

REGULAMENTO

DA

PHARMACIA DO ESTADO DE SÃO PAULO

O Governador do Estado tendo ouvido os Inspectores de Hygiene e do Thesouro, manda que se observe o seguinte Regulamento da Pharmacia do Estado de S. Paulo:

CAPITULO I

DO ESTABELECIMENTO

Art. 1.º A Pharmacia do Estado de São Paulo é destinada a fornecer medicamentos e aviar receitas para as enfermarias a cargo do Estado, e a fornecer ambulancias para o interior nos casos de epidemia, quando o governo determinar.

Art. 2.º A Pharmacia conterá medicamentos allopathicos ou dosimetricos, sendo vedado o uso de drogas homeopathicas.

Art. 3.º A Pharmacia não poderá fornecer medicamentos ou aviar receitas para particulares, sob pretexto algum, exceptuados os casos expressos no regulamento de hygiene.

CAPITULO II

DA INSPECÇÃO DA PHARMACIA, SEU PESSOAL E VENCIMENTOS

Art. 4.º Ao inspector de hygiene compete:

§ 1.º Superintender em todos os negocios da Pharmacia;

§ 2.º Inspeccional-a, sempre que julgar conveniente;

§ 3.º Representar ao governo sobre as medidas tendentes a melhorar o estabelecimento.

Art. 5.º A Pharmacia terá o pessoal seguinte: — Um directer, dois auxiliares praticos e um servente.

Fonte: Acervo do Museu Emílio Ribas – Secretaria de Estado da Saúde.

Art. 6.º O director será nomeado pelo Governador dentre os pharmaceuticos diplomados por uma das Escolas da Republica; os auxiliares praticos sel-o-ão pelo inspector de hygiene, sob proposta do director, e o servente o será por este.

Art. 7.º Ao director da pharmacia incumbe:

§ 1.º Nomear o servente e demittil-o quando entender conveniente;

§ 2.º Propôr ao inpector de hygiene a nomeação dos auxiliares praticos;

§ 3.º Distribuir e dirigir os serviços da Pharmacia;

§ 4.º Cooperar com os auxiliares, no aviamento de receitas, verificando diariamente o estado das drogas;

§ 5.º Inspeccionar com o maior cuidado o trabalho dos auxiliares, podendo advertil-os quando faltarem a seus deveres, suspendel-os nos casos de reincidencia e propor a demissão quando julgar necessaria;

§ 6.º Permanecer na Pharmacia durante todo o tempo destinado ao serviço;

§ 7.º Despachar e assignar todo o expediente, pedidos de fornecimentos, contas de despezas e folhas de vencimentos;

§ 8.º Requisitar do Governo, por intermedio do inspector de hygiene, os medicamentos e quaesquer outros artigos necessarios á pharmacia;

§ 9.º Corresponder-se com o Governo e com o inspector de hygiene, propondo o que julgar conveniente;

§ 10. Registrar ou fazer registrar em livro proprio por si numerado e rubricado, todas as receitas aviadas, com a indicação do medico que as prescrever e da enfermaria a que se destinarem

§ 11. Observar e fazer cumprir as disposições deste Regulamento e do de Hygiene — relativas á Pharmacia.

Art. 8.º Aos auxiliares praticos e ao servente incumbe executar os serviços distribuidos pelo director, observando-lhe as ordens e instrucções.

Art. 9.º Os empregados da pharmacia terão os seguintes vencimentos annuaes:

Director	3:600$000
Cada auxiliar	1:680$000
Servente	72$000

CAPITULO III

DISPOSIÇÕES DIVERSAS

Art. 10. O serviço da pharmacia será feito diariamente das 8 da manhã ás 4 da tarde, prolongando-se alem dessa hora o tempo que for necessario para aviar as receitas.

§ 1.º Nos dias feriados o trabalho só consistirá em aviar receitas para as enfermarias.

§ 2.º Na pharmacia permanecerá sempre um empregado para attender aos pedidos urgentes, em qualquer hora do dia ou da noite.

Artigo 11. No copiador de receitas se mencionará a hora em que foram recebidas e a da entrega dos medicamentos ao portador.

Artigo 12. Aviadas as receitas, o director e os auxiliares se preoccuparão com as preparações officiaes que forem necessarias.

Artigo 13. Não será aviada receita alguma prescrevendo preparados, nacionaes ou extrangeiros, que não estejam indicados no formulario que o director organizar, de accordo com o inspector de hygiene e com os medicos dos estabelecimentos publicos do Estado.

Artigo 14. Em Janeiro e Julho de cada anno, o director apresentará ao thesouro um balanço em que figurará separadamente o dispendio em medicamento, realizado durante o semestre findo, de modo a poder se conhecer a despesa de cada um dos estabelecimentos servidos pela pharmacia.

Artigo 15. Além da escripturação exigida pelo regulamento de hygiene, a pharmacia terá, a cargo do director, um livro para carga e descarga de vasilhame e demais utensilios, e um outro para carga e descarga das drogas e medicamentos. Estes livros serão abertos, numerados e rubricados pelo empregado do thesouro, para esse fim designado pelo respectivo inspector.

Artigo 16. Tudo quanto puder ser preparado no laboratorio da pharmacia — não será comprado fóra.

Artigo 17. Além da inspecção a que se refere o art. 4.º § 2.º, a pharmacia será inspeccionada de tres em tres mezes, por uma commissão composta do inspector de hygiene e de dois pharmaceuticos, nomeados pelo Governador.

Artigo 18. A pharmacia começará a funccionar no dia 1.º de Julho proximo futuro.

Artigo 19. Ficam revogadas as disposições em contrario.

Palacio do Governo do Estado de S. Paulo, 18 de Julho de 1890.

PRUDENTE J. MORAES DE BARROS.

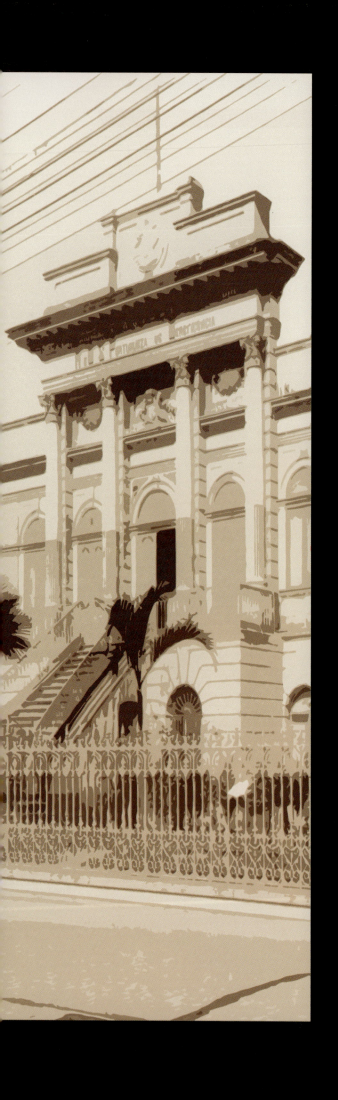

3

Memória paulistana dos hospitais
Final do século XIX e início do XX

Ivomar Gomes Duarte

Médico Sanitarista e do Trabalho,
mestre em Administração Hospitalar
e em Sistemas de Saúde pela EAESP-FGVSP,
membro do Núcleo Técnico do Programa
CQH – Associação Paulista de Medicina

Em 1890, a cidade de São Paulo tinha uma população de pouco menos de 65.000 habitantes, segundo estimativas. Dez anos depois, na virada do século, contava com 239.820 pessoas. Esse triplicar da população da cidade, principalmente à custa de forte presença imigrante, marcaria indelevelmente seus rumos, inclusive os da Medicina.

* Reconstituição da memória estatística da Grande São Paulo – Emplasa/1980.

Hospitais de São Paulo

Escolher hospitais que em algum momento mostraram-se relevantes para a cidade de São Paulo pressupõe o estabelecimento de critérios, o que, por mais que o pesquisador ou quem faz a escolha procure manter a objetividade, sempre acabará transformando-se em um exercício algo subjetivo. Nesse sentido, marcar uma época, inovar, representar ou ter representado um papel de destaque, prestando serviços relevantes à comunidade, foram os principais fatores para a escolha.

Na virada do século XX, São Paulo contava com menos de dez instituições voltadas para o atendimento à saúde de sua população – Santa Casa de Misericórdia, o Lazareto da Luz, a Sociedade Portuguesa de Beneficência, o Hospital de Isolamento, o Hospício dos Alienados, o Hospital da Força Pública, a Maternidade de São Paulo, o Hospital Evangélico Samaritano e a Policlínica da Sociedade de Medicina e Cirurgia de São Paulo. A Santa Casa de Santo Amaro pode ser incluída nessa lista, embora à época Santo Amaro, um núcleo urbano distante, fosse município independente.

Em 1890, a cidade de São Paulo tinha uma população de pouco menos de 65.000 habitantes, segundo estimativas. Dez anos depois, na virada do século, contava com 239.820 pessoas.* Esse triplicar da população da cidade, principalmente à custa de forte presença imigrante (principalmente portugueses, italianos, espanhóis, sírios e libaneses), cuja participação era de 55% da população, marcaria indelevelmente seus rumos, inclusive os da Medicina.

A evolução da assistência hospitalar na cidade ocorreu em ciclos. Entretanto, não é escopo do atual trabalho analisar esses ciclos, e sim destacar, em alguns hospitais escolhidos, as-

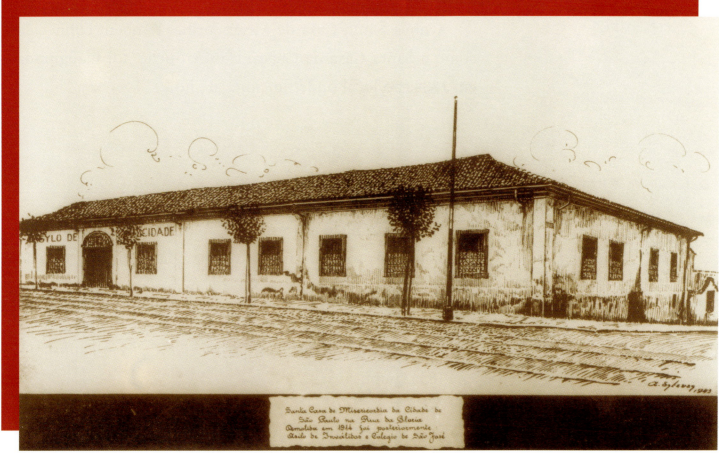

Fonte: Acervo da Seção Arquivo de Negativos DIM/DPH/Secretaria Municipal de Cultura/PMSP.

pectos peculiares e particulares, bem como divulgar imagens antigas, estabelecendo como limite dessa pesquisa o início da Segunda Grande Guerra.

Santa Casa de Misericórdia

A Santa Casa de Misericórdia de São Paulo é o hospital filantrópico mais antigo da cidade. Os primeiros registros disponíveis em documentos dos jesuítas dão conta de que já existia em 1560, havendo, porém, controvérsias em relação à data de sua fundação.

Pela sua história e pela sua relevância, terá um capítulo à parte neste livro, cabendo aqui apenas destacar alguns aspectos iconográficos.

Veja Capítulo 4 – *História da Irmandade da Santa Casa de Misericórdia de São Paulo.*

Na ilustração, temos o prédio da antiga Santa Casa, ainda no tempo da Rua da Glória, esquina com Rua dos Estudantes, onde posteriormente viria a funcionar o Colégio São José.

A nova Santa Casa de Misericórdia, também conhecida como a Santa Casa da Chácara do Arouche, foi inaugurada em 1884, no local onde funciona até hoje.

Lazareto da Luz

Em 1802, teve início a construção do primeiro hospital destinado aos leprosos, nos arrebaldes da cidade, em um terreno pantanoso situado entre os Rios Tamanduateí e Tietê, para onde posteriormente cresceu o bairro da Luz.

Conforme citado por Farina, o jornal *Correio Paulistano*, em 1854, publicava:

> lá para os lados do belo e pitoresco bairro paulistano que se diz LUZ, bem perto das margens do formoso Tietê encontram-se uns casebres que se dizem Hospital dos Lázaros; quem por aí passar pensará antes que são ruínas ou taipas caídas.

A manutenção desse hospital e os cuidados desses enfermos foram atribuídos à Santa Casa de Misericórdia, que, entretanto, carecia de recursos para isso. No final do século XIX, começaram os protestos populares contra a presença do hospital, uma vez que o crescimento da cidade tomara todo o bairro da Luz e o Lazareto tornou-se um vizinho incômodo e indesejável. Outros reclamavam devido às péssimas condições do atendimento prestado ali, pois o Lazareto sempre se caracterizou por uma precariedade extrema. Em 1897, diante dos protestos populares e das notícias na imprensa, o governo do Estado desapropriou o terreno onde o Lazareto estava situado, obrigando a Santa Casa de Misericórdia a buscar outro local para esses pacientes, que, no início do século XX, foram transferidos para os leprosários do interior do Estado.

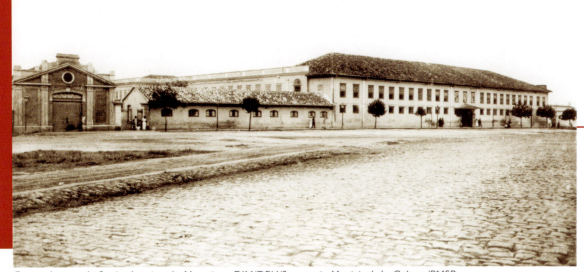

Hospício dos Alienados. Foto tomada da Ladeira da Tabatingüera em 1907

Fonte: Acervo da Seção Arquivo de Negativos DIM/DPH/Secretaria Municipal de Cultura/PMSP.

Hospício dos Alienados

Com o nome de *Asylo Provisório de Alienados,* foi instalado em São Paulo, em 1852, próximo ao Largo dos Curros, onde funcionou, segundo alguns autores, até 1864, quando foi transferido para as novas instalações em um casarão na Várzea do Carmo, em propriedade conhecida como Chácara do Fonseca, bem no início da Ladeira da Tabatingüera.

Em 18 de maio de 1898, o doutor Franco da Rocha, então diretor do Hospício dos Alienados, inaugurou a Colônia do Juquery, longe dos limites da cidade de São Paulo, local para onde foram transferidos os pacientes do Hospício dos Alienados e, durante décadas, os doentes mentais da cidade.

Conforme Farina,

> o casarão da Tabatingüera viu desaparecer, abismando-se nas trevas da loucura, após 5 anos de reclusão, o poeta santamarense PAULO EIRÓ.

FARINA, 1981.

Com a inauguração do Juquery, o velho hospício foi desativado e o imóvel cedido à Força Pública do Estado de São Paulo, que instalou ali a Guarda Cívica, permanecendo lá até a Revolução Constitucionalista de 1932, quando foi

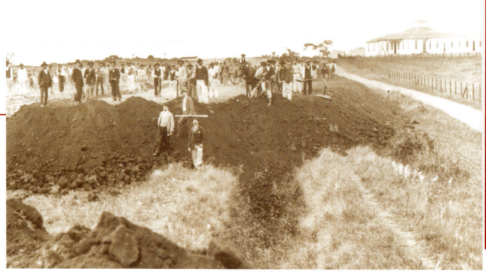

Foto das obras de abertura da Avenida Municipal (atual Doutor Arnaldo). *Ao fundo e à direita:* o Hospital de Isolamento, 1900

Fonte: Acervo da Seção Arquivo de Negativos DIM/DPH/Secretaria Municipal de Cultura/PMSP.

desalojada pelas tropas getulistas. Posteriormente, o Exército Brasileiro instalou ali um batalhão de guardas.

Com as obras na Várzea do Carmo e com a retificação e canalização do Rio Tamanduateí, a região e o prédio acabaram ficando descaracterizados e, no final do século XX, as tropas federais foram deslocadas e as instalações foram devolvidas ao governo do Estado de São Paulo, que alojou ali um batalhão da Polícia Militar.

Hospital dos Variolosos

Em 1878, a Câmara Municipal de São Paulo, após um surto epidêmico de varíola na cidade, derivado de uma situação endêmica que se arrastava há décadas, resolveu construir o Hospital dos Variolosos, que foi inaugurado em 1880. Alguns anos mais tarde, esse hospital passou à responsabilidade do governo estadual, tornando-se o Hospital de Isolamento de São Paulo, destinado ao atendimento de moléstias infectocontagiosas. No século XIX, o local abrigava vítimas de doenças como febre amarela, varíola, raiva, difteria e febre tifóide. Posteriormente, em 1932, o hospital passou a ser chamado de Emílio Ribas. Em junho de 1991, foi transformado em ins-

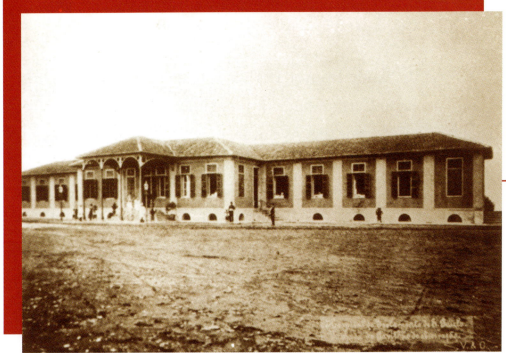

Reprodução fotográfica da litografia de Jules Martin, 1900

Fonte: Acervo da Seção Arquivo de Negativos DIM/DPH/Secretaria Municipal de Cultura/PMSP.

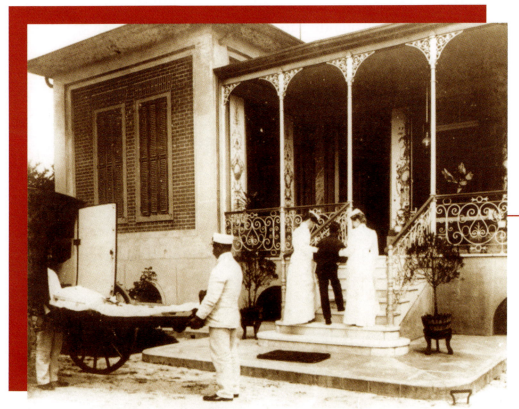

Chegada de paciente ao Hospital de Isolamento, 1918

Fonte: Acervo do Museu Emílio Riba – SES.

tituto de pesquisa, tornando-se referência nacional no diagnóstico e tratamento de moléstias infectocontagiosas. Desde 1991, carrega o nome que tem hoje: Instituto de Infectologia Emílio Ribas.

Casa de Saúde Doutor Carlos Botelho

A Casa de Saúde Doutor Carlos Botelho, no aterro do Brás, na Várzea do Carmo, onde hoje se situa a Rua do Gasômetro, é considerado por alguns autores como o primeiro hospital clínico e cirúrgico particular da cidade de São Paulo, onde se praticaram as primeiras cirurgias de bócio e de extração dos cálculos vesicais. Carlos José Botelho, nascido em Piracicaba em 1855, foi à França, onde estudou Medicina em Montpellier e fez doutoramento, em 1880, em Paris. Retornando ao Brasil, trabalhou na velha Santa Casa de Misericórdia, da Rua da Glória, onde foi seu diretor clínico, até que aquela mudou para a Chácara do Arouche, quando foi sucedido pelo doutor Arnaldo Vieira de Carvalho. Em 1895, fundou a Sociedade de Medicina e Cirurgia de São Paulo, a qual, através de sua Policlínica, situada na esquina da Rua Direita com a Rua São Bento, prestava atendimento gratuito à população carente. Foi também um dos fundadores da Academia de Medicina de São Paulo, sendo seu segundo presidente no biênio 1896-1897. Consta que a Casa de Saúde Doutor Carlos Botelho não sobreviveu sem a presença de seu fundador, que na virada do século abraçou a carreira política como sua grande vocação, quando foi eleito deputado e, posteriormente, senador estadual.

Hospital Militar da Força Pública do Estado de São Paulo

Em 21 de setembro de 1892, o então presidente do Estado de São Paulo, doutor Bernardino de Campos, através da Lei n. 97-A, criou e regulamentou o Hospital Militar da Força Pública do Estado de São Paulo. Consta que, em seu início, o hospital funcionou dentro dos quartéis, principalmente do 1º e 3º Batalhão e do Corpo de Cavalaria, tendo, em abril de 1916, sua sede instalada na Rua Jorge Miranda.

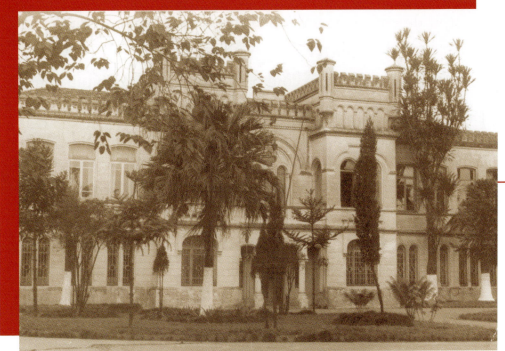

Hospital Militar da Força Pública do Estado de São Paulo, 1916

Fonte: Acervo fotográfico do Museu da Polícia Militar do Estado de São Paulo.

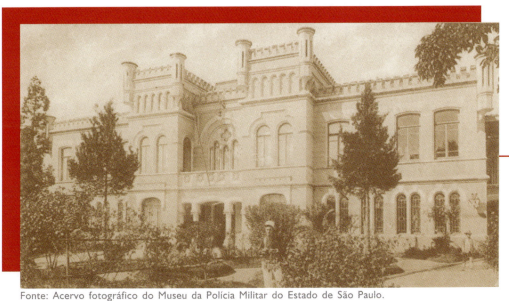

Hospital Militar da Força Pública do Estado de São Paulo na década de 1920

Fonte: Acervo fotográfico do Museu da Polícia Militar do Estado de São Paulo.

Durante a epidemia de 1918, prestou serviços relevantes não só aos membros da Força Pública e aos seus familiares como também à comunidade.

Em 1926, sob os auspícios do reverendo dom Duarte Leopoldo e Silva, arcebispo diocesano de São Paulo, mediante convênio com a Congregação da Immaculada Conceição, foram implantados a capelania e um serviço de enfermeiras religiosas no Hospital Militar, que, até então, tinha todo o seu corpo de enfermagem constituído apenas por soldados enfermeiros do sexo masculino.

Nos anos de 1930, com o recrudescimento da tuberculose entre a população e também entre os militares e seus familiares, o governo do Estado resolveu construir o Hospital Sanatório da Força Pública, próximo à Serra da Cantareira, no bairro do Barro Branco, onde os tuberculosos da corporação ficariam internados.

Nos anos de 1970, o Hospital Militar foi transferido para as novas instalações no bairro do Barro Branco, sendo desativado o antigo prédio, situado na Rua Jorge Miranda, local onde funciona atualmente o Museu da Polícia Militar.

Hospital São Joaquim – Beneficência Portuguesa

A Real e Benemérita Sociedade Portuguesa de Beneficência de São Paulo, fundada em 2 de outubro de 1859, tinha, em seu início, características essencialmente de uma entidade de mutualismo e de apoio aos associados. Posteriormente, abandonou essas características, passando a ser uma entidade de beneficência, estendendo seus serviços também a não sócios.

Entre seus objetivos, estavam: "procurar emprego e trabalho"; "oferecer alimentos e socorros aos impossibilitados de obterem sua subsistência por meio de seu trabalho"; "ministrar aos enfermos o auxílio necessário"; "dar sepultura aos que falecerem sem recursos" e, finalmente, "auxiliar os sócios que tiverem de sair da província ou do país". Diante da pequena quantidade de sócios contribuintes, eram objetivos bastante ambiciosos, principalmente o desejo de construir um hospital para atender aos associados. Obtido o terreno, foram feitas várias campanhas de doação de dinheiro e de material de construção durante quase dez anos, até que, em 28 de maio de 1873, foi lançada a pedra fundamental, na Rua Brigadeiro Tobias, e, em 20 de agosto de 1876, o hospital foi finalmente inaugurado.

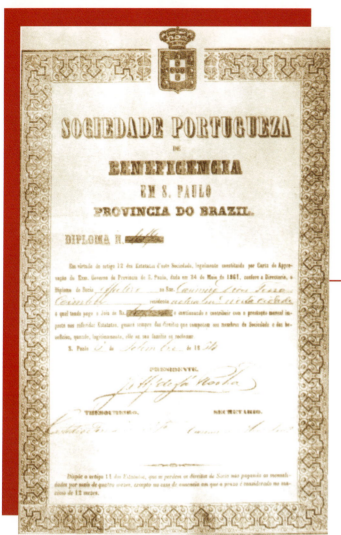

Fonte: Biblioteca do Hospital São Joaquim da Real Benemérita Sociedade Portuguesa de Beneficência.

Diploma de sócio benemérito da Sociedade Portuguesa de Beneficência

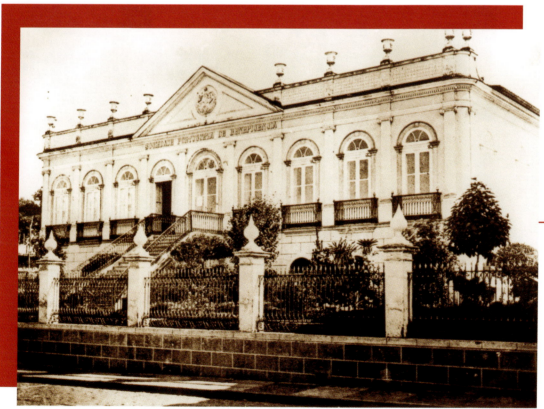

Fonte: Acervo da Seção Arquivo de Negativos DIM/DPH/Secretaria Municipal de Cultura/PMSP.

Fachada da Sociedade de Beneficência Portuguesa na Rua Brigadeiro Tobias, 1906

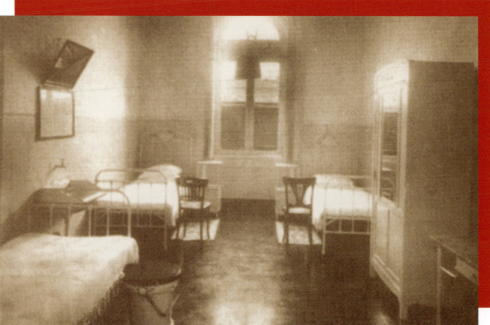

Enfermaria do Hospital São Joaquim, 1915

Fonte: Biblioteca do Hospital São Joaquim da Real Benemérita Sociedade Portuguesa de Beneficência.

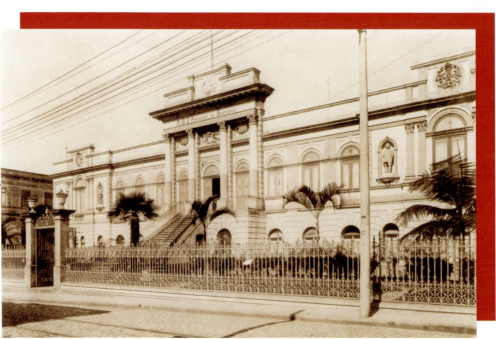

Fachada da Real Benemérita Sociedade de Beneficência Portuguesa, 1915

Fonte: Acervo da Seção Arquivo de Negativos DIM/DPH/Secretaria Municipal de Cultura/PMSP.

Dez anos mais tarde, o Hospital São Joaquim, além de atender seus associados, prestava serviços relevantes aos necessitados da cidade e de outras cidades do interior, recebendo o reconhecimento da sociedade. Em 1886, o hospital foi visitado pelo imperador do Brasil, Sua Alteza, dom Pedro II.

Na virada do século XX, a Beneficência Portuguesa havia se transformado em um hospital de grande prestígio na cidade de São Paulo. Membros destacados da colônia portuguesa

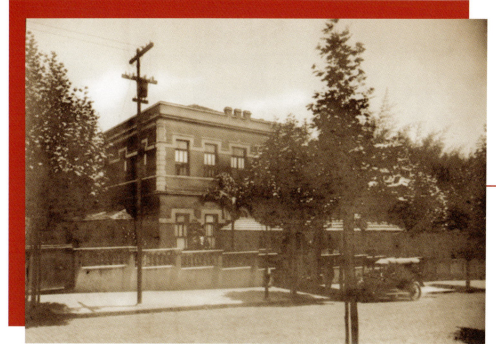

Fachada do Hospital Samaritano para a atual Rua Conselheiro Brotero, 1920

Fonte: Departamento de Marketing do Hospital Samaritano de São Paulo.

procuravam participar de seus quadros diretivos. Em 1901, o rei de Portugal, dom Carlos, outorgou o título de "Real e Benemérita" à Sociedade Portuguesa de Beneficência em São Paulo. Durante os anos de 1913 e 1914, o hospital passou por uma grande reforma e ampliação de sua área física e ainda modernização de seus equipamentos. Nos anos 1930, mudou-se para o local onde se encontra hoje, nas imediações da Avenida Paulista.

Hospital Samaritano

O chinês José Pereira Achao, natural da Província de Macau, chegou ao Brasil na terceira classe de um navio de imigrantes e, como tantos outros que atravessaram o oceano nessas condições, chegou a São Paulo em condições precárias de saúde. Hospitalizado na Santa Casa de São Paulo, viu-se diante de uma situação constrangedora: de acordo com as regras e os costumes tradicionais, as Santas Casas de Misericórdia atendiam pacientes católicos e as freiras (que exerciam as funções de enfermeiras); além dos cuidados aos doentes, exerciam proselitismo intenso para a conversão dos não católicos.

Supervisoras de enfermagem e a *matron*

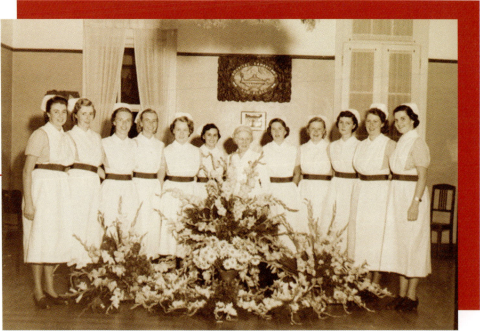

Fonte: Departamento de Marketing do Hospital Samaritano de São Paulo.

Sendo um protestante convicto e desejando manter sua fé, esse fato naturalmente marcou toda a sua vida. Como artista plástico, tornou-se bastante conhecido na cidade de São Paulo, amealhando algum patrimônio. Ao morrer, em 13 de agosto de 1884, legou todos seus bens à Igreja Presbiteriana, para a construção de um hospital na cidade de São Paulo onde as pessoas pudessem ser acolhidas e tratadas sem qualquer constrangimento decorrente de sua condição racial, nacionalidade e crença religiosa.

Poucos dias depois, em 21 de agosto de 1884, um grupo de brasileiros, americanos e britânicos ligados àquela e a outras igrejas protestantes assumia formalmente o compromisso de criar uma casa de saúde, chamada de Hospital Evangélico de São Paulo. O projeto representava a concretização do desejo de Pereira Achao e seria o embrião do Hospital Samaritano.

Além de contribuir para a ampliação do sistema hospitalar na cidade, que nessa época tinha apenas dois hospitais – a Santa Casa de Misericórdia e o Hospital Beneficência Portuguesa –, o Hospital Samaritano viria a ser uma alternativa de atendimento à saúde, aberta a todos, inclusive aos pobres e neces-

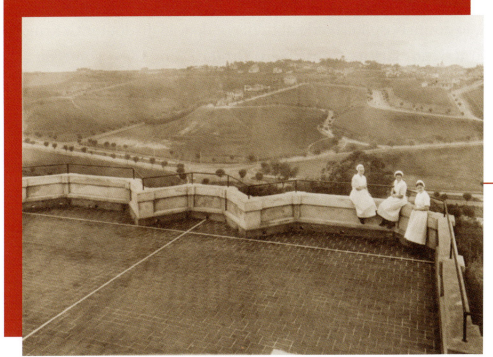

Terraço do hospital. *Ao fundo:* local onde hoje está a Avenida Pacaembu; *no alto:* o bairro de Perdizes, década de 1920

Fonte: Departamento de Marketing do Hospital Samaritano de São Paulo.

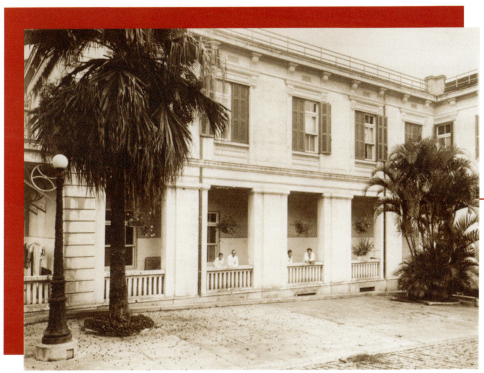

Pátio interno, década de 1920

Fonte: Departamento de Marketing do Hospital Samaritano de São Paulo.

sitados, e onde o exercício da caridade não estaria mais vinculado à religião oficial.

Nessa época, a Cia. City estava loteando a região onde hoje se situam os bairros do Pacaembu e de Higienópolis. Famílias inglesas, norte-americanas e alemãs que passaram a residir nesses novos bairros engajaram-se na campanha para a construção de um hospital, tendo obtido, por doação do doutor G. Krug, o terreno na Rua Conselheiro Brotero. Em 1891, começou a funcionar o então Hospital Evangélico de São Paulo, que, em 1894, passou a chamar-se Hospital Samaritano, nome inspirado na parábola bíblica descrita no Novo Testamento.

Na época de instalação do Hospital Samaritano, enfermagem significava uma prática realizada por freiras ou irmãs de caridade, vinculadas a ordens religiosas católicas. Coube ao hospital contribuir para o desenvolvimento da enfermagem laica e profissionalizada no país. Em 1899, já contava com seis enfermeiras profissionais diplomadas e buscava contratar outras na Inglaterra e na Alemanha. O crescimento do hospital determinou a criação de uma escola de enfermagem para suprir suas necessidades. Amália C. Carvalho, citada por Mott, destacou a primazia do Hospital Samaritano na formação de enfermeiras segundo o modelo preconizado por Florence Nigthingale. Ao longo de sua história, o hospital manteve-se como uma instituição varguardista.

Maternidade de São Paulo

Braulio Gomes, seu fundador, foi quem primeiro se interessou em oferecer às gestantes pobres a possibilidade de parto hospitalar. Na ocasião, parto assistido por médicos era condição rara entre as parturientes de origem humilde e na Santa Casa de Misericórdia apenas as mulheres com gestações complicadas eram atendidas por médicos.

Em 1894, tendo presenciado e auxiliado uma mulher humilde dando à luz em plena via pública, Braulio Gomes resolveu liderar uma campanha para a construção de uma maternidade aberta a todas as mulheres necessitadas da cidade. Nesse mesmo ano, surgia na Rua Xavier de Toledo, esquina da atual Rua Braulio Gomes, a Maternidade de São Paulo, cujo primeiro parto consta, no seu livro de registros, de 30 de agosto

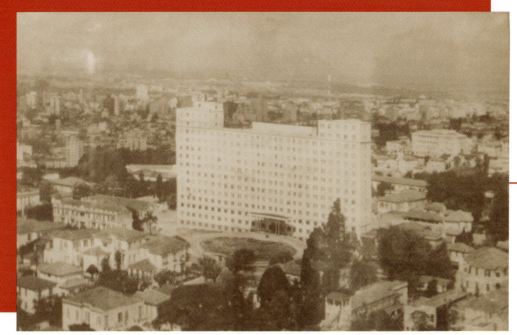

Maternidade de São Paulo, anos de 1954

Fonte: Acervo fotográfico da Biblioteca da Associação Paulista de Medicina (APM).

de 1894. Com a morte do doutor Braulio Gomes, seu sucessor, doutor Silvio Azambuja de Oliva Maya, instalou na Maternidade a Clínica Obstétrica da Faculdade de Medicina, da qual era professor titular. Em 1912 a Maternidade foi transferida para a Rua Frei Caneca, nas proximidades da Avenida Paulista, em cujas instalações funcionou até 1954, quando, ao lado, inaugurou-se o prédio atual. Nesse lugar, manteve o atendimento até 2003, quando suspendeu suas atividades.

Santa Casa de Santo Amaro

Fundada em 15 de dezembro de 1895, em Santo Amaro, que no século XIX era município independente de São Paulo, pelo seu então intendente (uma espécie de prefeito municipal), o tenente coronel da Força Pública, Carlos da Silva Araújo. No início, chamava-se Beneficência Nossa Senhora da Conceição, e desde seu nascimento a irmandade sempre esteve intimamente ligada à Igreja Católica.

O primeiro prédio onde o hospital instalou-se para atendimento aos pobres da região de Santo Amaro foi inaugurado em 8 de dezembro de 1889, dia de Nossa Senhora da Conceição.

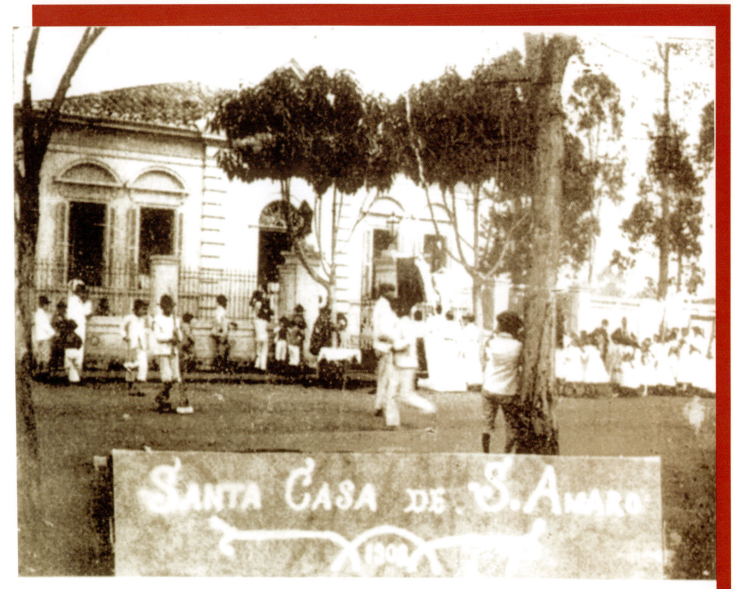

Aqui a Santa Casa de Santo Amaro numa reprodução fotográfica datada de 1908. A frente do prédio era voltada para a atual Praça Dona Benta e o aspecto é de alguma festividade religiosa. Foto publicada na revista "Interlagos" em edição dedicada ao Quarto Centenário da Cidade de Santo Amaro, setembro de 1961

Fonte: Acervo da Santa Casa de Misericórdia de Santo Amaro.

Hospital centenário, prestou e vem prestando grandes serviços à comunidade carente da região, tendo desempenhado papel destacado no combate à epidemia de gripe espanhola de 1918.

Em 15 de dezembro de 1975, teve uma celebração muito especial. Comemorou 80 anos de existência e a formatura da primeira turma da Faculdade de Medicina Osec, atual Universidade de Santo Amaro (Unisa). Atualmente, a Santa Casa funciona como um serviço de especialidades médicas, atendendo a clientela do SUS e de convênios.

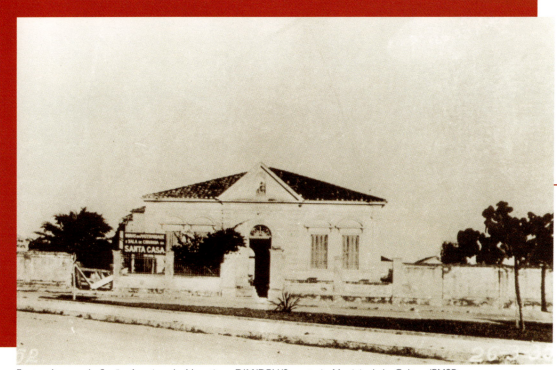

Primeiras instalações da Santa Casa de Santo Amaro

Fonte: Acervo da Seção Arquivo de Negativos DIM/DPH/Secretaria Municipal de Cultura/PMSP.

Hospital Umberto Primo

Em 1878, quando a *Societá Italiana de Beneficenza in San Paolo* adquiriu o terreno que hoje compreende as Ruas São Carlos do Pinhal e Itapeva e a Alameda Rio Claro, sua pretensão era construir um hospital para os imigrantes italianos que viviam nesta cidade. Entretanto, devido à escassez de recursos, só em 1895 é que a idéia começou a ser levada adiante.

Os arquitetos Luigi Pucci e Giulio Micheli vieram da Itália e idealizaram um prédio com capacidade para 250 leitos. De padrão neoclássico, possuía dois andares, divididos em duas alas e um anexo para doentes que podiam pagar. Mais uma vez, a falta de dinheiro impossibilitou a obra.

Foi só em 1904, graças às doações de ricas famílias imigrantes, como os Matarazzo, que o sonho finalmente tornou-se realidade.

Carlo Comenale, médico formado pela Universidade de Nápoles, foi o primeiro diretor do Hospital Umberto I, conhecido pelos imigrantes como *Ospedale* Umberto Primo.

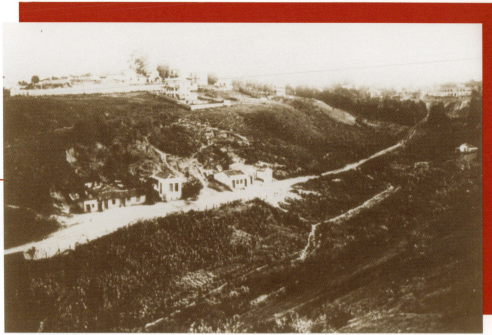

Caminho Saracura, atual Avenida Nove de Julho. *Ao fundo à esquerda:* obras do Hospital Umberto Primo (atual Rua Itapeva). *À direita:* Parque Trianon Mirante onde atualmente está o Masp

Fonte: Acervo da Seção Arquivo de Negativos DIM/DPH/Secretaria Municipal de Cultura/PMSP.

Entretanto, o projeto inicial, assinado por Giulio Micheli, não previa a expansão do hospital. Por isso, na parte central do terreno de 27.419 m², foi construído o edifício que hoje é conhecido como Pavilhão Administrativo. De estilo florentino, constitui-se de duas alas para 100 leitos e sala médica. A cozinha e a lavanderia foram feitas posteriormente.

Em 1915, o conde Francisco Matarazzo encomendou ao arquiteto italiano G. B. Bianchi, também responsável por haver projetado seu palacete na Avenida Paulista, a construção da Casa de Saúde, que leva o seu nome.

Durante muito tempo, o complexo hospitalar chamou-se *Ospedale* Umberto I e sua administração era escolhida por uma assembléia e pelo cônsul geral da Itália. Em 1941, como reflexo da Segunda Grande Guerra, passou a denominar-se Beneficência em São Paulo Hospital Nossa Senhora Aparecida e, posteriormente, Casa de Saúde Matarazzo, sob a direção da Fundação Ítalo-Brasileira Umberto I.

No ano de 1942, durante a construção do Hospital das Clínicas, da Faculdade de Medicina da USP, o professor Virgilio Alves de Carvalho Pinto e seus assistentes instalaram no Hospital Matarazzo o primeiro serviço de Cirurgia Pe-

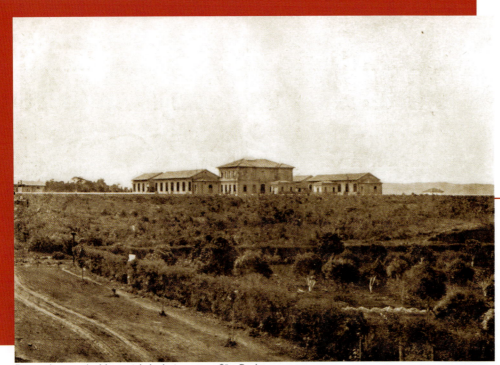

Vista geral das obras do Hospital Umberto Primo, 1905

Fonte: Acervo do Memorial do Imigrante – São Paulo.

diátrica da cidade de São Paulo, com características de assistência e ensino. Várias outras especialidades médicas e multidisciplinares, como a cirurgia bucomaxilofacial, também encontraram no Matarazzo as condições propícias para seu desenvolvimento.

Note-se que esse hospital acompanhou todo o desenvolvimento da Medicina Previdenciária na cidade de São Paulo, inicialmente prestando assistência médica aos segurados dos Institutos Previdenciários (IAPI, IAPB, IAPC etc.). Posteriormente com a unificação desses Institutos no Instituto Nacional de Previdência Social (INPS), nos anos de 1970, continuou a atender seus beneficiários, inclusive após a transformação da assistência médica da Previdência no Sistema Único de Saúde, a partir de 1988, até o encerramento de suas atividades, em 1993.

Pela conservação da estrutura física dos prédios e pela importância em relação à vida pública e social da cidade de São Paulo, todo o complexo hospitalar encontra-se tombado pelo Conselho de Defesa do Patrimônio Histórico, Artístico, Arqueológico e Turístico (Condephaat).

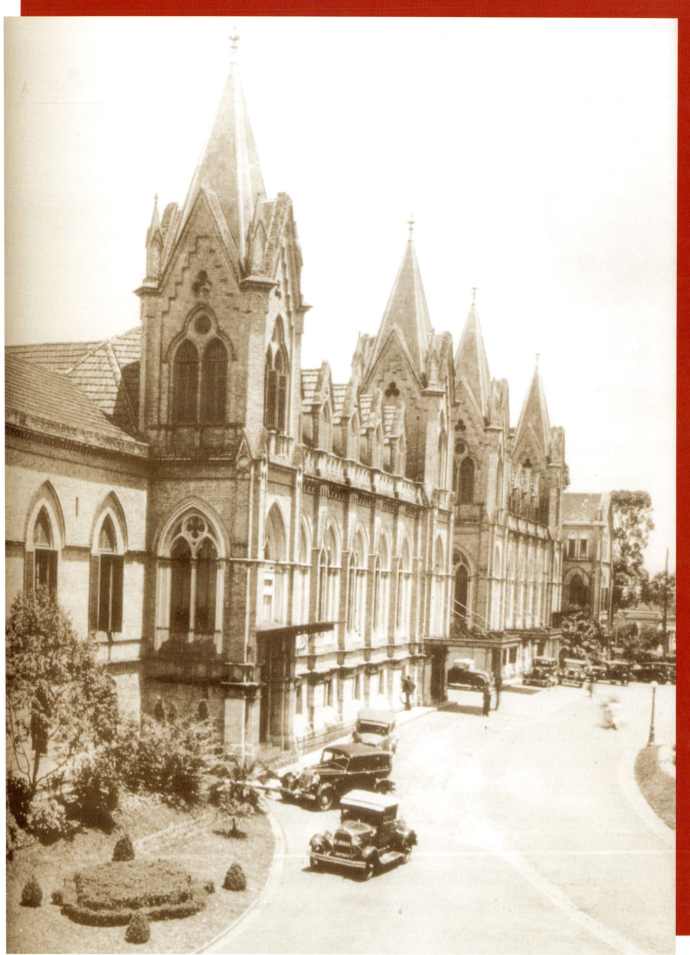

Fonte: Acervo fotográfico da Biblioteca da Associação Paulista de Medicina (APM).

Hospital Santa Catarina, Avenida Paulista, anos de 1920

Hospital Santa Catarina

No início do século XX, São Paulo encontrava-se em plena efervescência; as ferrovias, o café, as correntes imigratórias e a urbanização acelerada geravam progresso. Em 6 de fevereiro de 1906, foi inaugurado um sanatório na Avenida Paulista, fruto do entusiasmo e da dedicação das irmãs da Congregação de Santa Catarina, do médico-cirurgião austríaco radicado na cidade doutor Walter Seng e do beneditino Miguel Kruse.

Desde o início, o hospital caracterizou-se por intensa atividade cirúrgica, tendo um volume grande de pacientes, o que levou à inauguração, em 1912, de novas alas, duplicando sua capacidade de atendimento.

Em 1920, São Paulo tornou-se a sede provincial da Congregação, com a inauguração da Casa das Religiosas, anexada ao hospital.

Nesses quase 100 anos, o Hospital Santa Catarina sempre buscou acompanhar de perto as orientações da assistência hospitalar e a evolução da prática médica no país e no exterior.

A Gripe Espanhola e a falta de leitos

Os hospitais da cidade tornaram-se insuficientes diante do crescimento de São Paulo, e a crise na assistência hospitalar tornou-se mais evidente durante a epidemia de gripe espanhola, que ocorreu no último trimestre de 1918. Dada a necessidade urgente de novos leitos hospitalares, a Hospedaria dos Imigrantes, situada no bairro do Brás, reservou mil leitos para a internação dos atingidos pela gripe. De modo similar, o Clube Paulistano, o Clube Germania, o Clube Palestra Itália, o Mosteiro de São Bento, o Ginásio do Carmo, o Liceu Coração de Jesus, o Colégio Nossa Senhora de Sion, o Colégio Mackenzie, o Colégio Jesuíta São Luiz, o Grupo Escolar do Ypiranga, o Grupo Escolar da Barra Funda, o Grupo

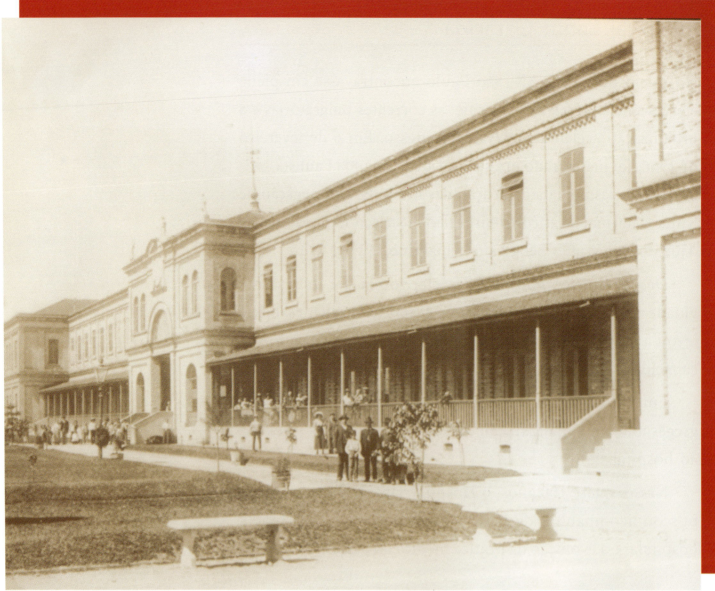

Fonte: Acervo do Memorial do Imigrante – São Paulo.

Hospedaria dos Imigrantes, adaptada em hospital durante a epidemia de gripe espanhola

Escolar da Penha, entre outros, foram transformados rapidamente em "hospitais provisórios de isolamento" (aproximadamente 30 em toda a cidade), com seus funcionários e professores que não foram atingidos pela doença passando a auxiliar no cuidado dos enfermos. Médicos e acadêmicos de medicina foram destacados pelo Serviço Sanitário do Estado para dar assistência aos pacientes internados nesses locais.

Essa crise hospitalar exposta pela epidemia de 1918 acabou incentivando os vários setores organizados da socieda-

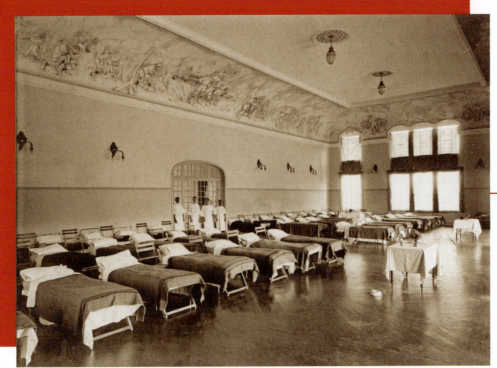

Salão de festas do Clube Paulistano, transformado em uma grande enfermaria, outubro de 1918

Fonte: Centro de Memória do Clube Paulistano – São Paulo.

de, principalmente aqueles ligados aos grupos de colônias de imigrantes, a lançarem campanhas em prol da construção de novos hospitais.

Hospital da Cruz Vermelha Brasileira

A seção de São Paulo da Cruz Vermelha Brasileira foi oficializada em 5 de outubro de 1912. De início, sua dirigente, a doutora Maria Renotte, pedagoga e médica, pretendia a instalação de uma escola de enfermagem e de uma casa para convalescentes, além da construção de um hospital infantil.

A escola de enfermagem funcionou por alguns poucos anos instalada na Santa Casa de Misericórdia. A Casa de Convalescentes nunca saiu do papel; entretanto, o Hospital Infantil foi construído no bairro de Indianópolis, após a grave crise hospitalar de 1918.

O hospital foi inaugurado em meados de 1919, voltado para o atendimento às crianças carentes e mantido por doações de grandes empresas. No início da década de 1970, o Hospital

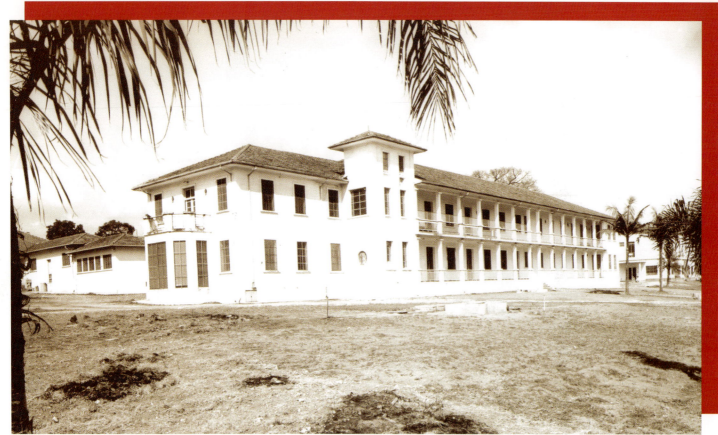

Fonte: Acervo fotográfico da Cruz Vermelha – São Paulo.

Hospital da Cruz Vermelha Brasileira, em 1920

Infantil da Cruz Vermelha Brasileira em São Paulo era o maior do País nessa categoria. No final da década de 1970, o Hospital Infantil encerrou suas atividades, transformando-se em escola de auxiliares e técnicos de enfermagem.

Hospital Alemão de São Paulo

A Sociedade Beneficente Alemã, fundada em 1863, prestava assistência aos imigrantes alemães e também desenvolvia atividade social intensa. Formou grupos de danças, de cantos e bailados típicos, buscando a integração dos imigrantes entre si e com a nova cultura que enfrentavam. A Sociedade instalou a Escola Alemã, e a assistência de saúde estava entre as suas primeiras preocupações.

Os pacientes da comunidade eram atendidos na Santa Casa de Misericórdia ou no Hospital Samaritano, no caso dos não

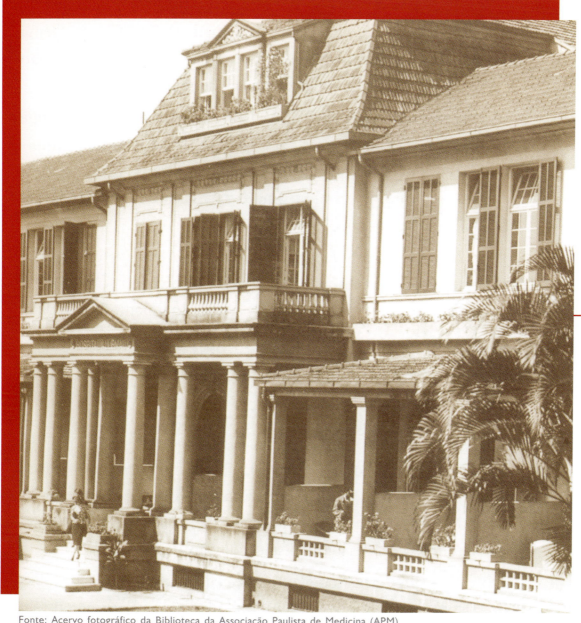

Hospital Alemão de São Paulo – fachada do prédio principal, 1925

Fonte: Acervo fotográfico da Biblioteca da Associação Paulista de Medicina (APM).

católicos, ficando latente na comunidade o desejo de construir um hospital próprio. No final do século XIX, figuras representativas da comunidade, em reunião na Escola Alemã, iniciaram campanha em prol da construção de um hospital. Em 1905, foi adquirido um terreno fora do centro da cidade (região do Paraíso) junto a sítios e chácaras para a instalação do hospital.

As mulheres da comunidade alemã trabalharam intensamente para conseguir fundos para a construção do hospital; entretanto, a eclosão da Primeira Grande Guerra e o clima político reinante foram adiando o início das obras.

Em outubro de 1917, quando o Brasil entrou em guerra contra a Alemanha, a chefatura de polícia de São Paulo solicitou todos os documentos da Sociedade Beneficente Alemã (SBA) e da recém-fundada Associação do Hospital Alemão (AHA), suspendendo a realização de reuniões.

No segundo semestre de 1918, com a epidemia de gripe espanhola, a Associação do Hospital Alemão, mesmo proibida de funcionar, promoveu campanha ampla de assistência aos enfermos e instalou uma enfermaria de emergência no salão de festas do Clube Germania.

Em 1919, a Sociedade Beneficente Alemã retomou suas atividades e lançou nova campanha pela construção do hospital, que teve início em 1922, sendo finalmente inaugurado em 1923.

Hospital Japonês de Beneficência

Em 18 de junho de 1908, o navio *Kasato Maru* atracava no porto de Santos, trazendo o primeiro grupo de imigrantes japoneses, totalizando 781 pessoas, que seriam deslocadas para fazendas no interior do Estado de São Paulo.

As diferenças socioculturais e climáticas, além das moléstias tropicais que grassavam, dificultaram a adaptação desses imigrantes, o que foi agravado pelas instalações precárias e pela vida difícil nas fazendas para onde se deslocaram.

Durante a segunda década do século XX, muitos desses imigrantes vieram a falecer, vitimados por febre amarela, malária, verminoses, acidentes ofídicos e desnutrição. Diante dessa situação, em 1923, o governo imperial japonês destinou verba para a instalação de serviços de assistência médico-sanitária aos imigrantes nipônicos, autorizando o envio de médicos japoneses para atendê-los.

Em 9 de outubro de 1926, constituiu-se a Sociedade Brasileira e Japonesa de Beneficência no Brasil (*Zai Brasil Nipponjin Dojin-Kai*), cuja finalidade era a prestação de assistência médica aos imigrantes japoneses no Brasil. Nesse mesmo ano, foi adquirido terreno para a construção de um hospital; em 1929,

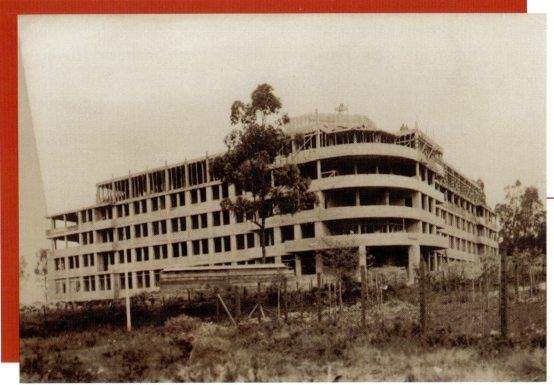

Hospital em obras, 1937-1938

Fonte: Acervo fotográfico do Hospital Santa Cruz.

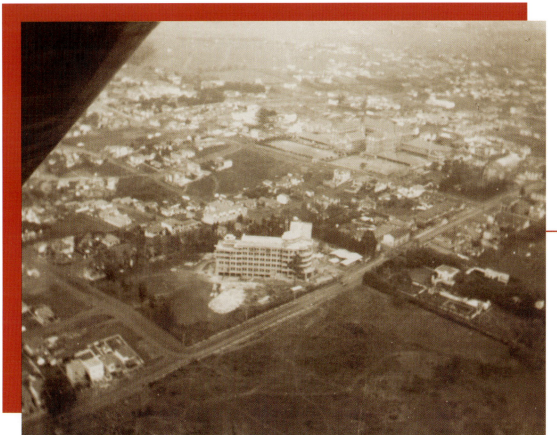

Vista aérea do hospital e região, 1939

Fonte: Acervo fotográfico do Hospital Santa Cruz.

foi lançada a pedra fundamental; em 5 de abril de 1936, as obras foram iniciadas e, em 24 de abril de 1939, finalmente foi inaugurado o hospital, que, por ser eminentemente cirúrgico, foi considerado então o hospital mais moderno da América do Sul.

Essa obra somente se tornou possível graças às doações da Casa Imperial do Japão e aos esforços e às contribuições da colônia japonesa residente no Brasil. Para o funcionamento do Hospital Santa Cruz, três médicos, duas enfermeiras e dois administradores vieram especialmente do Japão. Para a inauguração do hospital, foi designado como seu superintendente o doutor Benedito Montenegro, médico-cirurgião da Santa Casa de São Paulo e docente da Faculdade de Medicina, tendo como vice-superintendente o doutor Takejiro Kamada, que viera do Japão para assumir a direção do hospital, mas teve dificuldades para regularizar sua documentação. Kotaka, em sua tese de doutoramento sobre o Hospital Santa Cruz, observa que surgiram dificuldades para autorização do início de funcionamento do hospital, dado o clima de animosidade que se estabeleceu em relação aos japoneses pelos episódios da Segunda Grande Guerra.

Em 1942, ainda em virtude da Segunda Grande Guerra, o governo brasileiro decretou a intervenção do Hospital Santa Cruz, e os médicos e enfermeiros japoneses que vieram especialmente para trabalhar no hospital tiveram que retornar ao Japão, inclusive o doutor Kamada. A partir dessa época, houve um longo período de ausência de participação da comunidade nipo-brasileira na gestão do hospital, que, entretanto, continuou a funcionar de forma normal como instituição beneficente de saúde.

Em 1º de fevereiro de 1990, firmou-se um acordo entre os então administradores do Hospital Santa Cruz e os que defendiam a sua reintegração pela comunidade nipo-brasileira. Esse acordo contou com a mediação do governo federal, personificada na figura do ministro da saúde, doutor Seigo Suzuki, e visou, principalmente, reaproximar a comunidade nipo-brasileira do Hospital Santa Cruz, participando de sua administração, reorganizando e modernizando o hospital.

Anúncio da doação de SM Imperial publicado no Notícias do Brasil nº 980 de 2 de maio de 1934.

皇室から日本病院建設資金として金一封御下賜の発表を掲載する１９３４年５月２日付けの邦字新聞「ブラジル時報」。

Fonte: Acervo do Hospital Santa Cruz.

Hospital Sírio-Libanês

O Hospital Sírio-Libanês (HSL) tem uma história que começou nos anos de 1920, mais precisamente em 1921 – ainda sob impacto da grave crise hospitalar gerada pela epidemia de gripe espanhola –, quando foi criada a Sociedade Benefi-

Construção do primeiro prédio, 1937

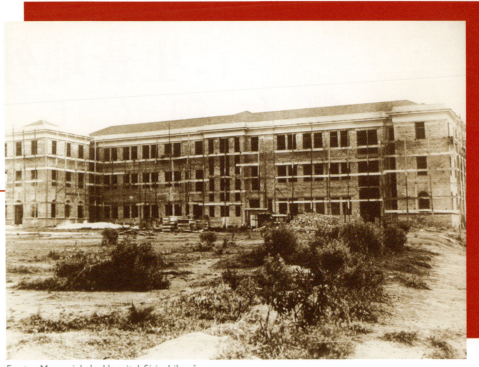

Fonte: Memorial do Hospital Sírio-Libanês.

cente de Senhoras pela primeira geração de descendentes de sírios e libaneses da cidade de São Paulo, com o objetivo de angariar fundos para erguer um hospital que atendesse a população de todas as classes sociais da capital paulista. Esse sonho começou a tornar-se realidade em 1930. Entre avanços e retrocessos – o prédio chegou a ser desapropriado para abrigar a escola preparatória de cadetes do Exército, que posteriormente foi transferida para Campinas. O hospital passou a funcionar oficialmente em 1965, com 35 leitos e algumas dezenas de funcionários e, depois de inaugurado, o tempo só contribuiu para o seu crescimento. O ano de 1971 marcou a inauguração de um prédio de dez andares, com capacidade para 100 apartamentos, e da primeira Unidade de Terapia Intensiva (UTI) no Brasil, com dez leitos. Em 1992, mais um prédio de 40 mil metros quadrados e 20 andares somou-se à estrutura do hospital.

Quem observa o atual Complexo Hospital Sírio-Libanês, em São Paulo, nem imagina a luta travada para construí-lo. Os registros dessa luta estão em exposição permanente. Fotos, documentos e reportagens, desde o lançamento da pedra fundamental até os dias de hoje, podem ser vistos no Memorial do Hospital Sírio-Libanês, na entrada do antigo prédio na Rua Adma Jafet, 91, São Paulo, Capital.

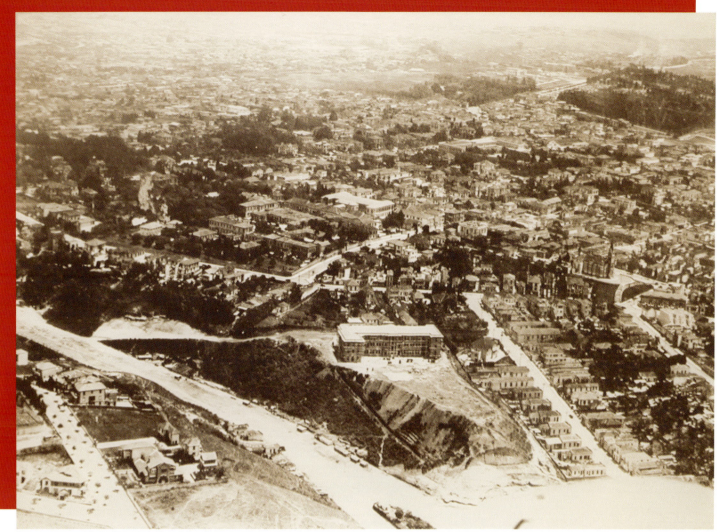

Fonte: Memorial do Hospital Sírio-Libanês.

Ao centro: construção do primeiro prédio; *abaixo:* abertura da Avenida Nove de Julho, 1935-1937

Sanatório Esperança

Nos anos de 1930, dadas as possibilidades terapêuticas existentes, assistiu-se à proliferação de sanatórios, apontados à época como o melhor tratamento disponível para tuberculose. No Estado de São Paulo, eles concentravam-se no município de São José dos Campos e Campos de Jordão. Na capital paulista, os sanatórios de tuberculose situavam-se no Barro Branco (da Força Pública), no bairro do Mandaqui, e a Santa Casa de Misericórdia mantinha seu sanatório no bairro do Jaçanã, todos fora do núcleo urbano da cidade, nas imediações da Serra da Cantareira. Na cidade, o Sanatório Esperança

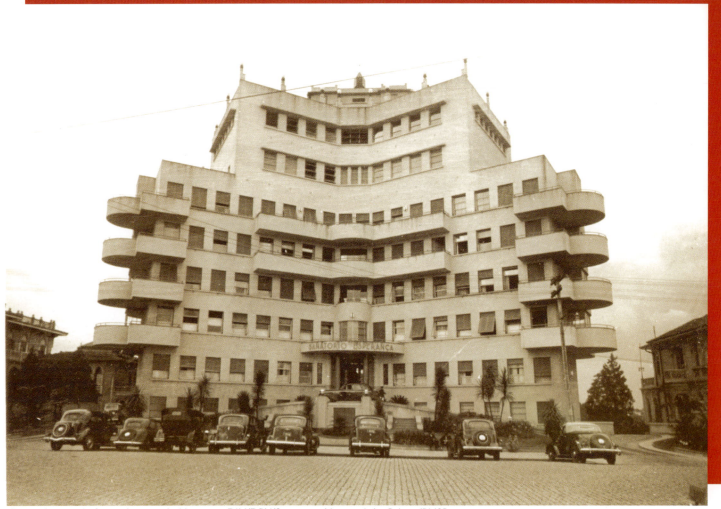

Fonte: Acervo da Seção Arquivo de Negativos DIM/DPH/Secretaria Municipal de Cultura/PMSP.

Rua dos Ingleses – Sanatório Esperança, 1940

funcionou durante pouco mais de uma década, no Morro dos Ingleses, um hospital clínico e de convalescentes. Desativado, em 1957 foi desapropriado pela prefeitura municipal, tornando-se o primeiro hospital municipal de São Paulo, reinaugurado como Hospital Infantil Menino Jesus, em 1960.

Hospitais do Período da Segunda Grande Guerra e Pós-guerra

A Escola Paulista de Medicina (EPM) foi a primeira faculdade a possuir um hospital, projetado e construído com finalidade múltipla de ensino, assistência e pesquisa. É o Hospital São Paulo, cujas obras iniciaram-se; em 1936, tendo sido

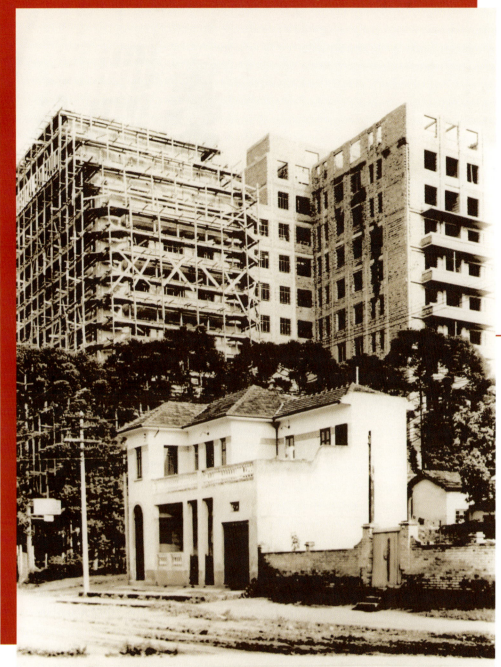

Construção do Hospital São Paulo, 1938

Fonte: Departamento de Comunicação da Universidade Federal de São Paulo (Unifesp).

projetados 200 leitos e tendo por prioridade o ensino e a prática médica. Foi inaugurado oficialmente em 1940. Pela sua importância e pela importância da EPM, receberam neste livro tratamento destacado, em capítulo próprio.

Durante o período denominado de Estado Novo, o governo federal, na área hospitalar, passou a investir em maternidades e hospitais infantis, através da Legião Brasileira de Assistência (LBA), cuja presidente era também a primeira-dama do país. Na capital paulista, foram construídos por conta da

> Veja Capítulo 7 – *Escola Paulista de Medicina – Universidade Federal de São Paulo.*

Hospital Pérola Byington

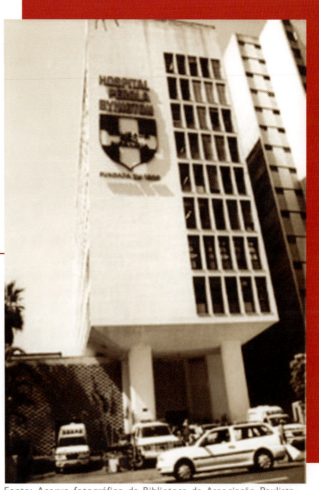

Fonte: Acervo fotográfico da Biblioteca da Associação Paulista de Medicina (APM).

LBA alguns postos de puericultura e dois hospitais: a Casa Maternal Leonor Mendes de Barros, no bairro do Belenzinho, e, na zona oeste, o Hospital Infantil Darcy Vargas.

Nesse período surgiram várias organizações femininas voltadas para a atenção à maternidade e à infância na cidade, com destaque para a Cruzada Pró-Infância, a Associação Cívica Feminina e a Liga das Senhoras Católicas, de cuja atuação resultaram o Hospital Pérola Byington, o Amparo Maternal e a Clínica Infantil do Ipiranga.

Ainda durante esse período, surgiram os hospitais de tisiologia, em substituição aos antigos sanatórios, como resultado do desenvolvimento das drogas e dos antibióticos no período de guerra. O Complexo Hospitalar do Mandaqui tornou-se o que é hoje em várias etapas. De 1939 a 1941, foi iniciada a construção e inaugurado o Hospital Sanatório para Tuberculosos, com os pavilhões Leonor Mendes de Barros e Getúlio Vargas, este com 600 leitos. Em 1940, foi inaugurado o pavilhão infantil para tuberculosos e, em 1950, o Pavilhão Miguel Pereira.

Em 1942, é constituído, a partir de campanhas comunitárias, o Hospital do Círculo Operário do Ipiranga, posteriormente denominado Hospital e Maternidade Leão XIII.

Em 1944, a cidade assistiria à inauguração de seu maior e principal conjunto hospitalar, o Hospital das Clínicas da Faculdade de Medicina da Universidade de São Paulo, tratado em capítulo à parte.

> Veja Capítulo 6 – *Faculdade de Medicina da Universidade de São Paulo.*

No período pós-guerra, a cidade assistiria ao surgimento de vários hospitais importantes, tais como: os hospitais previdenciários Brigadeiro, Heliópolis, Ipiranga; o Hospital Santa Helena, mantido pela Fundação Antonio e Helena Zerrener; o Hospital Santa Rita; o Hospital São Cristovão, da Associação dos Motoristas; o Hospital São Camilo e os hospitais Sírio-Libanês e Albert Einstein, estes últimos atualmente entre os mais modernos do mundo. Os anos de 1960 trouxeram os hospitais dos Servidores Públicos Municipal e Estadual, o Hospital Nove de Julho, o Hospital Santa Marcelina, em Itaquera, entre tantos outros.

Nos anos de 1970, assistiu-se ao surgimento de vários hospitais privados ligados às então florescentes empresas de medicina de grupo. No final dos anos de 1980 e início dos anos de 1990, assistiu-se à implantação dos hospitais públicos previstos no Programa Metropolitano de Saúde – alguns pela prefeitura municipal de São Paulo (Ermelino Matarazzo, Itaquera e Campo Limpo), outros pelo governo do Estado (Vila Penteado, Guaianazes, Vila Nova Cachoeirinha e Hospital Geral de Taipas). Ainda nesse período, assistiu-se à inauguração do Hospital da Associação de Amparo à Criança Defeituosa (AACD). Ao final dos anos de 1990 e na virada do terceiro milênio, foram inaugurados os últimos hospitais previstos no Programa Metropolitano de Saúde, gerenciados por um novo modelo através das Organizações Sociais de Saúde (OSS), que no mu-

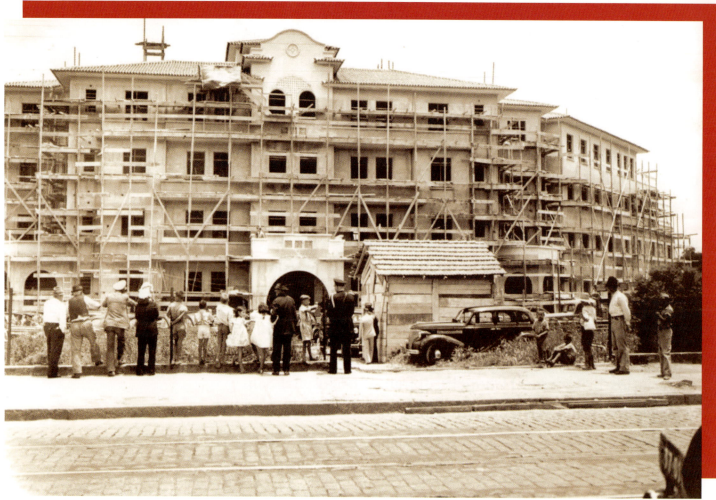

Fonte: Acervo do Hospital e Maternidade Leonor Mendes de Barros – SUS, São Paulo.

Construção da Casa Maternal e da Infância Leonor Mendes de Barros – Legião Brasileira de Assistência, 1941

nicípio de São Paulo contemplou os seguintes hospitais: Grajaú, Pedreira, Vila Alpina, Itaim Paulista e Sapopemba.

Todos esses ciclos hospitalares, descritos aqui sumariamente, fizeram desta cidade de 450 anos o maior e melhor parque hospitalar do Brasil.

Referências bibliográficas

ANDRADE, Euclides; CAMARA, Helf F. *A força pública de São Paulo* – esboço histórico 1º Centenário (1831-1931). São Paulo, 1931.

ASSIS, Célia de (Coord.). *Valores humanitarios:* a história do Hospital Samaritano. São Paulo: Prêmio, 2001.

BERTOLLI FILHO, Cláudio. *A Gripe Espanhola em São Paulo.* São Paulo: Paz e Terra, 2003.

CALDEIRA, Jorge (Coord.). *Beneficência Portuguesa de São Paulo:* o hospital do Brasil. São Paulo, 1996.

EMPLASA. *Reconstituição da memória estatística da Grande São Paulo,* 1980.

FARINA, Duilio Crispim. *Medicina no Planalto de Piratininga.* São Paulo: s.e., 1981.

GUÍMARO, Ana Luiza; PRATA, Leonel (Ed.). *A Universidade da Saúde.* Escola Paulista de Medicina 70 anos. São Paulo: Unifesp, 2003.

KOTAKA, F. *Estudo dos resultados da reformulação e modernização do Hospital Santa Cruz.* São Paulo, 1977. (Tese apresentada à Faculdade de Saúde Pública da Universidade de São Paulo, para obtenção do grau de Doutor).

LEITE, Serafim. A Cidade de São Paulo e a Companhia de Jesus. *In: Ensaios Paulistas.* São Paulo: Anhambi S.A., 1958. (Fundação da São Paulo de Piratininga).

MASCARENHAS, Rodolfo S. História da Saúde Pública no Estado de São Paulo. *Revista Saúde Pública,* São Paulo (7): 433-46, 1973.

MEYER, Carlos Luiz; TEIXEIRA, Joaquim Rabello. *A Grippe epidemica no Brazil.* Especialmente em São Paulo – dados e informações. São Paulo, Serviço Sanitário do Estado, 1920. Casa Duprat, Rua São Bento, 21

MOTT, Maria Lucia. Revendo a história da enfermagem em São Paulo (1890-1920). *Cadernos Pagu,* n. 13, p. 327-355, 1999.

NOGUEIRA, Yara. M. *Da maldição divina a exclusão social:* um estudo da Hanseníase em São Paulo. São Paulo, 1995. (Tese apresentada à Faculdade de Filosofia, Letras e Ciências Humanas da Universidade de São Paulo para obtenção do grau de Doutor).

SANTOS FILHO, Lycurgo de C. *História geral da medicina brasileira.* São Paulo: Hucitec-Edusp, 1977, v. 1.

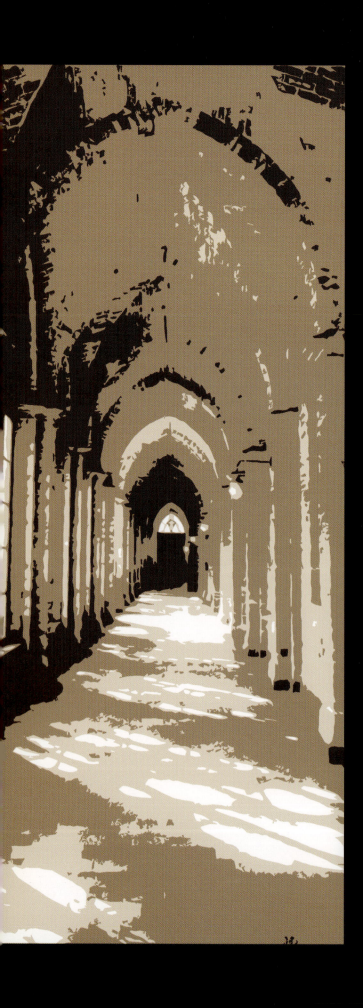

4

História da Irmandade da Santa Casa de Misericórdia de São Paulo

Octávio de Mesquita Sampaio

Provedor da Irmandade da Santa
Casa de Misericórdia de São Paulo

No Brasil, a primeira Santa Casa foi fundada na cidade de Santos, em 1543, por Braz Cubas, administrador da capitania de São Vicente. Não se sabe exatamente a data da fundação da Santa Casa de São Paulo, porque os primeiros livros de atas foram perdidos. Mas, em 1560, sua existência já se registrava em documentos oficiais.

Origens históricas da Santa Casa de Misericórdia de São Paulo

Para bem entender a história da Irmandade da Santa Casa de Misericórdia de São Paulo, é preciso reportar, ainda que de forma sintética, à história de Portugal.

O Reino Português foi fundado por dom Afonso Henriques no ano de 1140, após expulsão dos árabes que ocupavam a região oeste da Península Ibérica, mais precisamente São Pedro do Moncorvo, província de Traz dos Montes.

A hora da consolidação da nação portuguesa havia chegado, pois todos os elementos necessários para sua formação estavam presentes: terra, povo e governo.

Os soberanos portugueses sempre se preocuparam em dilatar a fé e o império através dos mares, porque Portugal, limitado entre o Oceano Atlântico e a Espanha, não tinha como expandir-se a não ser pela navegação. Por esse motivo, o rei trovador, dom Diniz, marido da rainha santa, Isabel, em 1315 mandou plantar o pinheiral de Leiria, para obter as madeiras necessárias à construção das futuras naves, de modo a conduzir Portugal à condição de grande nação.

De fato, com a conquista dos novos territórios de alémmar, graças aos esforços dos reis portugueses e aos conhecimentos obtidos pelos marujos portugueses na Escola de Sagres, construída pelo infante dom Henrique, em 1415, 100 anos após o início do plantio do pinheiral de Leiria, os portugueses passaram a praticar uma navegação mais técnico-científica, guiando-se pelos mares afora com o auxílio do astrolábio e das estrelas, antes mesmo da chegada da bússola. Chegaram assim ao Canadá, ao Alasca e a outras regiões distantes, antes de Cabral chegar ao Brasil, sendo que o navegador es-

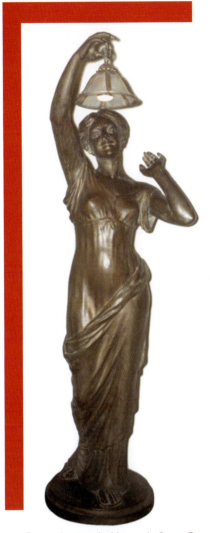

Fonte: Acervo do Museu da Santa Casa.

Estátua à Medicina, que pertenceu a Synésio Rangel Pestana, diretor clínico da Santa Casa de São Paulo por 27 anos

panhol Vicente Pinzon chegou ao Rio Oiapoque, no Pará, no ano de 1498.

Precisamente no dia 15 de agosto de 1498, a rainha Leonor de Lancastre, ocupando o reinado interinamente, com a colaboração preciosa de seu confessor, o frei Miguel de Contreiras, fundou a primeira Santa Casa, a de Lisboa, entregando, de uma forma muito inteligente, a sua direção aos nobres que haviam sido expulsos da Coroa por obra e graça do seu marido, dom João II, considerado o melhor rei de Portugal, cognominado o Príncipe Perfeito, por ter colaborado na condução de Portugal da Idade Média para a Idade Moderna.

Ao subir ao trono, dom João II constatou que os nobres exerciam influências nefastas na condução da vida em Portugal e tratou de afastá-los, por conspiração que faziam contra ele. Para tanto, mandou degolar um cunhado de sua mulher, o duque de Bragança, e matou em luta corporal o duque de

Viseu, irmão da rainha Leonor. Afastados, os nobres perderam todo o seu prestígio no governo e a sua projeção social. Com a morte de dom João II, subiu ao trono dom Manuel, o Venturoso, irmão de Leonor de Lancastre.

A rainha, aproveitando-se da ausência do irmão, que havia viajado à Espanha para casar-se com a filha dos reis católicos, Fernando e Isabel, fundou a primeira Santa Casa em Lisboa, entregando sua direção aos nobres expulsos da Coroa, mas que se encontravam com muito dinheiro e ávidos por projeção.

Por ser considerado por alguns historiadores o verdadeiro fundador da instituição, a vida do frei Miguel de Contreiras mereceria um capítulo à parte. Conta-se muito sobre sua dedicação ao atendimento dos necessitados em Portugal, onde grassavam a miséria e a doença.

CARNEIRO, 1986.

> Diariamente o Frei Miguel de Contreiras andava pelas ruas de Lisboa, puxando pelas rédeas um burrico de sua propriedade, procurando angariar entre a população dinheiro, alimentos e roupas usadas, para no período da tarde, na Catedral de Lisboa, fazer sua distribuição aos famintos. Havia dias que não conseguia angariar nada.

A partir daí, outras Santas Casas foram fundadas, sendo a segunda em Goa, na Índia, onde o grande poeta português Luiz de Camões foi governador, e posteriormente em Macau, na China, e em Nagazaki e Hiroshima, no Japão, onde São Francisco Xavier radicara-se por muitos anos. Várias instituições foram fundadas pela África: Angola, Moçambique, São Tomé, Cabo Verde, Príncipe, Ceilão e muitas outras localidades.

Ao assumirem a direção da Santa Casa de Lisboa, os nobres firmaram o estatuto, que passou a reger a confraria, denominado Compromisso. Esse nome, Compromisso, é utilizado até hoje pela maioria das Santas Casas e reporta-se a 14 obras da Misericórdia, sete corporais e sete espirituais, que na realidade representam a prática diuturna da caridade. São obras corporais:

1) dar de comer aos que tinham fome;

2) dar de beber aos que tinham sede;

3) vestir os nus – naquele tempo as roupas eram caras e raras;

4) visitar os enfermos – visitar é termo próprio do compromisso, pois, no princípio, não havia hospitais;

5) remir os cativos e libertar os presos inocentes;

6) dar pousada aos peregrinos;

7) enterrar os mortos, pois não havia serviço funerário.

São obras espirituais:

1) dar bons conselhos aos doentes, aos presos, às viúvas, aos mendigos, às órfãs, aos peregrinos e aos moribundos;

2) ensinar os ignorantes, criando escolas para crianças, para surdos-mudos, para cegos;

3) consolar os tristes;

4) perdoar as injúrias: os maus tratos, as recusas, as delongas, as incompreensões e as calúnias;

5) sofrer com paciência as fraquezas do próximo;

6) rogar a Deus por vivos e defuntos;

7) todas essas espiritualidades são fundamentadas no ideal cristão, no desinteresse e no desapego dos bens terrenos.

Os grandes navegadores portugueses, em nome do rei, conseguiram concretizar o sonho de toda a nação, pois como Glauco Carneiro bem observou em sua obra *O poder da Misericórdia*,* nem a França, a filha mais velha da Igreja católica, nem a Espanha, a terra dos Santos, nem a Itália, berço da Igreja de Pedro, mostraram a fidelidade de Portugal em se constituir em um altíssimo exemplo ao mandato que trouxe Cristo à Terra.

* p. 5, v. I.

No Brasil, a primeira Santa Casa foi fundada na cidade de Santos, em 1543, por Braz Cubas, administrador da capitania de São Vicente, doada a Martim Afonso de Souza, que aportou ali em 1532.

Martim Afonso de Souza pouco parava na capitania, pois sua paixão era navegar. Navegava pelo mundo todo, ora voltando à Europa, ora viajando à África, Índia, China e Japão, não demonstrando muito interesse pelas terras recebidas, tanto assim que, em uma de suas passagens por Portugal, outorgou à sua mulher uma procuração para que na sua ausência promovesse o arrendamento total ou parcial da capitania.

Após a fundação da Santa Casa de Santos, foram fundadas, sucessivamente, as Santas Casas de Olinda, transferida posteriormente para Recife, em Pernambuco, da Bahia, do Espírito Santo, do Rio de Janeiro e de São Paulo.

Não se sabe exatamente a data da fundação da Santa Casa de São Paulo, porque os primeiros livros de atas foram perdidos. Mas, pelos registros da morte do índio Tibiriçá – a quem São Paulo deve muito, pois sua presença marcante nos episódios das lutas mantidas em defesa da cidade nos permite afirmar que, sem ele, São Paulo não teria existido – é certo que as velas utilizadas em seu velório foram fornecidas pela Irmandade da Santa Casa de São Paulo. Assim sendo, em 1560 a existência da Santa Casa no Pátio do Colégio já se registrava em documentos oficiais.

Posteriormente, a Santa Casa instalou-se no Largo da Misericórdia, junto à Rua Direita, em terreno que até hoje pertence à Irmandade, que fez construir o edifício *Ouro para o Bem de São Paulo*, representando a bandeira paulista com suas três listras, em homenagem à Revolução Constitucionalista de 1932.

Antes de transferir-se para o local onde se instalou a partir de 1884 e que ocupa até hoje, na Chácara do Arouche, a Santa Casa adquiriu a Chácara dos Ingleses, na confluência das atuais Rua da Glória e Rua dos Estudantes, no bairro da Liberdade, atendendo aos leprosos de um modo particular e utilizando outras edificações existentes no terreno para diversos fins, mantendo ali, até os dias atuais, o tradicional Colégio São José,

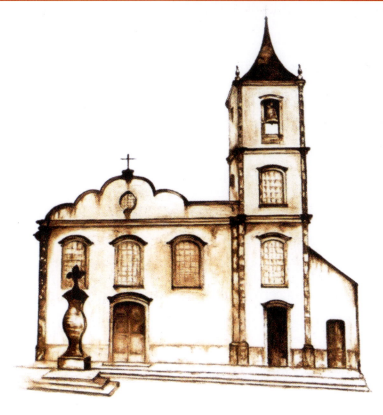

Igreja do Largo da Misericórdia, em cujo terreno se encontra o edifício *Ouro para o Bem de São Paulo*

Fonte: Acervo do Museu da Santa Casa.

construção de Ramos de Azevedo que já completou 122 anos de atividades educacionais do grau mais renomado, sempre dirigido pelas irmãs educadoras da Ordem de São José.

Em 1858, as irmãs da Ordem de São José vieram ao Brasil para dirigir o Colégio Nossa Senhora do Patrocínio, em Itu, partindo de Chambery, na França, em uma viagem demorada com destino a Santos. No percurso, a madre superiora veio a falecer, de modo que as freiras que a acompanhavam, noviças sem nenhuma experiência, chegaram ao Brasil enfrentando uma série de dificuldades, inclusive no que se referia à linguagem.

Encaminhadas a Itu pelas autoridades santistas, através de carros de bois, único meio de transporte existente na época, levaram 40 dias para chegar à cidade, sendo recebidas com grandes festas e fogos de artifícios. Instaladas inicialmente na Santa Casa de Itu, pois o Colégio encontrava-se na fase final de construção, a coletividade local solicitou à Ordem de São José que nova madre superiora fosse enviada, em virtude do falecimento da que vinha no comando, durante a viagem.

A vinda da nova madre superiora não demorou, só que, para surpresa geral, a designada que aportou aqui tinha pouco mais de 21 anos. Madre Maria Theodora Voiron exerceu a direção do Colégio Nossa Senhora do Patrocínio, em Itu, por 60 anos consecutivos, com o máximo de eficiência, dedicação, amor e amizade em relação às alunas e aos seus familiares, a ponto de ser considerada santa.

Anteriormente à sua mudança para a Chácara do Arouche, a Santa Casa adquiriu por doação um grande terreno no Bexiga, para instalar ali o seu hospital. A pedra fundamental chegou a ser lançada, em solenidade que contou com a presença do imperador dom Pedro II. Todavia, dadas as manifestações contrárias de diversas autoridades relativamente à salubridade da área referida, a idéia da construção foi abandonada e o terreno foi devolvido ao seu doador.

Foi nesse momento que a Irmandade decidiu pela construção do novo hospital na Chácara do Arouche, em terreno de 48 mil m², sendo a metade doada pela família Rêgo Freitas e a outra metade pelo barão de Piracicaba, Rafael Paes de Barros. O dito terreno faz frente para a Rua Doutor Cesário Motta Jr., confrontando de um lado com a Rua Jaguaribe, de outro com a Rua Marquês de Itu e nos fundos com a Rua Dona Veridiana.

A construção é em estilo gótico e o projeto é de autoria do arquiteto italiano Luiz Pucci, o mesmo que projetou o Museu do Ipiranga e que fazia parte do escritório de engenharia de Ramos de Azevedo.

Esse não é o único hospital que a Santa Casa mantém na cidade. É de sua propriedade, além do Hospital Santa Isabel, em atividade dentro do quadrilátero descrito acima, destinado somente ao atendimento de pacientes particulares e de conveniados, outros grandes hospitais destinados exclusivamente ao atendimento do SUS: Hospital São Luiz Gonzaga, no Jaçanã, ocupando uma área de 93 mil m²; Hospital Geriátrico Dom Pedro II, também no Jaçanã, com uma área de 43 mil m²; Hospital Geriátrico Vicentina Aranha, em São José

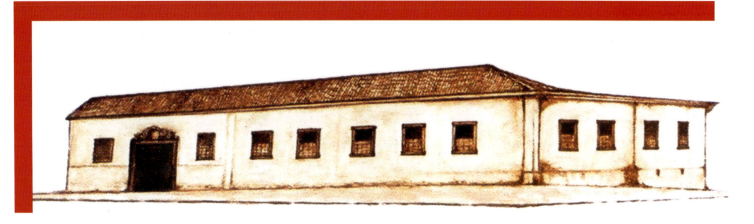

Fonte: Acervo do Museu da Santa Casa.

Chácara dos Ingleses – Atual Colégio São José. Rua da Glória, esquina com a Rua dos Estudantes

dos Campos, com uma área de 84 mil m²; Centro de Atenção Integrada à Saúde Mental, na Vila Mariana, cujo prédio pertence ao governo do Estado, mas é administrado por médicos, enfermeiras e funcionários da Santa Casa; Hospital Geral de Guarulhos – Professor Doutor Waldemar de Carvalho Pinto Filho, também do Estado e administrado pela Santa Casa.

Quando se fala em Santa Casa, a população paulista e paulistana pensa só no hospital de Santa Cecília ou Vila Buarque, construído no quadrilátero já referido, mas, como se vê, é muito mais do que isso.

No Brasil, existem 460 Santas Casas, sendo que 226 delas localizam-se em municípios paulistas. Na capital, além da instituição em Santa Cecília, há a Santa Casa de Santo Amaro.

A Santa Casa de São Paulo, localizada em Santa Cecília, foi berço da Medicina paulista, pois abrigou, além da Escola de Medicina da USP, fundada em 1913 por Arnaldo Vieira de Carvalho, que se manteve lá até 1948, a Escola Paulista de Medicina, fundada em 1933, também permanecendo ali até 1950; a primeira foi transferida para o Hospital das Clínicas, em Pinheiros, e a segunda para o Hospital São Paulo, na Vila Clementino.

Veja Capítulo 8 – *Faculdade de Ciências Médicas da Santa Casa de São Paulo*.

Antonio Pinto do Rêgo Freitas

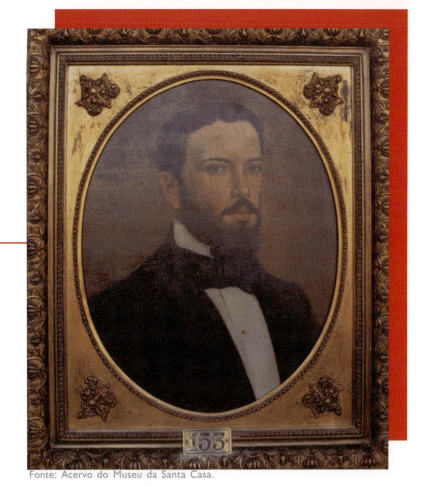
Fonte: Acervo do Museu da Santa Casa.

Maria Thereza Rodrigues de Freitas

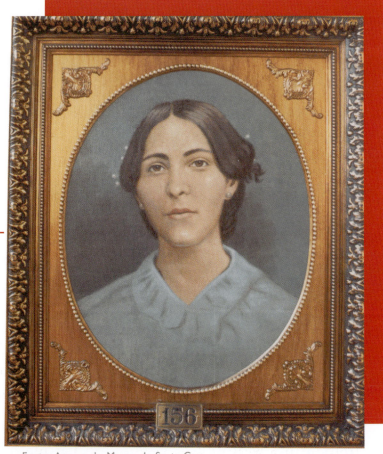
Fonte: Acervo do Museu da Santa Casa.

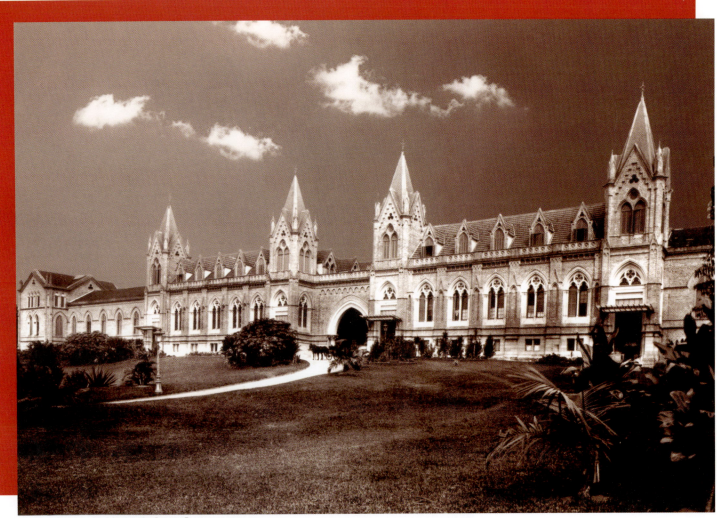

Fonte: Acervo do Museu da Santa Casa.

Santa Casa de Misericórdia de São Paulo. Prédio central inaugurado em 31 de agosto de 1884, projetado por Luiz Pucci. Durante 32 anos (1916-1948), suas enfermarias serviram como centro de aprendizado clínico para os alunos da nova Escola Médica

Perfil técnico-administrativo da Santa Casa de São Paulo

A Irmandade da Santa Casa de Misericórdia de São Paulo reúne 584 irmãos de diversas categorias: Remidos, Benfeitores, Beneméritos e Protetores. Entre esses, 50 são eleitos a cada três anos para exercer a diretoria, sendo o provedor, o vice-provedor e mais 48 mesários. O provedor, além de designar o tesoureiro, o escrivão, os diversos mordomos e seus respectivos vices, submete à aprovação pela Mesa Administrativa dos nomes indicados, que, se aceitos, passam a exercer as funções respectivas nas Mordomias, como a do Patrimônio do Hospital

Centro de Atenção Integrada à
Saúde Mental – Vila Mariana

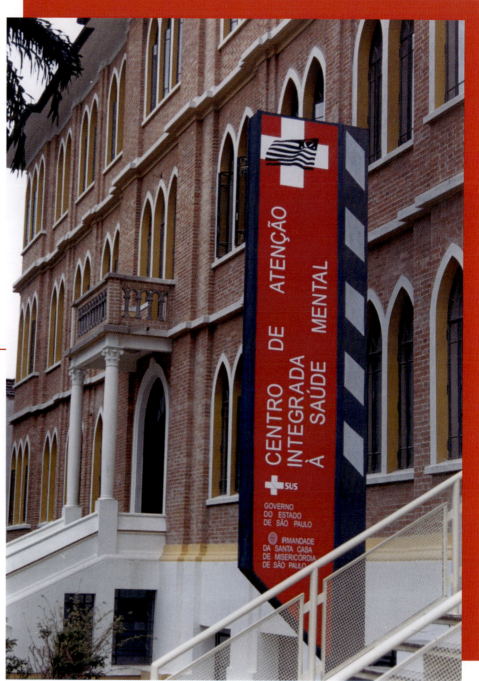

Fonte: Acervo do Museu da Santa Casa.

Central, do Museu, da Administração Imobiliária e das outras unidades hospitalares.

No campo técnico-administrativo, a Santa Casa possui um diretor superintendente, que deve ser um médico com curso de Administração Hospitalar, um diretor clínico e um diretor financeiro, cujos nomes são escolhidos pelo provedor e submetidos à aprovação da Mesa.

Fazem parte do quadro de funcionários da Santa Casa 2.400 médicos, 450 residentes, 516 enfermeiros e 2.904 auxiliares de enfermagem, além dos funcionários administrativos

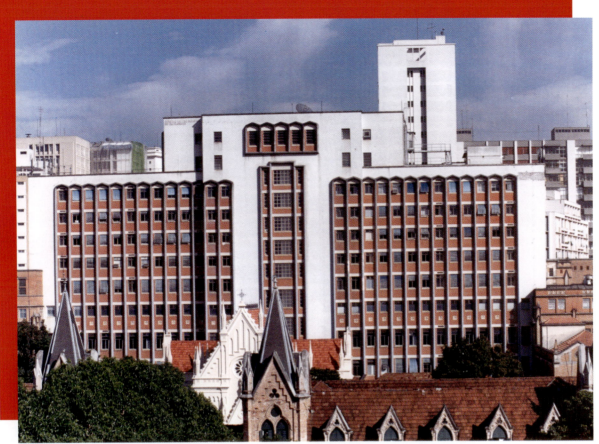
Fonte: Acervo do Museu da Santa Casa.

Hospital Santa Isabel – Vila Buarque

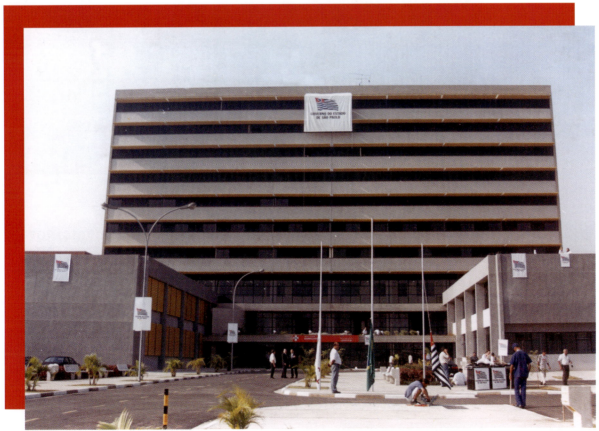
Fonte: Acervo do Museu da Santa Casa.

Hospital Geral de Guarulhos – Guarulhos

97

Pavilhão Fernandinho Simonsen – Departamento de Ortopedia e Traumatologia

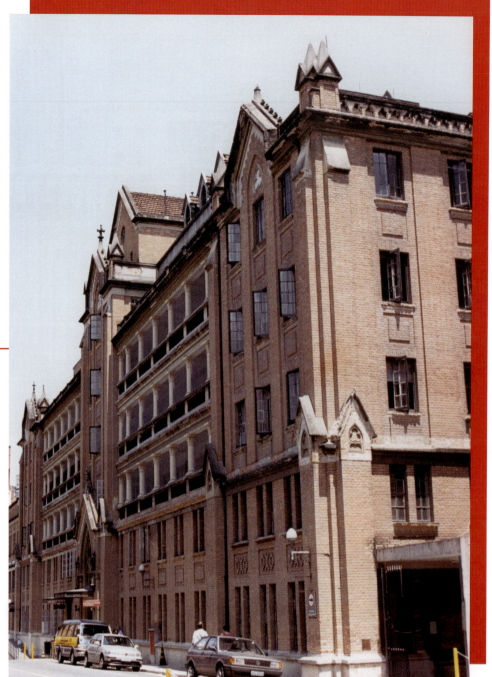

Fonte: Acervo do Museu da Santa Casa.

e serviçais, atingindo, em conjunto, aproximadamente nove mil empregados.

Pelo elevado número de atendimento em suas diversas unidades hospitalares, a Santa Casa de São Paulo hoje é considerada a maior do mundo, à frente da Santa Casa da cidade do Porto, em Portugal.

Os índices de infecção hospitalar são considerados satisfatórios, bem abaixo dos tolerados pela Organização Mundial de Saúde, apesar de serem atendidas parcelas substanciais da população em condições precárias de higiene, subnutrição e

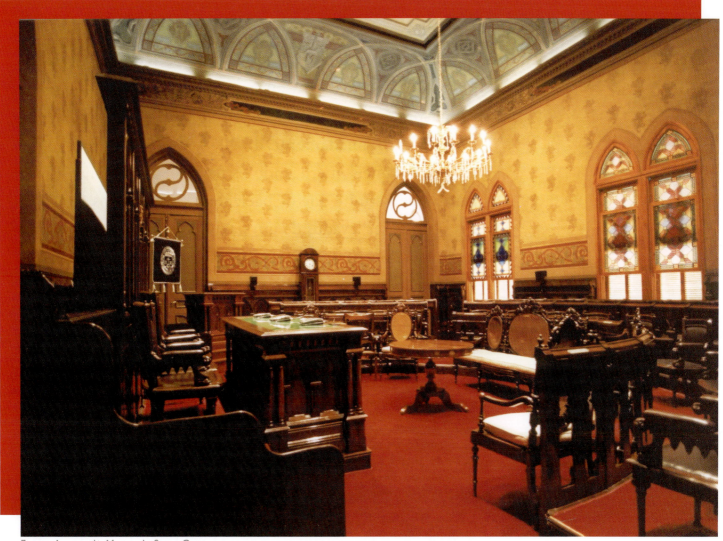

Fonte: Acervo do Museu da Santa Casa.

Salão Nobre do Hospital Central

portadores de várias moléstias decorrentes da condição de moradia inadequada.

Na atualidade, nas sete unidades que constituem a Irmandade da Santa Casa de Misericórdia de São Paulo, são atendidos anualmente mais de um milhão de consultas ambulatoriais, cerca de 1.300 mil atendimentos de urgências, 106 mil internações em seus 2.110 leitos, sendo 90% desse atendimento relativo ao Sistema Único de Saúde (SUS). No Brasil, a Irmandade é a instituição que mais atende aos pacientes do SUS, procurando assim, como Hospital Filantrópico, dedicar-se ao máximo à prática das sete obras corporais e das sete obras espirituais que compõem o Compromisso da Misericórdia.

Não podemos deixar de destacar no Hospital Central os pavilhões Conde de Lara, Fernandinho Simonsen, Condessa Penteado, Instituto do Câncer Arnaldo Vieira de Carvalho, assim como os corredores, construídos em estilo gótico, totalizando aproximadamente de 400 metros, além dos 2.000 metros de túneis interligando os pavilhões mencionados acima, o que permite que os pacientes transportados com macas possam ser levados de um pavilhão para outro, ou para a Radiologia ou para a Cirurgia, sem contato com as pessoas que procuram diariamente a Santa Casa.

Cumpre também destacar, como peça importante do Hospital Central, o Salão Nobre, totalmente restaurado, onde a Mesa Administrativa reúne-se a cada 15 dias, para que a provedoria, a escrivania e a tesouraria façam suas prestações de contas aos senhores mesários e obtenham as devidas autorizações para a prática de atos que só podem ser formalizados com a aprovação da Mesa. Destaque-se ainda o Museu da Santa Casa, onde peças, equipamentos, fotografias antigas e quadros de grandes pintores, como Almeida Júnior e Oscar Pereira da Silva, ornamentam as paredes de seus salões.

A roda dos expostos

Para contar histórias sobre a roda dos expostos, procurou-se o mordomo do Museu, Augusto Carlos Ferreira Velloso, que relatou muito amavelmente coisas bastante interessantes, tendo em vista pesquisas levadas a efeito por ele.

A roda é constituída por um cilindro de madeira, fechado em um dos lados e com uma pequena abertura do lado oposto, que gira em torno de um eixo. Esse cilindro, que se localizava na confluência das Ruas Veridiana com Jaguaribe, recebia recém-nascidos de pessoas que queriam, na maioria das vezes, manter-se no anonimato, proporcionando proteção relativa contra ataque de cães e gatos às crianças deixadas ali.

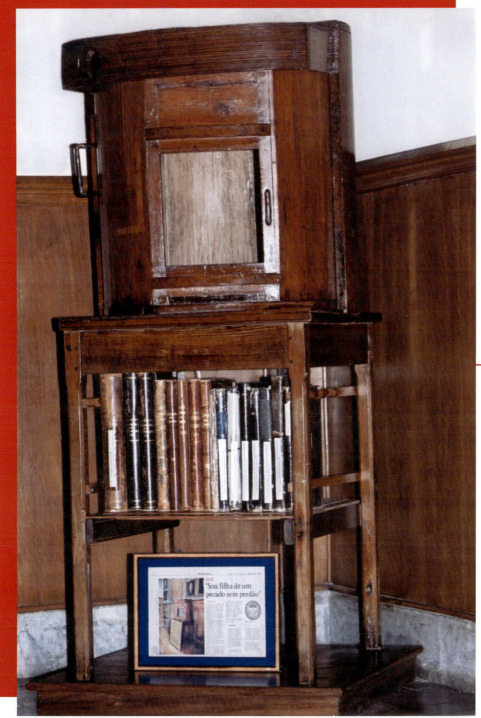

A roda dos expostos – Museu da Santa Casa

Fonte: Acervo do Museu da Santa Casa.

A pessoa que colocava a criança na roda, geralmente de madrugada, tocava um sino e as irmãs de caridade da Santa Casa encaminhavam-se até o local para recolher o bebê, passando, então, a alimentá-lo e a tratá-lo, fornecendo-lhe roupas e remédios.

No Rio de Janeiro, em 1730, surgiu a primeira roda, no Asilo dos Expostos, onde, entre 1739 e 1911, foram recebidas 43.750 crianças. Posteriormente, a roda foi instalada na Bahia e em São Paulo. Na roda da Santa Casa de São Paulo, a mortalidade dos expostos era bastante elevada, cerca de 30%, e os sobreviventes eram levados para o Asilo Sampaio Viana, no Pacaembu, na Chácara Wanderlei, onde eram educados até os sete anos; a partir dessa idade, as meninas eram transferidas para o Colégio São José e os meninos para o Colégio de Santana.

Livros relatam casos curiosos de pessoas que ao nascerem foram deixadas na roda. O professor José Soares Hungria Filho conta que:

> em data que não sei precisar, assisti a uma festa de aniversário do Asilo Sampaio Viana e ouvi o discurso oficial pronunciado por um mesário, Desembargador aposentado, com intensa emoção; terminou com estas palavras, que provocaram um murmúrio visível nos circunstantes: A emoção se justifica, porque eu fui o menino da roda!

HUNGRIA FILHO, 2000, p. 29.

Hospital de Sangue
Revolução Constitucionalista de 1932

Uma fonte de pesquisa importante sobre a Revolução Paulista de 1932 seria o grande amigo e companheiro José Celestino Bourroul, que personificou a própria Santa Casa, pelos laços familiares que sempre uniram a família Bourroul à Instituição, como também pela paixão que José Celestino devotou à Revolução Constitucionalista de 1932, tendo provavelmente o maior acervo de livros relativos ao evento, nada mais nada menos de cinco mil títulos sobre os mais variados aspectos da epopéia constitucionalista.

Infelizmente, José Celestino Bourroul faleceu há menos de 30 dias. Assim sendo, este artigo se limitará a tratar do assunto apenas no que diz respeito ao papel da Santa Casa como Hospital de Sangue durante a guerra cívica travada pelos paulistas para recomposição da democracia.

Com a deflagração da Revolução Constitucionalista de 1932, Glauco Carneiro assim se manifesta:

A Revolução Constitucionalista de São Paulo, deflagrada a nove de julho de 1932, e sustentada, em inferioridade de forças, durante três meses, alcançou na paz o que não obteve pelas armas: o apressamento do retorno do país ao império da lei... esse movimento dos paulistas foi talvez a mais bela das revoluções republicanas brasileiras, pelo que representou de mobilização de esforços, dedicação à causa comum, tenacidade e resistência. Não tendo praticamente ninguém a auxiliá-los – já que as prometidas adesões falharam ou não influíram na ação geral – os paulistas souberam fazer, da sua, uma reivindicação nacional, e, por isso, embora esmagados, bem cedo viram os brasileiros o acerto de sua gloriosa e heróica luta contra a ditadura...

CARNEIRO, 1986, p. 473.

Damas da alta sociedade e mães operárias uniram-se para confeccionar fardamentos, integrar grupos de assistência, preparar material para curativos e socorros de urgência, servir de garçonetes para servir os estropiados soldados que regressavam do front. Em apenas 20 dias mais de sessenta mil fardas foram aprontadas e até o final da luta esse número atingiu 450 mil. Só na secção de costura 72 mil mulheres trabalharam como voluntárias. Sucessivas turmas de moças aprendiam os rudimentos da enfermagem em cursos rápidos na Cruz Vermelha, partindo logo em seguida para frente de combate. Eram as esposas e noivas as primeiras a estimular seus homens a partir contra a ditadura, chegando algumas até a oferecer saias aos que se acovardavam.

Milhares de pessoas, de todas as classes sociais, doavam jóias, pratarias, alianças, quaisquer objetos de metal (ouro principalmente), para o financiamento da revolução.

CARNEIRO, 1986, p. 474.

Na sessão de 20 de julho, da Mesa Administrativa, o Irmão Jayme Loureiro informou *estarem pagas todas as contas da Irmandade, sendo conveniente, porém, suspender-se todas as obras adiáveis em andamento*. Synésio Rangel Pestana, Diretor Clínico da época, informou que:

Diversos médicos da Santa Casa, num irreprimível movimento de patriotismo, seguiram para as diferentes frentes de combate, dando assim um exemplo edificante de amor à nossa terra. Esse gesto altamente louvável, que não devemos cansar de enaltecer, poderia trazer como conseqüência a desorganização dos nossos serviços e por isso providenciei para que o Corpo de Saúde da Região Militar requisitasse o nosso Hospital com o seu quadro clínico e de funcionários.

Essa medida, que não permite a incorporação dos médicos deste Hospital em batalhões patrióticos e outras formações sanitárias, vem garantir a regularidade dos nossos serviços. Proponho que se consigne nesta ata um voto de louvor aos médicos que seguiram para o campo da luta armada, alguns como simples soldados, em defesa da causa de São Paulo que é a causa do Brasil, em prol da volta do nosso país ao regime constitucional.

Lia-se na sessão da Mesa o Ofício n. 7, de 19/07 do Superintendente dos Serviços Auxiliares de Saúde, requisitando o Hospital Central com todo seu pessoal clínico e cirúrgico, que *ficará à disposição do Chefe do Serviço Sanitário da 2ª Região Militar, Ten. Cel. Dr. Sebastião de Alencastro Guimarães, para ser approveitado, si necessário, em occasião opportuna.*

CARNEIRO, 1986, p. 475.

Doutor Synésio informou que, tendo completado a lotação das três enfermarias de cirurgia do Hospital do Sangue, houve necessidade de instalar uma quarta, ao lado da enfermaria de mulheres, cuja direção foi entregue ao doutor Francisco Lyra. Declara ainda que rendeu Rs. 3:876.000 o produto da venda de livros oferecidos

pelo saudoso Irmão Protetor Alberto Santos Dumont para serem vendidos em benefício da construcção do pavilhão de lactantes do Asylo dos Expostos.

CARNEIRO, 1986, p. 476.

Em 5 de outubro, doutor J. Ayres Netto enviou à Santa Casa uma carta nos seguintes termos:

Em tempo recebi da Associação Comercial de São Paulo, para serem empregadas no transporte de feridos de guerra, no setores de Buquira e Campos do Jordão, duas auto-ambulâncias *Ford*, novas e equipadas. Não tendo havido oportunidade de usá-las, a Associação Comercial, pelo seu Departamento do Capacete de Aço, deixou a nosso critério entregá-las a uma instituição de caridade. Resolvi, pois, doá-las à Santa Casa de São Paulo.

CARNEIRO, 1986, p. 476.

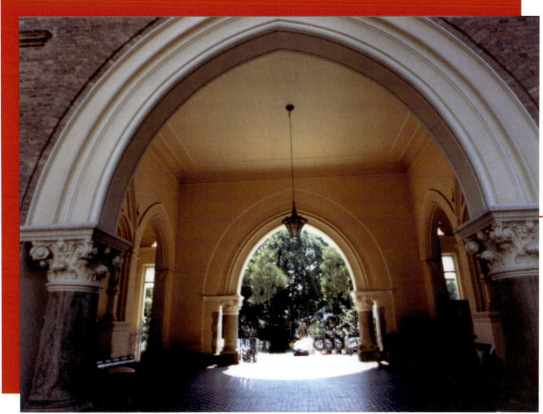

Fonte: Acervo do Museu da Santa Casa.

Hall de entrada do Hospital Central

Um Ofício do Departamento de Mineração registrou que:

> Sendo este Departamento recebedor e depositário dos metais e ferro velho oferecidos pela população para serem aplicados *Para o Bem de São Paulo*, e como na presente situação a Santa Casa representa um penhor seguro para dar a esses donativos a inteira finalidade de acordo com a intenção dos doadores, isto é, aplicando os valores dos mesmos em benefício dos necessitados, propõe-se a repassar-lhe todo o material recebido. A suspensão do caráter de Hospital de Sangue se deu a 4 de outubro de 1932 pela Mesa Administrativa. No Hospital de Sangue foram internados perto de 1.200 soldados, abrigados nas 10 enfermarias. Foram transferidos os doentes comuns de 2 enfermarias de mulheres para o Colégio Dez Oiseaux, das Cônegas de Santo Agostinho, à Rua Caio Prado, e das enfermarias de oftalmologia, para o Externato Santa Cecília à Rua Martinico Prado.

CARNEIRO, 1986, p. 476.

Ao encerrar-se a Campanha do Ouro, o doutor José Maria Whitaker pediu a palavra e declarou que, como presidente da Campanha, sugeria que os saldos dos donativos fossem:

1) distribuídos pelas Santas Casas e, na falta dessas, pelas Sociedades de São Vicente de Paulo, das cidades

que contribuíram com donativos, na proporção dos mesmos;

2) resgatados, pelo preço de avaliação.

Quanto aos objetos ainda disponíveis, sugeria sua restituição aos doadores.

Trechos do relatório do diretor clínico ao provedor Pádua Salles:

Deflagrada a revolução de São Paulo, na noite de 9 para 10 de julho de 1932, e recordando-me dos dias tormentosos de 1924, convenci-me desde logo, de que, como aquela época, seria o nosso Hospital Central forçado a transformar-se em Hospital de Sangue, para receber as vítimas da Revolução Constitucionalista, cuja duração nos parecia longa, a vista dos elementos materiais e morais com que contaram os dirigentes civis e militares do movimento...

Já em 14 de julho, deu entrada o primeiro ferido, e, até a época da definitiva instalação do Hospital de Sangue (20 de agosto), vieram mais de 376 feridos, voluntários em armas.

A cooperação de toda a população de São Paulo foi de grande valia à Santa Casa, como na epidemia de gripe em 1918, e na revolução de 1924.

Durante o período da revolução, até 4 de outubro de 1932, foram internados na enfermaria de clínica médica, 500; de clínica cirúrgica, 659; de clínica oftalmológica, 66; oficiais internados no pavilhão de pensionistas, 13; e no Instituto de Radium, 35 – num total de 1.273, com 19 falecimentos. Prestou serviços todo o pessoal da Santa Casa: 276 médicos, 5 cirurgiões dentistas e 3 farmacêuticos. O caráter militar do Hospital de Sangue foi suspenso em 4 de outubro, tendo ficado em tratamento 359 doentes, que voltaram a sua condição de civis, terminada a luta. Contudo, em 31 de dezembro de 1932, ainda havia 16 ex-combatentes, sempre assistidos pelas senhoras e senhoritas da nossa sociedade, filiadas ao Departamento de Assistência aos Feridos...

A Santa Casa de Misericórdia de São Paulo não faltou, portanto, ao seu dever, honrando sua tradição, não traindo a confiança que no seu serviço sempre depositou o povo de São Paulo, o que deve ser motivo de nobre orgulho para sua benemérita administração, de ufania para seu Diretor Clínico e de glória para a terra querida de São Paulo.

CARNEIRO, 1986, p. 477.

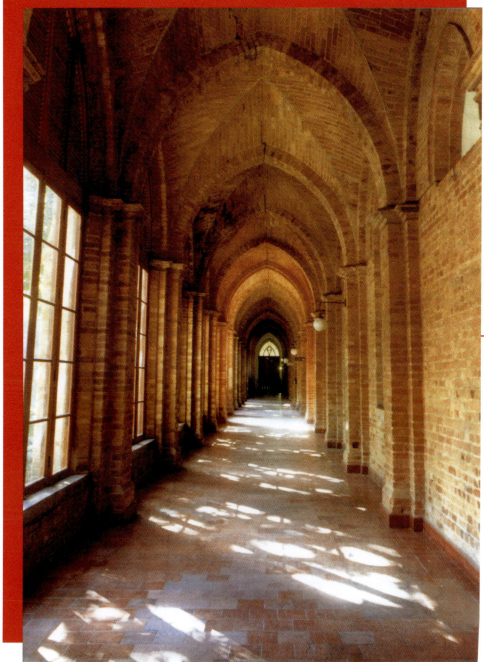

Corredores internos do Prédio do Hospital Central

Fonte: Acervo do Museu da Santa Casa.

No relatório das Comissões do Ouro, o diretor clínico da Santa Casa assinala o que foi a Campanha:

> O valor exacto ou rigoroso dos bens da Campanha..., era de 6.234:638$600, que sommado ao valor dos donativos classificados e avaliados pelo Departamento do Ouro da Santa Casa (2.917:826$050), dá o total da avaliação de 9.152:464 $650, apurando a Irmandade na liquidação o total de 9.226:919$650...
>
> Obrigando-se a Santa Casa a deduzir dessa quantia:

a) os valores recebidos pelo Thesouro do Estado, isto é, o ouro fundido em barras, moedas estrangeira e outros valores, somando tudo, 4.064:685$400;

b) as despesas realizadas pela Associação Comercial da Capital no valor de 281:749$890;

c) o que foi entregue à Liga das Senhoras Católicas para auxílio às victimas da revolução e que se elevou a 295:000$000;

d) e finalmente as despesas realizadas pelo Departamento do Ouro da Santa Casa, tudo no valor de 357:710$750 – e deduzindo-se essas parcelas do valor apurado, houve um saldo de 4.242:382$460 que, distribuído proporcionalmente pelas 156 cidades do Estado, estando incluídas 4 do Estado de Mato Grosso e pela Capital, tocou ao interior do Estado ou àquellas cidades – 1.496:570$800 e à Capital – 2.745:811$660, em 31 de outubro de 1935.

Pela demonstração acima, e calculada em 31 de outubro de 1935, podemos verificar que o líquido apurado dos bens arrecadados durante a Campanha do Ouro teve a seguinte applicação:

Ouro entregue ao Governo do
Estado durante o período revolucionário .... 4.064:685$400

Auxilio às victimas da revolução, anéis,
medalhas, barras de ouro commemorativas,
quebra de fundição, despesas diversas .... 919:851$790

Entregue aos Hospitais do Estado,
Sociedades de São Vicente de Paulo .... 4.242:382$460

Total líquido apurado .... 9.226:919$650

Coube para a Capital 64,75% e para o interior, Santos e Hospital de Campo Grande (Mato Grosso), 35,25%.

CARNEIRO, 1986, p. 479.

São essas, resumidamente, as considerações que a Irmandade da Santa Casa de Misericórdia de São Paulo vem oferecer à Associação Paulista de Medicina, por solicitação de seu presidente, José Luiz Gomes do Amaral, e do seu diretor cultural, Guido Arturo Palomba, para publicação sobre as histórias dos hospitais mais antigos de São Paulo, em comemoração dos 450 anos de fundação da cidade, lembrando ainda que grande parte do que se encontra relatado aqui foi extraído

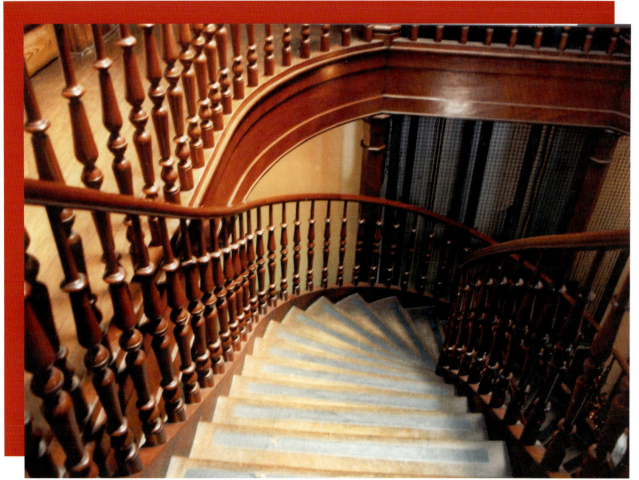

Fonte: Acervo do Museu da Santa Casa.

Corrimões das escadas internas do Hospital Central

de documentos arquivados nos departamentos e hospitais da Santa Casa, de atas da sua Mesa Administrativa, de depoimentos de seus antigos colaboradores e, principalmente, de trechos da alentada obra de autoria de Glauco Carneiro.

Cumpre ainda mencionar a participação ativa nas frentes de batalha de mesários, médicos e funcionários da Santa Casa, citando entre eles Francisco Machado de Campos, ainda vivo e participando ativamente na atual Mesa Administrativa. Engenheiro do Batalhão 14 de julho, comandado pelo major Aristides Leite Penteado, outro irmão mesário, falecido recentemente, Herbert Levy, comandou a Coluna Romão Gomes, na região de Águas da Prata, em São João da Boa Vista, e ainda o irmão mesário, médico e mordomo Valdir da Silva Prado, também falecido recentemente, participou ativamente das atividades da Santa Casa por um longo período.

É preciso mencionar ainda que todas as pessoas – tanto da capital como de outras cidades do interior de São Paulo – que fizeram doações para ajudar nas aquisições de roupas e equipamentos encontram-se relacionadas nos diversos livros de registros.

Certa feita, um colega de infância, Rubens Vieira Pinto, solicitou permissão para consultar os registros referentes à sua terra natal, Taubaté, dado o interesse em verificar os nomes de pessoas amigas e parentes que à época residiam naquela cidade. Este autor acompanhou-o na pesquisa realizada no recinto do Museu e lembrou que seus pais, após a doação de várias peças, jóias e alianças de ouro, passaram a usar, até a morte, alianças de aço, entregues pela comissão em substituição às originais. Por já estar com os livros em mãos, surgiu a este autor a curiosidade em verificar os registros dos nomes de seus pais; qual não foi a sua decepção em nada encontrar, decepção que se prolongou pelo resto do dia e noite que se seguiu. Foi quando recordou que o visitante tinha solicitado o livro de registro de Taubaté. Lembrou então que, na Revolução de 1932, sua família residia em uma fazenda no município de Caçapava, ocasião em que contava sete anos de idade. Voltando à Santa Casa no dia seguinte, dirigiu-se imediatamente ao Museu, e, examinando logo o livro referente ao município de Caçapava, teve a satisfação de verificar mencionadas ali as doações relacionadas a seu pai, certificando-se de que realmente todos os nomes de pessoas que efetuaram doações naquela oportunidade encontram-se devidamente anotados.

A propósito de Caçapava, à época da invasão da cidade pelas tropas contrárias a São Paulo, todos os que puderam retirar-se do município procuraram meios para a transferência. Família grande, com mulher, cinco filhos, o pai deste autor resolveu alugar um caminhão cujo proprietário se ofereceu para levar a família à capital.

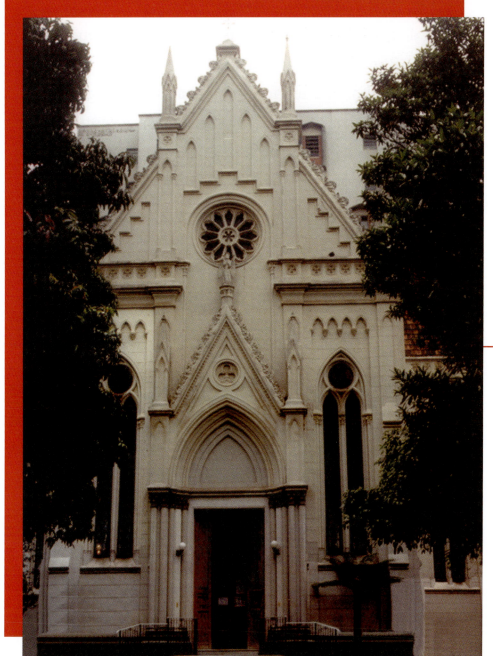
Fonte: Acervo do Museu da Santa Casa.

Capela – Hospital Central

Saíram de Caçapava à meia-noite e não haviam percorrido nem dez quilômetros por estrada de terra e de más condições de transporte quando foram interceptados por uns dez soldados que desejavam condução. Felizmente, eram soldados paulistas que também se retiravam. Esses fatos repetiram-se por várias vezes e assim, quando chegou a São Paulo, o caminhão estava lotado de soldados paulistas que retornavam a suas famílias, o que também aconteceu à família do autor, pois ao chegarem à sua casa na Avenida São João, esquina da Rua Apa, o irmão mais velho, Roberto, que serviu na Coluna Romão Gomes, coincidentemente chegava, e outro irmão, Rodolpho, que serviu no Batalhão Piratininga, no túnel em Queluz, poucas horas depois retornava, juntando-se assim os quatro irmãos, que não se encontravam em Caçapava, aos cinco e aos pais que de lá vieram.

Assim, com a proteção de Deus, estava novamente reunida a família.

Notas do autor

A Associação Paulista de Medicina, através de seu diretor cultural, professor doutor Guido Arturo Palomba, solicitou a colaboração de diversos hospitais da capital de São Paulo, no sentido de fornecerem subsídios para a edição de um livro que conte, resumidamente, a história de cada um deles, em comemoração aos 450 anos do aniversário da cidade.

A Irmandade da Santa Casa de Misericórdia de São Paulo teve a honra de atender ao pedido daquela associação.

Em nome da Irmandade, foi redigido um pequeno trabalho para apreciação daquela instituição que congrega os profissionais da Medicina.

Este trabalho está baseado nas informações verbais daqueles que se dedicam à Santa Casa de São Paulo; nas atas e registros da Mesa Administrativa da Irmandade; em fotografias antigas e recentes dos hospitais, a maioria delas registradas pelo médico radiologista da Santa Casa doutor Toshio Mochida; nos arquivos e documentos existentes no Museu instalado no Hospital Central e, principalmente, nas informações e pesquisas coletadas por Glauco Carneiro e publicadas em sua obra, intitulada *O poder da misericórdia* — em dois volumes, edição de 1986, com 951 páginas.

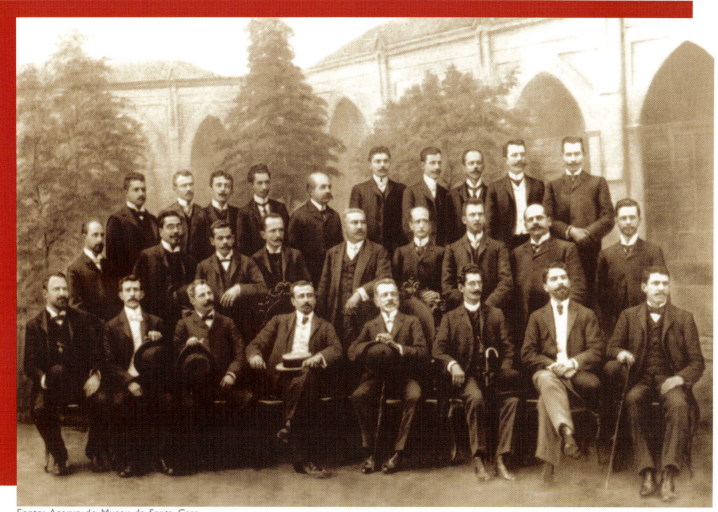

Fonte: Acervo do Museu da Santa Casa.

Corpo clínico da Irmandade da Santa Casa de Misericórdia de São Paulo, em 26 de novembro de 1903. Dos 50 médicos retratados, somente o segundo *da esquerda para a direita, da terceira fila*, não pertencia a seu quadro; era um médico italiano em visita à Santa Casa.

Primeira fila, da esquerda para a direita: doutores João Sodine, Delfino Cintra, Oliveira Fausto, Arnaldo Vieira de Carvalho, conselheiro Nuno de Andrade, Amarante Cruz, João Alves Lima, José Pires Neto.

Segunda fila, da esquerda para a direita: doutores Alcindo Braga, Marino Freire, João Egídio de Carvalho, Artur Mendonça, comendador Alberto Souza (mordomo do Hospital Central), Macedo de Castro, Aristides Seabra, Francisco Queiróz, João Fairbanks.

Terceira fila, da esquerda para a direita: doutores Luiz Rego, N. N. médico italiano visitante, Azurem Furtado, Roberto Gomes Caldas, Euzébio de Queiróz, Olegário de Moura, Arthur Fajado Corte Real, Diogo de Faria, Valeriano de Souza

Referências bibliográficas

CARNEIRO, Glauco. *O Poder da Misericórdia:* a Santa Casa na História de São Paulo. São Paulo: Press Grafic Editora e Gráfica, 1986, v. I e II. 951 p.

HUNGRIA FILHO, José Soares. *Memórias de Misericórdia*. São Paulo: Artes Médicas, 2000.

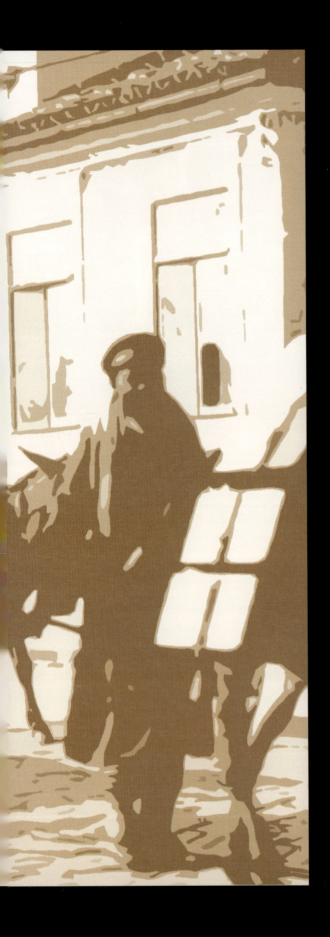

5

Sob a metralha

O esforço médico durante

a Revolução de 1924

Yvonne Capuano

Médica, membro da Academia Paulista de História,
da Academia de Medicina de São Paulo, presidente
do Conselho Consultivo da Fundação Zerbini

A Revolução de 1924, que faz parte do movimento conhecido como tenentismo, ceifou a vida de muitos civis e é ainda hoje um episódio pouco estudado da história de São Paulo. Os historiadores preferiram eleger a Revolução Constitucionalista como a mais importante contenda protagonizada pelos paulistas, imortalizada nas figuras trágicas de Miragaia, Martins, Dráusio e Camargo – MMDC.

A Revolução dos Tenentes

5 de julho de 1924. São Paulo dormia. Na madrugada fria, com temperatura de seis graus, a neblina espessa impedia os poucos trabalhadores de andar pelas ruas. Repentinamente, a cidade foi acordada pelo barulho de metralhadoras e obuses.

A Revolução de 1924, que faz parte do movimento conhecido como tenentismo, ceifou a vida de muitos civis e é ainda hoje um episódio pouco estudado da história de São Paulo. Os historiadores preferiram eleger a Revolução Constitucionalista como a mais importante contenda protagonizada pelos paulistas, imortalizada nas figuras trágicas de Miragaia, Martins, Dráusio e Camargo – MMDC.

Naquele dia fatídico, a metrópole mais rica da Federação, onde viviam 700 mil habitantes, amanheceu sob o impacto da revolução. Nas ruas centrais, onde se elevavam casarios nobres, e nas mais afastadas, onde se encontravam as indústrias e a população pobre, imperavam a destruição e o medo. O movimento deflagrado nas milícias estaduais e nos quartéis do Exército transformaram São Paulo em um cenário de sofrimento.

No início da década de 1920, a campanha para sucessão do presidente Epitácio Pessoa, cujo mandato terminaria somente em novembro de 1922, fora antecipada pelas grandes oligarquias de São Paulo e Minas Gerais, dando início a um grave conflito entre o governo e as forças armadas.

O movimento político-militar desenvolveu-se sob a liderança dos *tenentes,* nome com que os rebeldes ficaram conhecidos, embora nem todos tivessem essa patente. Responsável

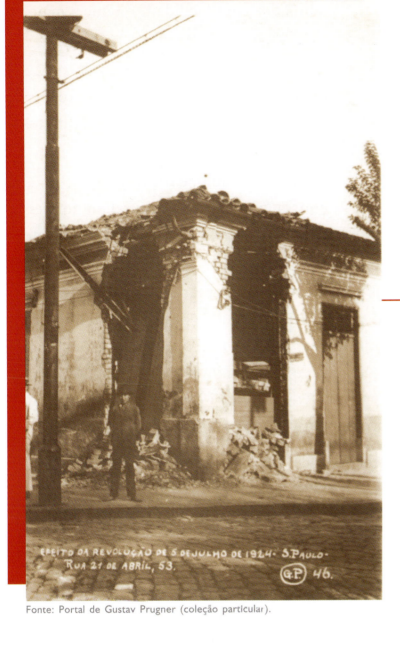

Fonte: Portal de Gustav Prugner (coleção particular).

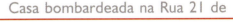

Casa bombardeada na Rua 21 de Abril, no Brás

pela crise da velha República, o *tenentismo*, apoiado pelas classes populares urbanas, contribuiria para a destruição da hegemonia dos cafeicultores.

A crise política foi agravada pela convulsão do capitalismo internacional, que afetou o Brasil pela diminuição das exportações e pela conseqüente queda dos preços.

Ao eleger-se Artur Bernardes, a conspiração dos *tenentes*, em que militavam jovens com tendência leninista, tentou impedir a posse do presidente com uma insurreição que se iniciou na Vila Militar, no Rio de Janeiro, na madrugada de 5 de julho de 1922. Concomitantemente, houve o levante do Forte de Copacabana e da Academia Militar do Realengo.

Os rebeldes foram dominados com facilidade, já que a maioria dos militares se manteve fiel ao governo.

Artur Bernardes governou de 15 de novembro de 1922 a 15 de novembro de 1926. Sua gestão foi marcada pela repressão das liberdades democráticas, pelo desrespeito aos direitos humanos, pelas violências e pelos subornos.

A revolução iniciada em São Paulo, em 5 de julho de 1924, deu continuidade ao movimento de 1922, inspirando no mesmo ano outros focos, que ocorreram, sucessivamente, em Mato Grosso, Sergipe, no Amazonas, Pará e Rio Grande do Sul.

Segundo os planos, ao amanhecer do dia 5, os rebeldes, sob o comando do general Isidoro Dias Lopes, chefe supremo da revolução, conquistariam a cidade sem que houvesse derramamento de sangue, para em seguida invadirem o Rio de Janeiro e deporem o presidente. Embora os órgãos federais tivessem sido informados da conspiração, o levante causou surpresa.

Os revolucionários, entre eles Juarez Távora e Egídio Miranda, ex-alunos da Academia Militar do Realengo, eram objeto de preocupação do governo federal. Procurados pela polícia, assim como os demais participantes da revolta fracassada do Forte de Copacabana, haviam se tornado párias do Exército, vivendo foragidos.

O plano traçado consistia em usar táxis *Berliet*, de fabricação francesa,* para transportar os revolucionários que invadiriam os quartéis. A estratégia era quase perfeita. Todavia, o nervosismo dominava o grupo. Estavam organizados para o golpe, mas não para enfrentar, com munição escassa, a pesada artilharia dos quartéis, aparelhados militarmente para qualquer contratempo.

Às duas e quinze da manhã, o general Abílio de Noronha, comandante da Segunda Região Militar, deixou o Hotel Esplanada, onde estivera em uma reunião social do Consulado americano. Nada indicava o início da revolução, e ele não percebeu o movimento intenso dos táxis na madrugada. O frio continuava a castigar a cidade, e as ruas pouco iluminadas convidavam ao descanso.

* Existiam, na época, 1.567 táxis circulando em São Paulo.

Abílio de Noronha, ao ser avisado sobre a rebelião, analisou a conjuntura e acreditou ser apenas um motim sem importância – afinal, o telefone e o telégrafo estavam funcionando. Pouco depois, informado de que unidades do Exército participavam do levante, preocupou-se e ordenou que avisassem o Ministério da Guerra, no Rio de Janeiro, e a Força Pública, para se colocarem de prontidão.

Às cinco horas da manhã, o general, acompanhado de Euclides Espínola, chefe do Estado-Maior, ao chegar ao 4º Batalhão de Caçadores do Exército, em Santana, tomou conhecimento do caráter político da revolução e de seu objetivo de depor o presidente Artur Bernardes. Rapidamente, reuniu os oficiais e partiu em direção à Avenida Tiradentes para alcançar o edifício da Força Pública Estadual, na Praça da Luz. Não sabia que os quartéis da Força Pública se renderam sem resistência aos revolucionários, hastearam a bandeira rebelde em substituição à da polícia paulista e, em pouco tempo, reuniram 2.600 homens, além de se apoderarem de cem armas automáticas e cerca de dois milhões de cartuchos. Ao chegar ao quartel, Noronha foi rodeado por uma escolta, que lhe apontou armas. Juarez Távora, desertor da guarnição de Cuiabá, deu ordem de prisão ao general, que se negou a obedecer a um tenente, afirmando preferir a morte. O general Isidoro Dias Lopes, chefe da revolução, confirmou o gesto de Távora. O confinamento do general Abílio e do coronel Quirino Ferreira, comandante da Força Pública de São Paulo,* espalhou-se entre as tropas, causando intranqüilidade. Às cinco e meia da manhã, os rebeldes estavam certos do êxito do empreendimento.

O major Marcílio Franco, chefe da Casa Militar, organizou a defesa do palácio dos Campos Elíseos, tentando preservar o presidente do Estado de São Paulo, Carlos de Campos.

A população dormia, sem saber ainda do início da revolta. Às sete horas da manhã, a cidade acordou com o estrondo dos canhões. As pessoas saíram alarmadas às ruas. As cargas destruíam o importante parque industrial de São Paulo. Se não fosse combatida, a revolta poderia obter a adesão popular e espalhar-se por todo o país.

* Os principais chefes revolucionários eram Isidoro Dias Lopes, João Francisco, Juarez Távora e Odílio Bacelar.

O povo estava descontente, principalmente os operários, em sua maioria imigrantes. Trabalhavam em situação precária, cumprindo jornadas de trabalho de 12 horas, com baixíssima remuneração.

> Algumas fábricas de tecidos, como as localizadas na Moóca, costumam empregar crianças com até oito anos de idade. Metade da força de trabalho industrial é representada por menores. Esses pequenos trabalhadores, que exercem as mesmas tarefas pesadas do operário adulto, ganham salário ínfimo; quando cometem qualquer falha, são espancados pelos gerentes. A maioria dessas crianças, descalças e raquíticas, de aspecto miserável, exibe quase sempre hematomas nas pernas, nos braços e nas costas, em conseqüência das surras que levam durante o serviço. Como executam tarefas muitas vezes incompatíveis com a idade e a sua estrutura física, chegam quase sempre à fase adulta com a saúde arruinada.

MEIRELLES, 2002, p. 74-75.

São Paulo estava em crise. O custo de vida tornara-se insuportável. Os trabalhadores viviam na miséria, os impostos subiam vertiginosamente e os imigrantes europeus exerciam forte influência na formação de pequenos sindicatos para reivindicações trabalhistas. A situação era propícia a uma revolução.

Durante o bombardeio, celebrava-se uma missa no Mosteiro de São Bento pelas almas das vítimas mortas no levante do Forte de Copacabana, em 5 de julho de 1922. Um dos obuses atingiu a torre da igreja, interrompendo o ato religioso. As famílias presentes, desconhecendo o que acontecia, procuravam, aflitas, um refúgio para se protegerem.

O comércio fechou as portas, os bondes pararam de circular. O centro ficou vazio. Os tiroteios sucederam-se pela cidade, que permaneceu na escuridão.

Na manhã seguinte, as casas demolidas ofereciam um espetáculo de desolação. As granadas e os obuses lançados alcançaram o Campo de Marte e a Ponte Pequena. O tiroteio intenso atingiu também as Ruas Direita, Quintino Bocaiúva, José Bonifácio e o Largo da Sé, onde as casas comerciais não abriram. Os feridos eram muitos.

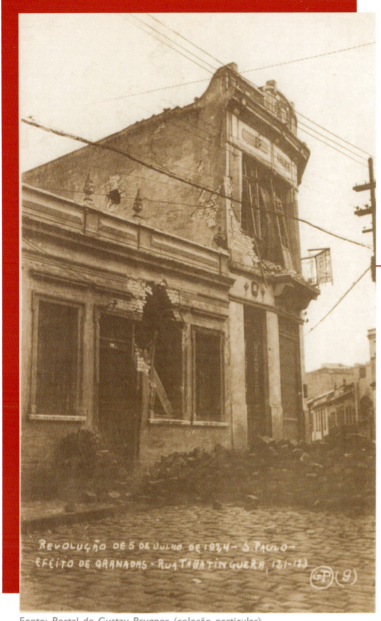

Fonte: Portal de Gustav Prugner (coleção particular).

Rua Tabatingüera – casa atingida por granada

Os partidários da legalidade, preocupados com os fatos, externavam seu descontentamento. O presidente da Associação Comercial, José Carlos de Macedo Soares, protestou:

> As classes conservadoras de São Paulo, que só dentro da ordem podem manter-se e prosperar, vêem com suma inquietação os acontecimentos que desde anteontem se vão desenrolando nesta cidade. Há 48 horas, a população de São Paulo assiste, estupefata, ao bombardeio de uma cidade aberta e inerme, levado a efeito pelas armas que para sua defesa a Nação confiara a tão inesperados agressores. Há 48 horas, a população de São Paulo interroga, debalde, em nome de que princípios ou ideais está sendo metralhada com tamanho prejuízo para o sossego de seus lares, com tamanho desrespeito às instituições

políticas do país, com tamanho menosprezo pelo periclitante crédito nacional. Há 48 horas, a população de São Paulo vê convergirem por sobre o palácio dos Campos Elíseos as granadas e obuses que, atentando contra a residência da família do presidente do Estado, parecem visar a deposição de um governo, apenas no seu início, que não deu ainda a menor prova de falta de exação, e que, pelo contrário, se tem revelado um governo profundamente democrático, e inteiramente dedicado aos interesses e prosperidade do Estado de São Paulo. A Associação Comercial de São Paulo, diante de tão injusta quão imerecida agressão, aconselha as classes conservadoras que acompanhem com a máxima simpatia e apoio a heróica resistência que vem desenvolvendo o governo do Estado, e se mantenham confiantes na ação resoluta do presidente Carlos de Campos. São Paulo, 7 de julho de 1924.

COSTA e GOES, 1924, p. 40-41.

A imprensa junta-se às manifestações, a exemplo do *Jornal do Commercio*, na mesma data:

Anteontem a Liga Nacionalista protestou contra a ação dos soldados revoltosos, que sacrificam crianças, mulheres e uma cidade de trabalho.

No Rio de Janeiro, os periódicos anunciam, embora com notícias censuradas, o início da revolução:

As forças sediosas estão sendo vencidas. Espera-se que dentro de poucas horas o movimento seja extinto.

O Paiz, 9 de julho de 1924.

Suspeitos foram presos, entre eles os diretores dos jornais *O Correio da Manhã, A Pátria* e *O Jornal*. Durante os dias seguintes, a posição das forças de ambos os lados permaneceu inalterada. Mas a situação dos revoltosos complicou-se pela reação dos legalistas, levando o general Isidoro Dias Lopes, líder da revolução, a declarar que não poderiam vencê-los em curto prazo. Receava que, pelo frio implacável que envolvia São Paulo, pela má alimentação e pelo cansaço das tropas entrincheiradas, dormindo pouco em colchões improvisados, começasse a haver deserções.

Ruína de uma casa na Rua João Teodoro

Fonte: Portal de Gustav Prugner (coleção particular).

O alto comando revolucionário não agira contra o prefeito de São Paulo, Firmino de Morais Pinto, nem contra o presidente Carlos Campos. Na realidade, a indignação era contra Artur Bernardes, o presidente da República.

A situação da cidade de repente se alterou. O povo iniciava saques em bairros afastados e sem policiamento, como Brás e Moóca. A fome e a incerteza do momento levavam as pessoas ao desespero. O primeiro saque, ocorrido em 9 de julho, fez que o presidente Carlos de Campos, para contê-lo, autorizasse o ataque indiscriminado das metralhadoras aos bairros populares de São Paulo. Rapidamente, os roubos estenderam-se também às lojas localizadas no centro da cidade. João Cabanas, tenente da Força Pública que aderira aos rebeldes, ordenou a derrubada das portas do Mercado Municipal, que eram mantidas fechadas, e distribuiu mercadorias à população.

Cabanas tentava conter a fúria da multidão sem usar armas, conforme o alto comando rebelde determinara: *não usar a violência contra o povo, apenas manter a ordem.* Mas as pilhagens multiplicaram-se pela cidade.

Fábricas foram invadidas e trabalhadores extravasaram o ódio aos patrões, reprimido por longo tempo. Homens e mulheres pilhavam o que podiam. Famílias carregavam tudo o que conseguiam – pratos, panelas, comestíveis, móveis etc. –, favorecidas pelos revolucionários que, simpáticos ao povo, eram atendidos com solicitude quando se dirigiam a uma residência pedindo favores ou alimentos.

> Oradores improvisados, de origem italiana e que mal conseguem falar português, destilam o seu ódio contra os Matarazzo: – Não passam de usurários e exploradores do povo. Açambarcadores de gêneros alimentícios, cruéis e indiferentes aos sofrimentos dos seus operários. Especuladores sem consciência das classes proletárias. Os operários acusam os Matarazzo de terem obrigado os trabalhadores a fazerem subscrições, em dinheiro, dentro das fábricas, para depois oferecerem presentes pessoais aos príncipes da Casa de Sabóia, às ordens religiosas, aos cardeais e ao papa, em troca de medalhas, condecorações e títulos nobiliárquicos da realeza italiana.

MEIRELLES, 2002, p. 96-97.

Os líderes ficaram amedrontados, sem conseguir conter a anarquia que se espalhara na cidade. O governo provisório, com Isidoro Dias Lopes no poder, dirigiu no dia 9 de julho a primeira mensagem à população:

> Ao povo: O movimento revolucionário, em seu primeiro ato de governo, com a absoluta preocupação de restabelecer a vida normal da cidade, tomou providências enérgicas no sentido de garantir à população a sua maior segurança, ordem e paz. Recomenda a todos que se recolham às suas residências e se mantenham em calma, evitando distúrbios, correrias, saques e mais depredações. Aguardem com inteira confiança a ação do governo provisório já constituído, a fim de que as coisas voltem aos seus lugares no menor tempo possível. O policiamento de São Paulo será restabelecido imediatamente, sendo a guarda da cidade feita por soldados de cavalaria. Aquele que for

> apanhado em atitude desordeira, fazendo depredações, será incontinenti preso e punido. Os senhores negociantes estão obrigados a manter os preços comuns, caso contrário novas providências serão tomadas nesse sentido.

MEIRELLES, 2002, p. 97.

Mas a população não se continha, e os saques continuavam. As classes privilegiadas, amedrontadas, colocavam-se naturalmente a favor do governo federal. Para conter os abusos e restabelecer a ordem, os soldados do Exército e a cavalaria da Força Pública deram início ao patrulhamento da cidade.

O movimento prosseguia, e os revolucionários lutavam por conquistar pontos importantes, localizados, respectivamente, na Avenida Tiradentes e na Rua Vergueiro, que continuavam sitiados.

Avisado de que os rebeldes mantinham ligações com o exterior, o governo federal, como medida preventiva, permitiu a violação da correspondência, tanto postal como telegráfica, e a escuta telefônica dos estrangeiros. Os imigrantes residentes no Rio de Janeiro eram obrigados a identificar-se, além de serem submetidos a interrogatórios. As prisões começavam a tornar-se um pesadelo, pois eram realizadas arbitrariamente.

Banqueiros e comerciantes reuniram-se com o general Isidoro Dias Lopes, externando sua preocupação com o rumo dos acontecimentos. Desejavam segurança para a continuidade dos negócios. As notícias publicadas nos jornais, no entanto, continuavam a registrar o espetáculo sangrento dos tiroteios mortíferos produzidos por fuzis e metralhadoras, transformando São Paulo em um verdadeiro campo de batalha.

Nos primeiros dias da revolução, a população civil fora poupada, mas nos dias subseqüentes os ataques continuados atingiram principalmente os bairros operários. No dia 10, os revolucionários, donos da cidade, fizeram publicar nos jornais um manifesto que pretendia explicar ao povo os motivos do levante:

[...] esta revolução não é um movimento isolado, que se tivesse podido levar a efeito somente nesta circunscrição da República. É um movimento de caráter patriótico, de altíssimo significado social e político e, conseqüentemente, a sua ação tem um característico nacional. Tanto assim que, preparado cautelosamente há muitos meses, deveria irromper simultaneamente em S. Paulo, Paraná, Santa Catarina, Rio Grande do Sul, Minas Gerais e Mato Grosso. Circunstâncias imprevistas, porém, determinaram a sua irrupção sem o caráter de simultaneidade previsto, o que, está certo, não prejudicará a segurança das convicções e a eficácia da ação das demais unidades do movimento revolucionário. Sendo como é, esse ato histórico, de caráter nacional, visa mudar completamente a situação do governo da República e dos estados onde isso for necessário à execução do programa revolucionário. Quanto ao governo da República, é preciso fazer notar, desde logo, que o Exército nacional não pode, nunca, aceitar o governo do dr. Artur Bernardes, no que diz peculiarmente respeito a sua pessoa. Não obstante os fatos conhecidos, permanecem de pé as gravíssimas ofensas por ele dirigidas ao Exército. Entretanto, não visa a revolução a pessoa do dr. Artur Bernardes, o que lhe diminuiria o caráter elevado em que se inspirou e com o qual se apresenta ao povo brasileiro. Ela traz, como um dos seus objetivos, a substituição do atual governo da República, por entenderem os seus chefes e orientadores que esse governo não está à altura dos destinos do país e que, por fatos cuja citação é desnecessária, por mui notórios, têm demonstrado praticamente ser a continuação dos governos eivados de vícios que têm dirigido o Brasil nestes últimos lustros. Estes governos de nepotismo, de advocacia administrativa e de incompetência técnica na alta administração, de concessão em concessão, de acordos em acordos, vêm arruinando paulatinamente as suas forças vivas, aniquilando-o interna e externamente. O Exército não tem ambições e não quer postos. Age abnegadamente, por altruísmo brasileiro e fundamentalmente patriótico, e, nesse sentido, os chefes do movimento revolucionário querem dar o exemplo que empreste autoridade à sua crítica aos republicanos, que, até agora, ocupam os altos postos da administração do país que, com raras exceções, não souberam servi-lo nos seus interesses gerais. [...]

DUARTE, 1927, p. 53-54.

A revolução procurava apresentar-se como luta contra as injustiças sociais, o que fez atacadistas e proprietários de casas comerciais importantes fugirem, temendo a reação dos populares.

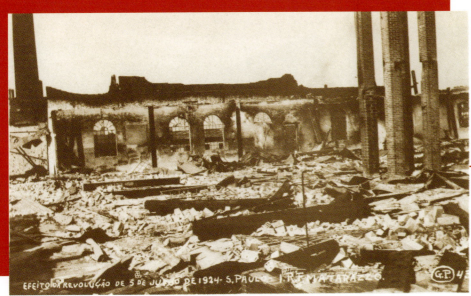

Escombros de uma das fábricas das I.R.F. Matarazzo

Fonte: Portal de Gustav Prugner (coleção particular).

Nos dias subseqüentes, houve momentos de intenso e contínuo bombardeamento nos bairros da zona leste da cidade.

Notícias vindas do porto de Santos anunciavam a chegada do encouraçado *Minas Gerais*, que vinha do Rio de Janeiro com 2.100 fuzileiros e marinheiros, bem armados, que marchavam para São Paulo a fim de integrar-se às forças legalistas.

A *revolução com ordem*, como idealizaram seus mentores, não contava com os saques populares. Na realidade, os rebeldes desejavam o apoio do povo, mas dentro de normas militares. A pilhagem popular foi um dos fatores fundamentais para o fracasso da revolução. A elite, ameaçada e amedrontada pela ira popular, refugiou-se nos arredores da cidade ou no interior do Estado.

O prefeito de São Paulo, Firmino de Morais Pinto, entrou em contato com o general Isidoro Dias Lopes, e combinaram as providências necessárias para manter o abastecimento da população, ameaçada pela fome, e para reforçar o policiamento contra os sucessivos roubos e saques.

Foram pilhados os armazéns Matarazzo, Moinhos Gambá, Puglisi, a fábrica de tecidos Belém, a Cooperativa da Força Pública, a São Paulo Railway, quase todos os empórios do Brás, da Moóca e do Cambuci, entre outros estabelecimentos. A própria Hospedaria dos Imigrantes não escapou da fúria popular.

Escombros da fábrica de biscoitos Duchen

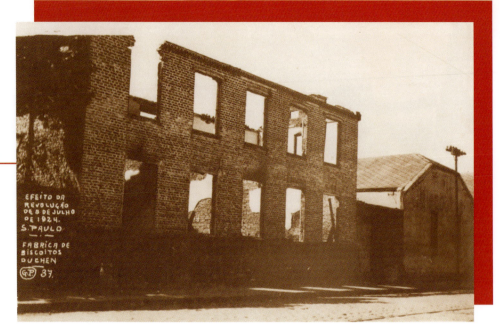

Fonte: Portal de Gustav Prugner (coleção particular).

No dia 11 de julho, a cidade preparava-se para a reconstrução. Todos envolviam-se no reparo dos ataques feitos pela população enfurecida. Os comerciantes, muito prejudicados, tinham o apoio dos rebeldes na remoção de entulhos, nas demolições de trincheiras e no restabelecimento do tráfego de veículos, bondes e trens, com exceção dos que iam para Santos, que sempre estiveram na mão dos legalistas.

Entretanto, os confrontos persistiam. Os legalistas estendiam-se desde a margem esquerda do Tietê e os declives da Penha ao histórico bairro do Ipiranga, enquanto os revolucionários moviam-se entre as construções urbanas. Ante o barulho contínuo das metralhadoras e granadas por horas a fio, a população, apavorada, asilava-se muitas vezes nos porões das casas ou em algum estabelecimento, de onde podia ver, estarrecida, o desenrolar da luta fratricida.

Carlos de Campos, cercado pelos rebeldes no palácio dos Campos Elíseos, encontrava-se preparado para resistir, mas, aconselhado pelos generais Estanislau Pamplona e Carlos Arlindo, transferira-se durante a noite, com todos os defensores palacianos, para a Secretaria da Justiça. Entretanto, uma explosão, ocasionando um rombo no prédio, tornou-o vulnerável e os obrigou a se retirar no mesmo dia para Guaiaúna, distante uma hora de São Paulo, onde se formava um poderoso núcleo de combate contra os insurretos. Ao sair dos Campos Elíseos, o presidente deixou a seguinte mensagem:

> Ao povo paulista: Compelido por momentânea superioridade de forças, o governo de São Paulo encontra-se em ponto seguro da capital, com suas tropas reunidas às federais que o auxiliam a restabelecer dentro em pouco a ordem e a legalidade. Ao nobre povo paulista pedimos se mantenha calmo e resignado até o momento de retomar-se aquele regime que tem feito a grandeza de S. Paulo. Carlos de Campos.

Gazeta de Noticias,
13 de julho de 1924.

No palácio, pararam os tiroteios. Ao sondarem o local, os rebeldes verificaram que o edifício fora abandonado e festejaram a vitória. O povo, que acompanhava o acontecimento à distância, rapidamente cercou os Campos Elíseos ao ouvir os soldados gritarem vivas à revolução. O palácio do governo caíra em mãos revolucionárias. Ao espalhar-se pela cidade, a notícia fez que cafés, restaurantes e bares passassem a funcionar, já que a população acreditava na volta da tranqüilidade.

Porém, o governo federal mantinha-se confiante na vitória. Os líderes legalistas, marechal Carneiro da Fontoura, chefe da polícia do Distrito Federal, e general Setembrino de Carvalho, reuniram-se em Guaiaúna, onde permanecia o presidente Carlos Campos. A eles se juntariam as forças de Minas Gerais, Espírito Santo, Rio de Janeiro, Paraná e, possivelmente, do Rio Grande do Sul, reunindo cerca de quinze mil homens armados com canhões pesados para garantir o triunfo.

São Paulo estremeceu. Atacada pelo exército legalista, a população entrou em pânico. Canhões lançaram bombas contra áreas densamente povoadas, principalmente nos bairros pobres industriais, distantes do centro, como Hipódromo, Moóca, Belenzinho e Brás. Os milhares de imigrantes italianos moradores desses bairros puseram-se em fuga ante a destruição de suas casas.

No Belenzinho, no meio de resistência extremada, o ex-cadete da Escola Militar do Realengo, Emídio Miranda, que comandava a operação, avisou: *Tanques avançam, cuidado*. Estavam diante de modernas máquinas Renault FT-17, de fabricação francesa, até então desconhecidas. Os veículos blindados, imunes às metralhadoras e aos fuzis, atiraram contra as barricadas. Avançavam lentamente, sem encontrar obstáculos, e desmoronaram de forma implacável as defesas rebeldes. Os tiros de canhões e as granadas destruíam toda a cidade, feriam os civis e espalhavam o terror entre a população.

O bombardeio não escolhia suas vítimas. Os feridos, em estado desesperador, transportados pelas ambulâncias da Cruz Vermelha, chegavam a nosocômios totalmente despreparados para dar-lhes atendimento.

Muitos pereceram. Os inúmeros cadáveres dos combatentes e da população vitimada eram enterrados em cemitérios próximos, como os da Vila Mariana, Quarta Parada e Araçá. Quando não havia essa possibilidade, pelo número excessivo de vítimas, por falta de tempo ou porque não existiam transportes, os mortos eram enterrados em locais próximos às lutas, ou mesmo em hortas ou quintais vizinhos. Muitos não foram identificados. No Araçá existem inúmeras sepulturas que datam dessa época, com mais de 200 mortos anônimos.

DUARTE, 1927, p. 7.

> O luto a cobrir os corpos emagrecidos, o sobressalto a reinar nos corações, o sangue a brotar das feridas frescas, tudo clamava contra a cegueira de um poder que, inaugurando-se sob o esperançoso entusiasmo popular, poucos dias depois se achincalhava, se desmoralizava pela inépcia, pela cólera rastejante, pelos desmandos, pela completa ausência de escrúpulos.

A cidade organizou-se para enfrentar a tragédia, com a mobilização de hospitais, a criação de postos de urgência e o auxílio de escoteiros, que montaram cozinhas públicas para auxiliar famílias que perderam tudo. A censura aos jornais impedia que se tomasse conhecimento do que se passava em São Paulo.

Os embaixadores de outros países temiam pelos seus imigrantes. O cônsul italiano de São Paulo recebeu do embaixador da Itália uma carta em que manifestava sua preocupação com o desenrolar dos acontecimentos. O mesmo aconteceu com o consulado de Portugal, cujos imigrantes formavam a maior colônia estrangeira em São Paulo depois da italiana. França, Argentina e Chile, entre outros, também se manifestaram. Uma comissão constituída pelos representantes consulares da Itália e de Portugal procurou o general Isidoro Dias Lopes, pedindo o cessar-fogo, ao que ele respondeu não poder atender, a não ser que as forças legalistas também o fizessem. A comissão dirigiu-se ao quartel da Luz, onde se encontrava o prefeito Firmino Pinto, que os recebeu com a mesma proposta. Ponderou não poder tomar a decisão sozinho. Procurado pelo grupo em Guaiaúna, o presidente Carlos Campos comprometeu-se apenas a delimitar os pontos da cidade livres da presença dos rebeldes; com isso, isolaria a população dos tiroteios. Mas nada aconteceu: o acordo fracassou, e os ataques continuaram.

No dia 16 de julho, as forças rebeldes entrincheiradas na Penha, no Ipiranga e na Vila Mariana viram do alto dos morros a artilharia legalista devastar a cidade. Muitas famílias haviam fugido, abandonando São Paulo. Partiam de trem, táxi ou mesmo a pé. Os trens deslocavam-se para o interior, comprimindo nos vagões o excesso de fugitivos. Os revolucionários publicaram outro manifesto, concluindo:

> [...] Nada pretendem os revolucionários para si senão indicar ao povo o caminho a seguir e proporcionar-lhe os meios de reivindicar os seus direitos, substituindo os atuais poderes por forma e organização mais consentâneas com os interesses gerais, e menos acessíveis aos abusos apontados, sem substituir a forma republicana.

COSTA e GOES, 1924, p. 134.

A debandada de combatentes fez o comando rebelde abrir inscrições para voluntários, e os anarquistas de São Paulo uniram-se a eles. Os jornais ligados ao movimento anunciavam que as adesões significavam apoio e garantia de participação no governo revolucionário, ao qual seriam apresentadas as soluções políticas, econômicas e sociais necessárias ao país. Formaram-se no início grupos estrangeiros, como italianos, alemães e húngaros, distribuídos pelo idioma que falavam. Recebiam armas e munições e tinham seu próprio comando. O batalhão húngaro instalou-se na Avenida Tiradentes; o batalhão alemão, na Avenida Liberdade; o italiano, no Brás, sob o comando do líder Lamberti Sorrentino. Associaram-se também aos rebeldes operários paulistas que, divididos entre anarquistas e comunistas, não estavam organizados politicamente. O alto comando animou-se, já que os estrangeiros voluntários vieram para o Brasil com experiência adquirida na Primeira Guerra Mundial.

José Carlos de Macedo Soares comunicou-se por carta com o general Abílio de Noronha, ainda preso:

> A Associação Comercial de S. Paulo, representante legítima das classes conservadoras, vem apelar para a autoridade decorrente da maneira inteligente, sábia e criteriosa com que V. Ex. vinha comandando a Segunda Região Militar, a fim de que V. Ex. se dirija ao Exmo. Sr. presidente da República, expondo, com clareza, a verdadeira situação em que se encontra o Estado de S. Paulo. Os acontecimentos mostram que não se trata de uma simples insurreição militar. As forças revolucionárias estão, à evidência, organizadas para a guerra civil. Está em poder dos rebeldes a cidade de S. Paulo – a presa mais valiosa que poderiam ambicionar. A vitória das tropas legalistas, possível e mesmo provável, só poderá ser obtida pelo arrasamento de S. Paulo, depois, portanto, da pilhagem aos bancos, às casas de comércio e de indústria, e depois, talvez, do massacre da população inerme e indefesa. Ainda mais: – S. Paulo é uma cidade cosmopolita. São importantíssimos os interesses estrangeiros em nossa terra. O simples bombardeio, quanto mais a destruição de S. Paulo, acarretará, seguramente, as intervenções diplomáticas com todo o seu cortejo de humilhações. O apelo da Associação Comercial de S. Paulo não é dirigido ao coração de V. Ex. Não nos movem as lágrimas derramadas pela população, que chora a morte de centenas de civis inermes. Não nos movem os soluços das nossas mulheres e dos nossos filhos, que estão sofrendo, resignada e fielmente, as agruras de uma situação que não foi por nós criada nem merecida. O nosso apelo é feito à razão de V. Ex. para que, passadas todas as gravíssimas consequências de uma violência excusada, seja evitado o aniquilamento econômico e financeiro do Estado de S. Paulo, a unidade mais próspera da Federação. São Paulo, 16 de Julho de 1924.

COSTA e GOES, 1924, p. 139-140.

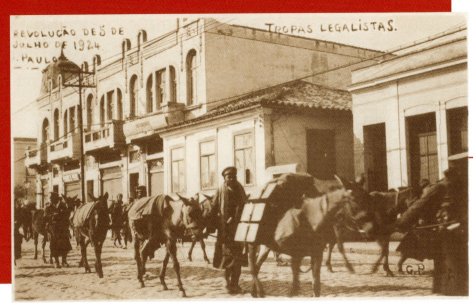

Tropas legalistas desfilam pelas ruas de São Paulo

Fonte: Portal de Gustav Prugner (coleção particular).

Abílio de Noronha concordou, desde que soubesse quais as concessões solicitadas pelo alto comando revolucionário. Macedo Soares escreveu ao general Isidoro Dias Lopes, solicitando as condições impostas para a deposição das armas. Ao ler o proposto, o general Noronha negou-se a participar, pois não solicitaria ao presidente entregar o governo da União a um governo provisório composto de nomes da confiança dos revolucionários, como exigiam.

O presidente Carlos Campos, no quartel das Forças Federais, instado a impedir o massacre, informou que somente o presidente da República poderia fazê-lo.

Nova mensagem revolucionária, dessa vez enviada aos cariocas e fluminenses, informava as exigências rebeldes ao governo. Entre elas constava: o restabelecimento da forma de governo republicana federativa; o respeito às atuais fronteiras do Estado e a defesa dos interesses regionais; a separação da Igreja em relação ao Estado, firmando o princípio da liberdade religiosa; a proibição dos impostos interestaduais.

O governo federal, acompanhando os terríveis acontecimentos, decidiu terminar rapidamente os combates, bombardeando São Paulo. Artur Bernardes e o ministro da Guerra, Setembrino de Carvalho, optaram pelo *bombardeio terrificante*, o que impediria que a revolução se alastrasse para outros Estados, onde também havia descontentamento popular.

Pelo ataque maciço, acreditavam durar a revolução no máximo 48 horas, mas ordenaram que o bombardeio não cessasse até a rendição final. Ao saber do plano, Carlos de Campos enviou ao Senado Federal a seguinte mensagem:

MEIRELLES, 2002, p. 122.

> Em nome de São Paulo e no meu próprio, agradeço a esse ramo do poder legislativo as saudações que nos envia e o alento que elas nos trazem. Estou certo de que São Paulo prefere ver destruída sua formosa capital antes que destruída a legalidade no Brasil. Cordiais Saudações.

A notícia do bombardeio iminente fez que se reunissem, para enviar mensagem ao presidente da República, o arcebispo metropolitano dom Duarte Leopoldo e Silva, Firmino Pinto, José Carlos de Macedo Soares, o jornalista Júlio de Mesquita e o presidente da Liga Nacionalista, apelando para que se evitasse a destruição da principal metrópole da Federação. O pedido foi inútil.

O general Isidoro Dias Lopes foi avisado de que três aviões se aproximavam de São Paulo. Em pouco tempo a cidade estremeceu com o lançamento de bombas que, pesando 20 quilos cada, destruíram prédios e casas, arrasando quarteirões inteiros.

O medo apoderou-se da população, cercada por fogo e fumaça. Bairros inteiros desapareciam como que por mágica: Campos Elíseos, Vila Buarque, Brás. O Teatro Olímpia, que servia de abrigo a inúmeras famílias desabrigadas, foi destruído, deixando um rastro de desespero, dor e morte.

O ataque de poucos minutos causou estragos irrecuperáveis. A população, vagando sem rumo pelas ruas, encontrava-se em situação dramática, e a retirada para o interior do Estado surgiu como única saída. As estradas ficaram congestionadas, cada qual carregando o que lhe restara. Mais de 20 mil pessoas por dia tentavam embarcar na Estação da Luz.

A situação complicava-se cada vez mais, e o alto comando rebelde concluiu que não restava outra alternativa senão deixar a cidade. Piorava a situação o desaparecimento do tenente

Eduardo Gomes, que, auxiliado pelo tchecoslovaco Carlos Herdler, colocara em funcionamento um antigo biplano de fabricação americana, cujo tanque de gasolina permitia apenas seis horas e meia de vôo. Sua missão era transportar uma caixa de bombas que seriam despejadas sobre o palácio do governo no Rio de Janeiro.

Os bombardeios legalistas causaram grande incêndio na cidade. Um dos aviões lançou folhetos de advertência ao povo:

> À população de São Paulo. As tropas legais precisam agir com liberdade contra os sediciosos, que se obstinam em combater sob a proteção moral da população civil, cujo doloroso sacrifício nos cumpre evitar. Faço à nobre e laboriosa população de São Paulo apelo para que abandone a cidade, deixando os rebeldes entregues à sua própria sorte. É esta uma dura necessidade que urge aceitar como imperiosa para pôr termo, de vez, ao estado de coisas criado por essa sedição que avilta os nossos créditos de povo culto. Espero que todos atendam esse apelo, como é preciso, para se pouparem aos efeitos das operações militares que, dentro de poucos dias, serão executadas. Rio de Janeiro, 24 de julho. General Setembrino de Carvalho, ministro da Guerra.

MEIRELLES, 2002, p. 164.

O dia 25 de julho amanhecera frio, chuvoso e nebuloso. Havia trégua momentânea, embora o êxodo continuasse. Trezentos mil habitantes já haviam deixado São Paulo. Os jornais continuavam orientando a população:

> Convidamos a população a abster-se de aglomerações nas praças públicas e nas esquinas, mesmo durante o dia, pois é caindo sobre esses grupos de populares que as granadas têm produzido maior número de vítimas entre a população civil de São Paulo. Como é natural, esta recomendação não se refere aos pontos onde o ajuntamento é imprescindível, tais como as estações ferroviárias, armazéns de víveres e pontos de bondes.

Diario de São Paulo, 25 de julho de 1924.

São Paulo não tinha informações do que acontecia no resto do país; estava só. O alto comando rebelde determinara a cobrança do imposto de guerra, mas Macedo Soares aconselhou-o a não fazê-lo, pois os bancos fechados obrigariam a população sofrida a pagar com objetos de arte e jóias,de que dificilmente seriam transformados no dinheiro de que necessitavam. Pela coerência de tais argumentos, os rebeldes retrocederam.

No dia 26 de julho, Isidoro Dias Lopes encontrou-se no QG da Luz. A descrença apoderava-se de todos os líderes. O paradeiro de Eduardo Gomes e do piloto Carlos Herdler finalmente foi conhecido: conseguiram fugir a cavalo quando, obrigados a fazer um pouso de emergência por avaria do avião, viram-se cercados pelos legalistas.

A revolução, que começara na madrugada trágica do dia 5 de julho, em São Paulo, centro das operações militares, e que se irradiaria posteriormente a outros Estados, estava prestes a terminar. As tropas, sob o comando do general Eduardo Sócrates, chefe das forças legalistas, apertavam o cerco cada vez mais, destruindo o quartel das forças revolucionárias, situado no bairro da Luz.

Aumentava o número de incêndios e demolições. O centro da cidade, o bairro da Liberdade, os arredores dos Campos Elíseos e as áreas industriais apresentavam-se totalmente danificados.

A população estava faminta. Embora o comércio cooperasse, não aumentando os preços, os estoques estavam baixos. O almirante José Maria Penido, comandante militar de Santos, negou-se a atender o apelo de São Paulo por recursos. Os revolucionários publicaram editais, convocando reservistas e voluntários com propostas tentadoras:

> Aos atuais combatentes, praças simples, graduados ou voluntários, e os que posteriormente se reunirem às forças revolucionárias, o governo provisório estabelece, com vantagem imediata durante a revolução, a diária de 10$000, e aos inferiores, a diária de 15$000, tudo além da alimentação e fardamento. Terminada a revolução, cada um dos combatentes receberá, como gratificação especial, a quantia de 1:000$ (um conto de réis) e mais um lote de terras férteis, com 50

> hectares em núcleos coloniais à margem de estradas de ferro ou de rodagem, em qualquer Estado da União. O governo provisório, uma vez terminadas as operações militares, prestará todo auxílio para transporte das famílias dos combatentes, quer deste como dos outros Estados, para as localidades onde desejarem fixar residência, e facilitará, por todos os meios ao seu alcance, o fornecimento de gêneros alimentícios às famílias dos combatentes. Terão direito às mesmas vantagens aqueles que, iludidos, se encontram nas fileiras governistas e que venham a se incorporar às fileiras revolucionárias.

COSTA e GOES, 1924, p. 177-178.

Estrangeiros mercenários atacaram soldados legalistas, e dois líderes foram aprisionados, um alemão e outro húngaro, comandantes de batalhões cujos membros, em sua maioria, eram ex-combatentes da guerra européia: engenheiros, aviadores, espiões etc. A atuação crescente desses estrangeiros levou o Consulado alemão a publicar:

> De acordo com a legislação da Alemanha, perdem a nacionalidade alemã todos aqueles que aceitarem emprego de um governo estrangeiro ou entrarem a serviço militar de potência estrangeira.

Jornal do Commercio,
27 de julho de 1924.

O jornalista Paulo Duarte, um dos baluartes da revolução, encontrou-se com Macedo Soares e argumentou que São Paulo, bombardeada e destruída como se encontrava, não agüentaria um outro ataque, prometido pelos legalistas. Resolveram que Duarte se dirigiria de carro, munido de bandeiras brancas, ao Quartel Geral de Guaiaúna, com a missão de levar duas cartas de Macedo Soares, a serem entregues respectivamente ao presidente Carlos de Campos e ao general Eduardo Sócrates, comandante das forças. Alcançou o quartel com dificuldade. A esperança era convencer os legalistas a aceitar uma trégua honrosa, com armistício e anistia aos revoltosos. Mas a missão fracassou: não haveria paz e os ataques seriam intensificados.

O general Isidoro Dias Lopes reconheceu a inutilidade da resistência. O melhor seria deixar São Paulo. Não exigiria sacrifício maior do povo heróico, que respeitou a eclosão de uma revolução em defesa de ideais revolucionários.

Ciente de que a derrota estava próxima, decidiu partir para não aumentar a desgraça e o sofrimento. Preparou-se para, em segredo, fugir de imediato. Vinte e seis trens foram preparados na Estação da Luz, e a retirada fez-se ordenada e clandestinamente. Embarcaram homens, artilharia, munições, bagagens, cavalos e milhares de cédulas de dinheiro público arrecadado anteriormente na cidade.

Isidoro deixou documento para ser publicado nos jornais:

> Aos paulistas. A gratidão que devemos à população de S. Paulo obriga-nos a descobrir as baterias. Nosso objetivo fundamental era e é a revolução no Brasil que elevasse os corações, que sacudisse os nervos, que estimulasse o sangue da raça enfraquecida, explorada, ludibriada e escravizada. Para isso era necessário um fato empolgante como o da ocupação da capital paulista. [...] Tudo isso está feito, e nós vamos continuar o movimento libertador no Brasil, tal qual o fizeram os libertadores da América do Sul e Central. A semente está plantada [...] e já antevemos que conseguimos matar o marasmo político que avassalou o Brasil. Assim abandonaremos, com saudades, São Paulo, [...] a cidade do catolicismo, e continuamos nossa missão já agora completamente conhecida, perlustrando todos os pontos do Brasil, como os intentos manifestados na nossa proclamação. E não haverá bombardeio da cidade. Pela República republicana – todos os nossos esforços.

MEIRELLES, 2002, p. 181.

No dia 28 de julho, as tropas do governo invadiram a cidade, mas os revolucionários haviam partido para Bauru e Campinas. Posteriormente, juntaram-se aos revoltosos gaúchos, cujo movimento foi iniciado por Siqueira Campos e João Francisco Honório Lemos. No sul, começavam os preparativos da Coluna Prestes, movimento épico de nossa história, em que Miguel Costa e Luís Carlos Prestes percorreriam o país durante três anos, defendendo seus princípios sob a perseguição das forças federais.

A população de São Paulo despertou com o toque alegre dos sinos e dos apitos estridentes das fábricas, anunciando o fim da revolução. Mas assistiu amedrontada a um novo saque iniciado pelas tropas legalistas. A cena repetia-se por toda a

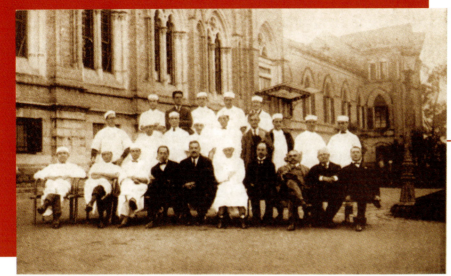

Fonte: Serpa, 1962, p. 88.

Corpo Médico da Santa Casa em 1924. *Em primeiro plano:* Oscar Cintra Gordinho, Waldemar de Otero, Antônio Vicente de Azevedo, José L. Toledo, Rafael P. de Barros, Francisco de Sales Gomes, Pedro Dias da Silva, Antônio Cândido de Camargo, Oliveira Fausto, Diogo de Faria. *Em segundo plano:* Jorge S. Caldeira, Boanerges Pimenta, Dirceu Santos, José M. Cabelo de Campos, Oliveira Matos, Lira, Raul Vieira de Carvalho, Floriano Baima, Bernardo Itapema Alves. *Em terceiro plano:* Ismael Guilherme, Alípio Correia Neto, Luís Ramos de Oliveira, Henrique Ricci, Joaquim Vilas-Boas

cidade. O sobrado onde os chefes revolucionários se reuniam foi invadido, e os agentes encontraram ali documentos comprometedores, com nomes e endereços que incriminavam inúmeros oficiais de São Paulo, Rio de Janeiro e Buenos Aires.

O esforço médico na revolução

Os ataques realizados pela artilharia e o bombardeio aéreo em São Paulo deixaram um saldo trágico: danificaram 1.800 prédios, destruíram 11.000 casas, feriram 4.846 cidadãos e mataram 503 pessoas, atingidas por estilhaços de granada.

Carlos de Campos retornou a São Paulo acompanhado do general Eduardo Sócrates, dirigindo-se ao Palácio do Governo com uma comitiva de senadores e deputados vindos do Rio de Janeiro. Ao chegar, a multidão o aclamou com delírio. O general Sócrates saudou, em nome dos presentes, as forças federais, a cidade e o Estado de São Paulo. Carlos de Campos congratulou-se com o presidente da República e com o Exército pela restauração da ordem e da legalidade na metrópole e no Brasil.

Durante os sombrios dias de julho, a Santa Casa de Misericórdia de São Paulo manteve-se alerta. Chegavam os primeiros feridos. Vinham de ambulâncias, automóveis e carroças. Apesar de não ter condições, a equipe de médicos e enfermeiros trabalhava sem cessar, atendendo com presteza. Faltavam remédios, fios de sutura, ataduras e leitos. Pela urgência, muitos eram operados sem anestesia, enquanto homens, mulheres e crianças gravemente feridos lotavam os corredores e as dependências do hospital. O bombardeio não escolhia vítimas. Cirurgias e amputações sucediam-se, e as complicações eram comuns, principalmente a gangrena.

O atendimento aos feridos feito pelos devotados profissionais da Santa Casa durante o terrível período compreendido entre 5 e 28 de julho foi notável.

O melhor provido, dentre os nosocômios da época, para serviços de urgência, conservando as portas abertas dia e noite, prestou à população, sem exceção, os mais relevantes serviços.

O diretor clínico era Diogo de Faria, um dos renomados professores de Medicina, e o comendador Alberto de Sousa e Silva ocupava, na ocasião, o cargo de provedor. Em uma atitude sábia e humana, transferiram os doentes comuns para outros estabelecimentos, possibilitando um maior número de leitos e enfermarias à disposição dos feridos.

A Santa Casa contava com dedicada equipe de médicos, de acadêmicos e de enfermagem, sustentada pela dedicação das irmãs de caridade que, chefiadas pela incansável irmã Margarida, responsável pela enfermaria masculina, fizeram tudo para diminuir o sofrimento alheio.

A mobilização médica foi geral: todos prestavam socorro, curando, atenuando as dores ou, nos casos perdidos, dando uma palavra de conforto aos familiares e amigos dos que vinham a falecer. O corpo de auxiliares e atendentes de enfermagem desdobrou-se, o mesmo ocorrendo com os componentes da Cruz Vermelha, que transportavam os feridos dia e noite, em ambulâncias ou automóveis que ostentavam sua bandeira característica.

A equipe médica era chefiada por Francisco de Sales Gomes, que mais tarde seria um facultativo com fama mundial. A seu lado trabalhavam outros médicos, como Resende Puech, Alípio Correia Neto e Rafael de Barros.

Os enfermos estavam normalmente distribuídos em pavilhões, a saber:

9 enfermarias de cirurgia (homens), das quais somente 7 chegaram a funcionar
2 enfermarias de cirurgia (mulheres)
1 enfermaria de cirurgia (crianças)
1 enfermaria de cirurgia (olhos)
2 pavilhões de pensionistas

Diogo de Faria, cuja dedicação foi sem limites, ao verificar o número crescente de feridos, transformou a Santa Casa unicamente em hospital de sangue. Valeu-se também das ofertas de várias instituições religiosas, como o Colégio Sion, o Santuário da Congregação Coração de Maria, onde organizou uma enfermaria de mulheres com 224 pacientes, o Colégio São Luís, que criou uma enfermaria para homens, o Colégio Sagrado Coração de Jesus, o Externato Santa Cecília e o Asilo Santa Maria, situado na Rua Jaguaribe. O auxílio prestado pelo arcebispo metropolitano dom Duarte Leopoldo e Silva foi importante nessa missão. Até mesmo os hotéis contribuíram, transformando-se em postos de pronto-socorro, a exemplo do Terminus, que atendia aos feridos dia e noite.

Instituições hospitalares improvisadas recebiam doentes clínicos e pacientes de pequenas cirurgias, o que possibilitou melhor acomodação aos feridos graves na Santa Casa. Ficaram interinamente à disposição do serviço de guerra as dependências do hospital central: portaria, farmácia, gabinete de raios X, laboratório, necrotério.

A secretaria da Santa Casa registrou 1.222 feridos e 153 cadáveres. Entre 802 feridos, encontravam-se:

Brasileiros	548
Italianos	90
Portugueses	75
Espanhóis	42
Alemães	12
Sírios	8
Franceses	6
Húngaros	6
Suíços	3
Russos	2
Uruguaios	2
Paraguaios	1
Argentinos	1
Norte-americanos	1
Iugoslavos	1
Japoneses	1
Ingleses	1
Austríacos	1
Polacos	1
Total	**802**

Desse número, destacavam-se:

Homens	641
Mulheres	161
Total	**802**

Dentre os homens:

Civis	441
Militares	200
Total	**641**

Dentre os civis:

Adultos	396
Menores	45
Total	**441**

Dentre as mulheres:

Adultas	123
Menores	38
Total	**161**

Os ferimentos foram determinados por:

Balas	345
Granadas	267
Armas brancas	5
Outros meios	85
Chumbo	1

Deram entrada com estafa ou esgotamento físico 25 pessoas.

Em 74 registros, não consta a causa.

Quanto à localização dos ferimentos:

Crânio	97
Olhos	9
Pescoço	7
Membros superiores	103
Membros inferiores	231
Tórax	64
Abdômen	63
Órgãos genitais	13
Coluna vertebral	4
Períneo	1

Quanto à localização das fraturas, apesar de não haver menção especial em 210 casos:

Membros inferiores	22
Membros superiores	21
Crânio	8
Coluna vertebral	1

Quanto às intervenções, entre outras não registradas:

Laparotomias	38
Amputações	17
Trepanações	4
Enucleações do globo ocular	8
Pequenas intervenções	150
Extração de balas e estilhaços de granada	310

continua

continuação	
Suturas	5
Ligaduras de artérias	5
Pleurotomias	2
Transfusões de sangue	7
Aplicações de aparelhos de fratura	44

Faleceram no hospital 110 feridos, assim discriminados:

Brasileiros	78
Italianos	11
Portugueses	9
Espanhóis	8
Alemães	2
Sírios	1
Argentinos	1
Total	110

Desse número, destacavam-se:

Homens	87
Mulheres	23
Total	110

Dentre os homens:

Civis	61
Militares	26
Total	87

Dentre os civis:

Adultos	55
Menores	6
Total	61

Dentre as mulheres:

Adultas	18
Menores	5
Total	23

Foram conduzidos ao hospital, já mortos, 153 indivíduos, dos quais:

Brasileiros	133
Italianos	10
Espanhóis	3
Portugueses	2
Alemães	2
Ingleses	1
Húngaros	1
Japoneses	1
Total	153

Desse número, destacavam-se:

Homens	114
Mulheres	39
Total	153

Dentre os homens:

Civis	78
Militares	36
Total	114

Dentre os civis:

Adultos	63
Menores	15
Total	78

Dentre os militares:

Soldados	25
Marinheiros	2
Bombeiros	1
Sargentos	4
Cabos	3
Oficiais	1
Total	36

Dentre as mulheres:

Adultas	27
Menores	12
Total	39

O gabinete de raios X praticou:

467 exames radiológicos
427 radiografias
30 radioscopias
10 radiografias estereoscópicas

Tais exames foram assim distribuídos:

Dos membros inferiores	238
Dos membros superiores	107
Do crânio	48
Do tórax	29
Da coluna vertebral	27
Da região cervical	12
Do abdômen	6
Total	467

A farmácia aviou 34.696 fórmulas, sendo:

Hospital central	26.649
Serviço externo	2.494
Hospital Coração de Maria	1.506
Hospital Colégio de Sion	941
Hospital Externato Sta Cecília	51
Hospital dos Lázaros	2.610
Hospital dos Inválidos	157
Hospital dos Expostos	288
Total	34.696

O atendimento nesse período caótico foi realizado por acadêmicos e por médicos.

Acadêmicos

Alfredo R. Bahia	Horácio de Paula Santos
Álvaro Fortes	Ismael Camargo
Ângelo Pereira de Queirós	Ismael Guilherme
Antônio da Palma	João de Oliveira Matos
Antônio Vicente de Azevedo	João Sperande
Arnaldo Bacelar	Joaquim Vilas-Boas
Belfort de Matos	José de Almeida Camargo
Bento Lima Brito	José L. Cunha Júnior
Bernardo Itapema Alves	José M. Cabelo de Campos
Boanerges Pimenta	José Maria de Freitas
Cândido Dores	Luís G. Ramos
Carlos de Medeiros	Mário B. Cococci
Dirceu Vieira dos Santos	Mário Sales Penteado
Eduardo Martins Passos	Nestor Figueiredo
Ernesto P. Lopes	Otávio de Paula Santos
F. R. Pais de Barros	Paulino W. Longo
Flávio Maurano	Paulo A. Antunes
Francisco P. Xavier	Quirino Pucca
Guacimirim Teixeira	Rafael Parisi
Henrique Oliveira Matos	Samuel Leite Ribeiro
Henrique Ricci	Waldemar de Otero

Médicos

A. Lacerda Guaraná	Jerônimo de Cunto
A. R. Oliveira Fausto	Jorge S. Caldeira
Abílio Martins de Castro	Jorge Tibiriçá Filho
Aires Neto	José A. Toledo Filho
Alcino Braga	Leão Araújo Novais
Alípio Correia Neto	Luís de Sales Gomes
Antônio Cândido de Camargo	Menotti Sainati
Antônio de Paula Santos	Nuno Guerner
Cássio M. Vilaça	Oscar Cintra Gordinho
Correia Dias Filho	Osvaldo Portugal
Cristiano de Sousa	Paulo Sohn
Danton Malta	Pedro Dias da Silva
Dario Castelar	Pereira Barreto Neto
Flávio de Campos	Potiguar Medeiros
Floriano Baima	Rafael P. de Barros
Francisco Lira	Raul Vieira de Carvalho
Francisco Sales Gomes Júnior	Resende Puech
Franklin Moura Campos	

Poucas vezes, em sua longa e atribulada história, São Paulo vivenciou dramas tão terríveis quanto aqueles causados pela Revolução de 1924, que atingiram a sociedade paulistana de forma indistinta. A mobilização médica assumiu, então, proporções inauditas, revelando o desprendimento e a abnegação de profissionais, estudantes, enfermeiros e religiosos, em uma verdadeira rede solidária que não mediu esforços para atender às vítimas dos bombardeios, quaisquer que fossem suas posições políticas ou sua classe social.

Se a Revolução de 1924 constitui, ao lado de outros movimentos de caráter bélico que marcaram as primeiras décadas da República, um episódio importante para a compreensão das transformações da sociedade brasileira no período, poderíamos dizer que, do ponto de vista da história da Medicina, sobretudo no que diz respeito às práticas e instituições pelas quais procura responder às demandas sociais, é um dos mais belos e impressionantes capítulos.

Referências bibliográficas

COSTA, Cyro; GOES, Eurico de. *Sob a metralha...:* historico da revólta em São Paulo, de 5 de julho de 1924 – narrativas, documentos, commentarios, illustrações. São Paulo: Monteiro Lobato, 1924.

DRUMMOND, José Augusto. *A Coluna Prestes:* rebeldes errantes. São Paulo: Brasiliense, 1985. (Tudo é História, 103).

DUARTE, Paulo. *Agora nós!* Chronica da Revolução Paulista, com os perfis de alguns heroes da retaguarda. São Paulo: s.c.p., 1927.

FORJAZ, Maria Cecília Spina. *Tenentismo e política:* tenentismo e camadas médias urbanas na crise da Primeira República. Rio de Janeiro: Paz e Terra, 1977.

MEIRELLES, Domingos. *As noites das grandes fogueiras:* uma história da Coluna Prestes. 9. ed. Rio de Janeiro: Record, 2002.

ROMANI, Carlo. São Paulo, 1924: a revolução dos tenentes. *Revista Histórica*, São Paulo, n. 13, p. 19-26, jan./mar. 2004.

SERPA, Benito. *A Verdun paulista:* episódios da defesa do 4º Batalhão da Fôrça Pública durante a Revolução de julho de 1924. São Paulo: Biblos, 1962. (Depoimento para a história prestado pelo Major Benito Serpa que, como tenente, dêles participou).

6

Faculdade de Medicina da Universidade de São Paulo

Berta Ricardo de Mazzieri

Museóloga responsável pelo Museu Histórico
da Faculdade de Medicina da USP

Erasmo Magalhães Castro de Tolosa

Professor titular da disciplina de Técnica Cirúrgica

O patrimônio consolidado pela Faculdade de Medicina da Universidade de São Paulo é testemunho da formação médica na cidade de São Paulo, constituindo os traços materiais da construção de sua identidade através dos tempos.

Construção

O lançamento da pedra fundamental do prédio da Faculdade de Medicina, por Arnaldo Augusto Vieira de Carvalho, ocorreu em 15 de janeiro de 1920, mas sua construção iniciou-se em 1928, com projeto arquitetônico dos professores Ernesto de Souza Campos, Benedicto Augusto de Freitas Montenegro e Luiz Manoel de Rezende Puech, em convênio com a Fundação Rockefeller, representada por Richard Pierce. Terminada em 1930, foi inaugurada em 15 de março de 1931, na Estrada do Araçá, depois Avenida Municipal e, pelo Ato n. 118, de 14 de março de 1931, Avenida Doutor Arnaldo. Com a criação da Universidade de São Paulo, em 25 de janeiro de 1934, a Faculdade de Medicina passou a integrá-la.

Esta Faculdade viu sua função evoluir e transformar-se, no decorrer dos anos, sendo palco da luta dos homens para aprimorar-se e vencer as doenças, observando a mudança de mentalidade, a reutilização de espaços segundo prioridades sociais e a incorporação de novas práticas médicas.

Além do empenho no combate às epidemias, quando participaram da formação dos grandes institutos de pesquisa no início do século XX, alunos e professores estiveram presentes em todos os movimentos que envolveram decisões conceituais no processo de formação da história social brasileira. Seja integrando a missão médica de São Paulo, chefiada na Primeira Grande Guerra por Benedicto Montenegro, o qual foi agraciado com o título de Cavaleiro da Legião de Honra da França, seja na Segunda Grande Guerra, quando Alípio Corrêa Netto tornou-se o único cirurgião brasileiro autorizado a operar soldados norte-americanos; seja na Revolução de 1932, combatendo, criando postos de atendimento e defendendo a Escola,

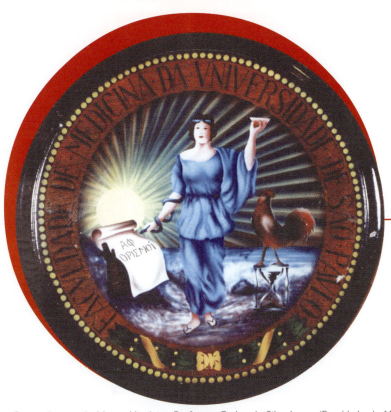

Emblema da Faculdade de Medicina da Universidade de São Paulo, criado pelo professor Guilherme Bastos Milward

Fonte: Acervo do Museu Histórico Professor Carlos da Silva Lacaz (Faculdade de Medicina da USP).

quando Ernesto de Souza Campos impediu as tropas da ditadura de instalar-se lá; seja, ainda, participando de movimentos artísticos ou publicando obras literárias.

Este patrimônio testemunha, de maneira global e concreta, a formação médica na cidade de São Paulo, constituindo os traços materiais da construção de sua identidade através dos tempos. Dessa Escola partiram profissionais para criar os mais diferentes campos de ensino e pesquisa.

Em 1981, o prédio da Faculdade de Medicina da USP foi tombado, conforme Resolução Condephaat n. 8, de 16 de março de 1981:

> como monumento de interesse histórico-cultural, como definição física de uma escola de medicina modelar para sua época.

Formação

Em 24 de novembro de 1891, o presidente do Estado, Américo Brasiliense de Almeida Mello, pela Lei n. 19, criou a Academia de Medicina, Cirurgia e Farmácia de São Paulo, atendendo reivindicação de uma cidade com serviço hospitalar intenso, bons

Arnaldo Augusto Vieira de Carvalho, em sépia de Cândido Portinari

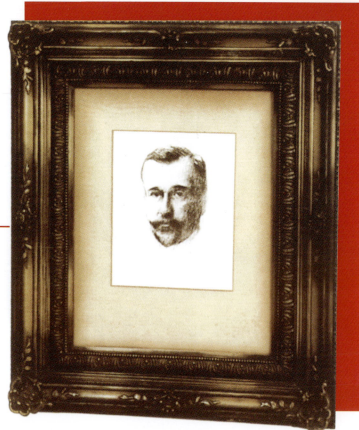

Fonte: Acervo do Museu Histórico Professor Carlos da Silva Lacaz (Faculdade de Medicina da USP).

médicos, estrutura social complexa, proveniente do café e da imigração européia, mas sem possibilidade de formar seus profissionais da área, obrigados a cursar as faculdades da Bahia ou do Rio de Janeiro – as duas primeiras escolas médicas no Brasil, fundadas em 1808, com a vinda de dom João VI.

Em 7 de março de 1895, quando a Sociedade de Medicina e Cirurgia de São Paulo, primeira associação de médicos do país, iniciou suas atividades, tendo Luiz Pereira Barreto como presidente, em seu quadro de 50 membros Arnaldo Vieira de Carvalho já se destacava. A policlínica criada por essa sociedade assemelhava-se a uma escola e Arnaldo procurava meios para implantar a Faculdade de Medicina.

Como conseqüência da primeira mensagem enviada ao Congresso paulista pelo presidente Conselheiro Rodrigues Alves, foi sancionada, em 19 de dezembro de 1912, a Lei n. 1.357, cujo artigo 1º estabelecia a transformação da Academia de Medicina, Cirurgia e Farmácia em Faculdade de Medicina e Cirurgia, regulamentada em 21 de janeiro de 1913 pelo Decreto n. 2.344. Coube a Arnaldo Vieira de Carvalho, nomeado seu diretor, delinear o programa a ser desenvolvido, optando por 28 cadeiras, três no curso preliminar e 25 no geral.

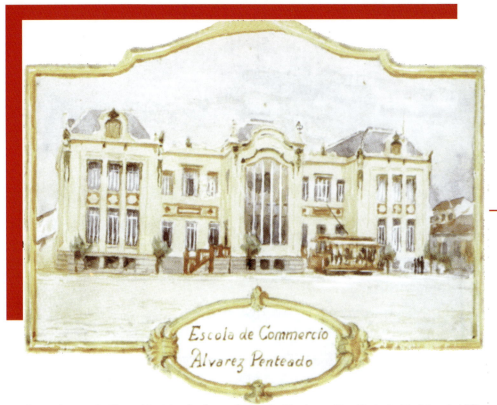

Escola de Comércio Alvares Penteado. Aquarela de José Wasth Rodrigues, 1919

Fonte: Acervo do Museu Histórico Professor Carlos da Silva Lacaz (Faculdade de Medicina da USP).

Sem prédio próprio, a Faculdade ocupou espaços em locais diversos: na Santa Casa de Misericórdia de São Paulo, cujos chefes clínicos tornaram-se professores das respectivas cátedras; na Politécnica, onde, em 2 de abril de 1913, foi ministrada a aula inaugural por Edmundo Xavier, diretor de 1921 a 1922; na Escola de Comércio Álvares Penteado, sua primeira sede; no solar D. Victória Cincinato, sua sede de 1914 a 1931; no solar do brigadeiro Rafael Tobias de Aguiar, sede inicial das cátedras de Histologia, Microbiologia, Anatomia e Histologia Patológicas, de 1914 a 1919; no solar do barão de Piracicaba, sede inicial do Instituto de Higiene de São Paulo; na Maternidade de São Paulo, sede do ensino de Clínica Obstétrica, no período de 1917 a 1946; no Hospital do Juqueri, sede do ensino de Clínica Psiquiátrica e de Moléstias Nervosas, de 1918 a 1926; no Instituto Oscar Freire, sede da biblioteca e das cátedras de Anatomia Descritiva, Histologia, Anatomia e Histologia Patológicas e de Medicina Legal, de 1924 a 1931; e no Jardim de Infância, anexo à Escola Normal Caetano de Campos, onde se realizaram as provas orais dos concursos às cátedras da Faculdade e as solenidades de colação de grau de seus médicos de 1919 a 1929. Isso ocasionou a separação de alunos de acordo

Solar D. Victória Cincinato, sede da Faculdade de Medicina de 1914 a 1931. Aquarela de José Wasth Rodrigues, 1919

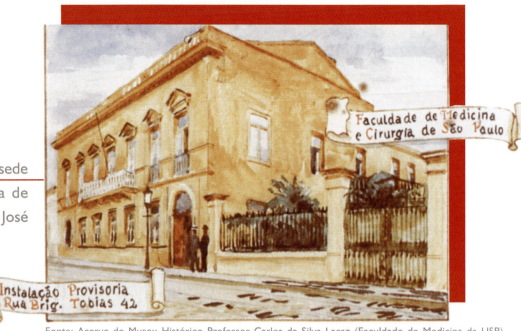

Fonte: Acervo do Museu Histórico Professor Carlos da Silva Lacaz (Faculdade de Medicina da USP).

Solar do brigadeiro Rafael Tobias de Aguiar, que abrigou cátedras e laboratórios. Aquarela de José Wasth Rodrigues, 1919

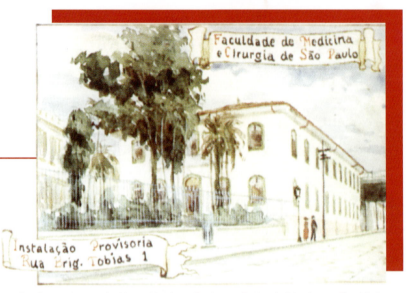

Fonte: Acervo do Museu Histórico Professor Carlos da Silva Lacaz (Faculdade de Medicina da USP).

com a expansão das cadeiras, o que desgostou Arnaldo Augusto Vieira de Carvalho, que via o ensino aquém de similares europeus e norte-americanos.

A partir do projeto elaborado pelo escritório técnico do doutor Ramos de Azevedo, preliminarmente em cinco blocos, iniciou-se em 1920 a construção do edifício da cadeira de Medicina Legal, único prédio a ser levantado do projeto original, que mais tarde foi remodelado, segundo planos de Oscar Freire, passando a abrigar o Instituto Médico Legal, depois Instituto Oscar Freire, em sua homenagem.

Ao falecer, em 5 de junho de 1920, Arnaldo já havia plantado a semente do que é hoje a Faculdade de Medicina da

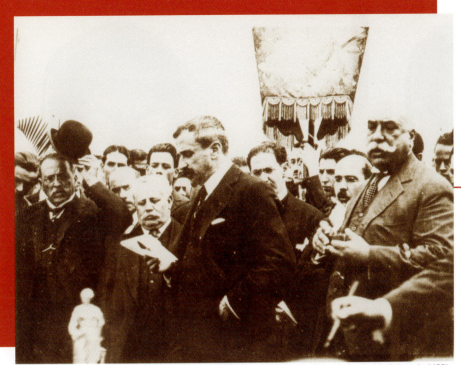

Lançamento da pedra fundamental da Faculdade de Medicina, em 25 de janeiro de 1920, por Arnaldo Augusto Vieira de Carvalho

Fonte: Acervo do Museu Histórico Professor Carlos da Silva Lacaz (Faculdade de Medicina da USP).

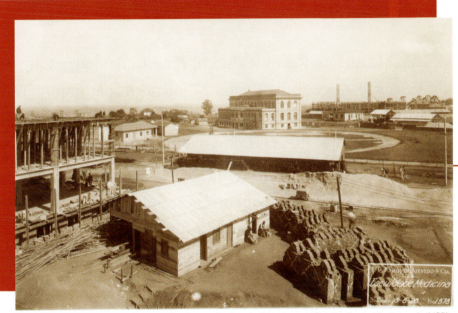

Início da construção do prédio da Faculdade de Medicina, vendo-se ao fundo o Instituto Oscar Freire, em 1928

Fonte: Acervo do Museu Histórico Professor Carlos da Silva Lacaz (Faculdade de Medicina da USP).

Universidade de São Paulo. Os entendimentos iniciados por ele com a Fundação Rockefeller prosseguiram por meio dos diretores que o sucederam.

A conselho da Fundação, foi nomeada uma equipe para viajar pelos Estados Unidos, Canadá, Alemanha, Áustria, Itália, Bélgica, Holanda, Dinamarca, Suíça, Inglaterra e França com a finalidade de estudar e levantar os principais requisitos à instalação de laboratórios e hospitais, necessários para tornar a Faculdade de Medicina uma instituição modelar. Em 1925, os profes-

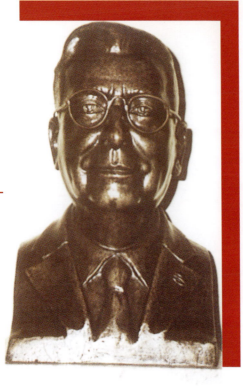

Professor Ernesto de Souza Campos. Escultura de Luis Morrone, 1982

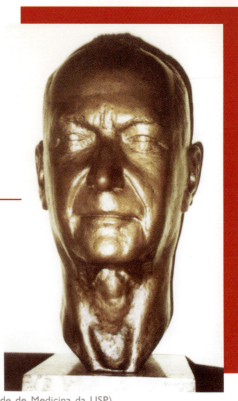

Professor Benedicto Augusto de Freitas Montenegro. Escultura de Galileu Emendalibi

Fonte: Acervo do Museu Histórico Professor Carlos da Silva Lacaz (Faculdade de Medicina da USP).

sores Luiz Manuel de Rezende Puech, Ernesto de Souza Campos e Benedicto Augusto de Freitas Montenegro partiram para visitar os mais modernos institutos de ensino e estabelecimentos hospitalares, o que lhes permitiu reunir farta documentação.

Em 1928, as obras foram reiniciadas, cabendo à firma F. P. Ramos de Azevedo, por concorrência pública, a edificação da Faculdade, sob supervisão do Escritório Técnico de Obras, criado para esse fim, com direção dos professores Ernesto de Souza Campos e Luiz Manuel de Rezende Puech, destacando-se o arquiteto João Serato.

Na concepção formalizada, modelo de escola médica da época, destacamos as seguintes diretrizes:

a) o eixo da Escola deveria ser dado pela centralização de dois grandes departamentos (laboratório e clínico) em um bloco só, transformando-se em um hospital de ensino, como peça inteiriça;

b) as diferentes cadeiras manteriam sua autonomia, mas seriam fisicamente articuladas, devendo um saguão central desempenhar papel estratégico;

c) cada laboratório atuaria com suas sub-seções agrupadas;

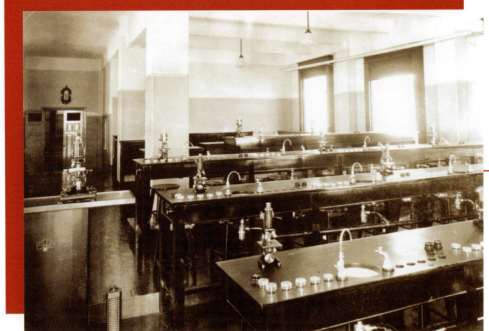

Laboratório de Histologia e Embriologia

Fonte: Acervo do Museu Histórico Professor Carlos da Silva Lacaz (Faculdade de Medicina da USP).

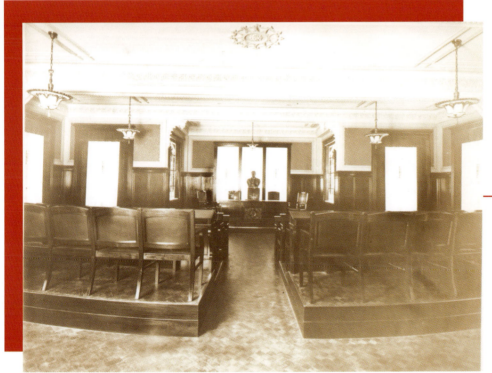

Faculdade de Medicina – Sala da Congregação

Fonte: Acervo do Museu Histórico Professor Carlos da Silva Lacaz (Faculdade de Medicina da USP).

d) cada cadeira teria laboratórios próprios, cujas condições de aproveitamento permanente determinariam o número de alunos admissíveis;

e) a função de pesquisa científica, como parte das atribuições de uma escola do gênero, requereria dedicação integral do tempo dos docentes. A contrapartida arquitetônica seriam espaços individualizados, através de gabinetes para professores e assistentes;

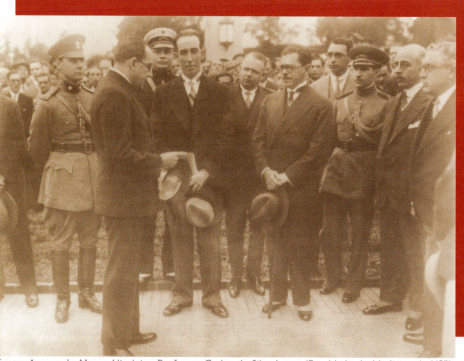

Fonte: Acervo do Museu Histórico Professor Carlos da Silva Lacaz (Faculdade de Medicina da USP).

Inauguração do Prédio da Faculdade de Medicina, em 15 de março de 1931. Entre outras autoridades: João Alberto Lins de Barros, o interventor em São Paulo; Sergio de Paiva Meira Filho, diretor da Faculdade de Medicina e Cirurgia de São Paulo; Francisco de Campos, ministro da Educação e Saúde, e Luiz de Anhaia Mello, prefeito municipal

Primeira reunião do Conselho Universitário e posse do primeiro reitor da Universidade de São Paulo. Sala da Congregação da Faculdade de Medicina da USP

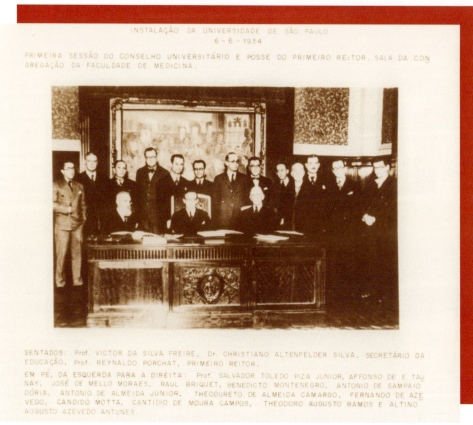

Fonte: Acervo do Museu Histórico Professor Carlos da Silva Lacaz (Faculdade de Medicina da USP).

f) certas especialidades científicas teriam que ocupar posição de relevo no *curriculum*, como a Parasitologia, e tal posição deveria ter correspondente espacial.

Terminada em 1930, sua inauguração oficial ocorreu em 15 de março de 1931, durante a diretoria do professor Sergio

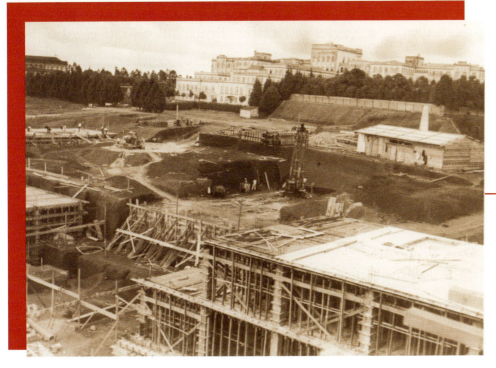

Início da construção do Hospital das Clínicas, dezembro de 1938

Fonte: Acervo do Museu Histórico Professor Carlos da Silva Lacaz (Faculdade de Medicina da USP).

Paiva de Meira Filho, ocasião em que compareceram, entre outras autoridades, João Alberto Lins de Barros, o interventor em São Paulo, Sergio de Paiva Meira Filho, diretor da Faculdade de Medicina e Cirurgia de São Paulo, Francisco de Campos, ministro da Educação e Saúde, e Luiz de Anhaia Mello, prefeito municipal.

Em 6 de junho de 1934, na Congregação da Faculdade, foi realizada a instalação da Universidade de São Paulo, com a primeira reunião do Conselho Universitário e a posse do primeiro reitor, professor Reynaldo Porchat.

O hospital-escola pensado por Arnaldo concretizou-se por meio do Decreto-lei n. 13.192, em 19 de janeiro de 1943, criando o Hospital das Clínicas e dando origem, com o passar dos anos, a outros institutos médicos, que compõem o atual complexo médico-hospitalar do Hospital das Clínicas.

Ensino

Em 31 de março de 1913, no salão nobre da Escola de Comércio Álvares Penteado, reuniu-se a Congregação da Faculdade de Medicina e Cirurgia de São Paulo, com a presença dos doutores Edmundo Xavier, Celestino Bourroul e João Egydio de Carvalho, para a organização dos cursos com relação a programas das disciplinas, carga horária e local em que seriam ministrados.

Arnaldo Vieira de Carvalho cercou-se, em um primeiro momento, de colaboradores como Ovídio Pires de Campos, Guilherme Bastos Milward, João de Aguiar Pupo, Celestino Bourroul, enquanto providenciava a vinda de Lambert Mayer (Fisiologia), da Faculdade de Medicina de Nancy, França, de Émile Brumpt (Parasitologia), catedrático da Faculdade de Paris, França, e de Alfonso Bovero (Anatomia e Histologia), da Universidade de Turim, Itália. Naquele ano de 1913, funcionou apenas o curso preliminar. Com a conflagração da Primeira Grande Guerra Mundial, os professores Émile Brumpt e Lambert Mayer deixaram os cargos em 5 de agosto de 1914. Para o desenvolvimento do curso geral, a partir de 1914, outros professores foram contratados e, de 1916 a 1918, chegaram Walter Haberfeld (Patologia), da Alemanha, Antonio Carini (Microbiologia), da Itália, Samuel Taylor Darling (Higiene), dos Estados Unidos, e Alessandro Donati (Patologia), da Universidade de Turim, Itália.

No primeiro ano de funcionamento, de 180 alunos matriculados, 70 permaneceram, dos quais 36 foram reprovados e 34 promovidos. Em 1918, a primeira turma compunha-se de 28 alunos, sendo duas mulheres. A legalização dos diplomas foi sancionada pela Lei n. 4.614, de 7 de dezembro de 1922.

O órgão representativo dos alunos da Faculdade de Medicina, criado em 14 de setembro de 1913, Centro Acadêmico Oswaldo Cruz (Caoc), passou a atuar em situações políticas, educacionais e de saúde assistencial. Deu origem às Ligas de Atendimento, sendo a primeira delas a Liga de Combate à Sífilis, formada em 1918, juntamente com o Grêmio dos Internos dos Hospitais, e que, a partir de 1920, tornou-se responsabilidade do Caoc. Também por iniciativa dos ex-presidentes do Caoc, a Associação dos Antigos Alunos da Faculdade de Medicina teve sua primeira diretoria empossada em 5 de junho de 1930.

Aos 31 dias do Mez de Março de 1913, no Salão nobre da Escola de Commercio "Alvares Penteado" reunida a Congregação da Faculdade de Medicina e Cirurgia de S. Paulo, por convocação do seu M. D. Director o Sr. Dr. Arnaldo Vieira de Carvalho, compareceram os lentes, cathedratico Dr. Edmundo Xavier, o lente substituto Dr. Celestino Bourroul e o Dr. João Egydio de Carvalho, secretario, sendo declarada pelo Dr. Director da Faculdade aberta a Sessão, para a Organisação dos Cursos. Discutio-se em primeiro lugar os horarios das aulas theoricas, ficando estabelecido o seguinte:

Aulas theoricas de Chimica medica: das 12½ à 1½, nas Segundas, Quartas e Sextas.

Aulas theoricas de Physica medica: das 9½ as 10½, nas Segundas, Quartas e Sextas.

Aulas theoricas de Historia Natural medica: das 9½ as 10½, nas Terças, Quintas e Sabbados. Todas essas aulas serão ministradas no Amphitheatro da Escola Polytechnica d'Esta Capital. Quanto ás aulas practicas, ficou assente de ir-se entender com a Escola Polytechnica para poder bem organizar-se os trabalhos nos laboratorios. Estes horarios começarão à vigorar no proximo dia, 2 de Abril, do corrente anno. Pelos Lentes das respectivas disciplinas, do Anno unico, "Curso preliminar," primeiro da Faculdade, foram apresentados os programmas Dest anno, e que depois de discutidos, foram approvados e mandados imprimir. Nada mais tendo à tratar-se, foi encerrada a presente Sessão. Para constar lavrei a presente Acta, que por estar conforme vae assignada pelo Dr. Arnaldo Vieira de Carvalho, Director; Dr. Edmundo Xavier, lente cathedratico de Physica medica e lente substituto de Chimica medica, o Dr. Celestino Bourroul, lente substituto de Historia natural medica e por mim, Dr. João Egydio de Carvalho, Secretario Em tempo. A presente Sessão de Congregação realizou-se as 3 horas da tarde da era supra mencionada.

São Paulo, 31 de Março de 1913

Fonte: TOLOSA, E. M. C de. *Súmulas da Congregação*. São Paulo: FMUSP, 2002.

Ata da primeira reunião da Congregação da Faculdade de Medicina da USP, no salão nobre da Escola de Comércio Álvares Penteado

Outros convênios entre o governo do Estado e órgãos americanos foram firmados, visando à melhoria educacional. Em 9 de fevereiro de 1918, uma parceria entre a Fundação Rockefeller e a *International Health Board* criou um Departamento de Higiene, destinado ao ensino dessa disciplina, que se desenvolveu em instituto e, mais tarde, independente, tornou-se a Faculdade de Higiene e Saúde Pública. O ensino de Patologia foi instituído em 1920, por meio de acordo com a Fundação Rockefeller.

Em 3 de março de 1922, a Congregação da Faculdade de Medicina deliberou sobre os conceitos que deveriam reger o ensino médico pela Escola, nos quais se destaca a importância dada à adoção de princípios básicos como pesquisa, dedicação integral e melhoria e expansão educacional, segundo orientação da Fundação Rockefeller, o que ocasionou a mudança do Regulamento da Faculdade.

Uma atividade educacional na área médica que procure formar profissionais aptos a exercer uma assistência plena, abrangendo não só a formação acadêmica, mas também o aperfeiçoamento moral e ético, pressupõe a existência de bons educadores. A Faculdade de Medicina contou com, entre outros, Alfonso Bovero e seus assistentes da Cadeira de Anatomia, Renato Locchi e Odorico Machado de Souza, João Paulo da Cruz Brito em Oftalmologia, Ludgero da Cunha Motta em Parasitologia, Nicolau de Moraes Barros em Ginecologia, Jayme Regallo Pereira em Farmacologia, Alípio Corrêa Netto em Cirurgia. Esses professores formaram discípulos em todas as especialidades, que se projetaram na atuação científica e educacional.

A qualidade de ensino praticada nos anos que se seguiram valeram à Faculdade de Medicina, em fevereiro de 1950, sua inclusão na lista de escolas estrangeiras, preparada pelo *Council on Medical Educations and Hospitals of the American Medical Association and Executive Council of the Association on Medical Colleges*, cujos graduados eram recomendados por terem a mesma base acadêmica dos aprovados pelas escolas médicas americanas. Em março de 1951, um ofício de Francis R. Manlove, secretário-geral da *American Medical*

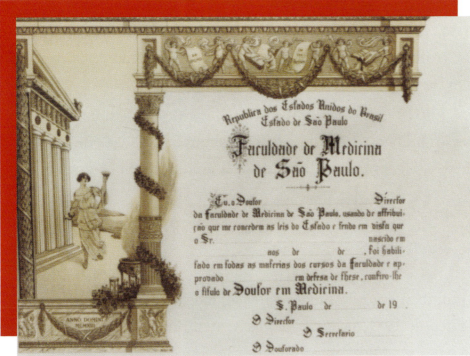

Diploma da Faculdade de Medicina até 1934

Fonte: Acervo do Museu Histórico Professor Carlos da Silva Lacaz (Faculdade de Medicina da USP).

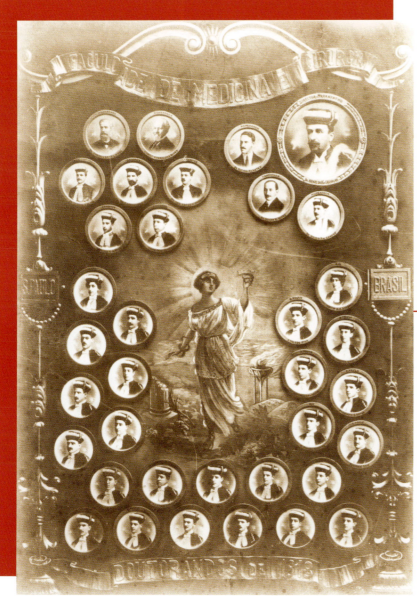

Quadro de formatura da primeira turma da Faculdade de Medicina, 1918

Fonte: Acervo do Museu Histórico Professor Carlos da Silva Lacaz (Faculdade de Medicina da USP).

Association, comunicou ao reitor da Universidade de São Paulo, professor Ernesto de Moraes Leme, o padrão A, por excelência, alcançado pela Faculdade.

Em 1993, professores universitários e profissionais de recursos humanos de todo o país elegeram a Faculdade de Medicina da USP como o melhor curso de graduação e pós-graduação.

Patrimônio histórico

O tombamento do prédio da Faculdade de Medicina, em 15 de março de 1981, pelo Condephaat, atentou ao significado histórico que vinculou sua arquitetura ao conceito vigente do que deveria ser uma escola de medicina. Esse reconhecimento oficial do prédio como um bem cultural alia-se ao papel que representou na história da Medicina brasileira, visto que as propostas que definiram o conceito de Faculdade partiram do reconhecimento da imprescindibilidade da pesquisa científica e com ela da necessidade de instituirem-se espaços físicos modelares segundo o padrão da época, que permitiram o avanço técnico, científico e educacional gerador do progresso da ciência médica.

A criação da Universidade de São Paulo três anos depois da inauguração do prédio da Faculdade de Medicina leva a crer na influência desta para a definição dos pontos básicos da nova instituição, para onde vários membros da Faculdade de Medicina partiram, integrando-se à Universidade e abrindo novos campos de ensino e pesquisa.

André Dreyfus tornou-se diretor da Faculdade de Filosofia, Ciências e Letras; Paulo Sawaya criou o Laboratório de Biologia Marinha; Ted e Verônica Eston fundaram o Centro de Medicina Nuclear; Rômulo Ribeiro Pieroni foi um dos fundadores do Instituto de Energia Atômica; Benedicto Montenegro, diretor da Faculdade de Farmácia e Odontologia; Geraldo de Paula Souza, fundador do Instituto de Higiene; Zeferino Vaz, fundador da Faculdade de Medicina de Ribeirão Preto; Paulo de Toledo Artigas, primeiro diretor do Instituto de Ciências Biomédicas e diretor da Faculdade de Odontolo-

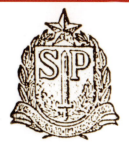

ESTADO DE SÃO PAULO

RESOLUÇÃO Nº 8 DE 16 DE março DE 1981

ANTONIO HENRIQUE DA CUNHA BUENO, SECRETÁRIO EXTEAORDINÁRIO DA CULTURA, no uso de suas atribuições legias e nos termos do artigo 1º do Decreto-lei nº 149, de 15 de agosto de 1969,

R E S O L V E

Artigo 1º-Fica tombado como monumento de interesse histórico-cultural, como definição física de uma escola de medicina modelar, para sua época, o edifício da Faculdade de Medicina da Universidade de São Paulo, situado à Avenida Dr. Arnaldo nº 445, nesta Capital.

Artigo 2º-Fica o Conselho de Defesa do Patrimônio Histórico Arqueológico, Artístico e Turístico do Estado autorizado a inscrever no Livro do Tombo competente, o imóvel em referência, para os devidos e legais efeitos.

Artigo 3º-Esta Resolução entrará em vigor na data de sua publicação.

SECRETARIA DA CULTURA, aos 16 de março de 1981.

ANTONIO HENRIQUE DA CUNHA BUENO
SECRETÁRIO EXTRAORDINÁRIO DA CULTURA

Carlos da Silva Lacaz
Adib Jatene
Mario Ramos de Oliveira
dette Nora de Azevedo

Fonte: Acervo do Museu Histórico Professor Carlos da Silva Lacaz (Faculdade de Medicina da USP).

Ato de Tombamento do prédio da Faculdade de Medicina da USP, 15 de março de 1981

Faculdade de Medicina – espaço interno

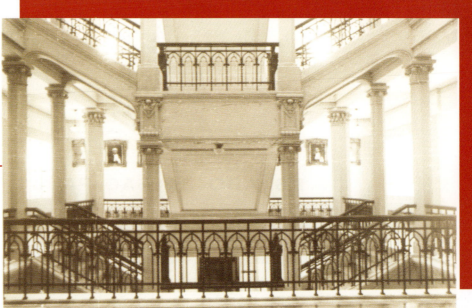

Fonte: Acervo Museu Professor Carlos da Silva Lacaz (Faculdade de Medicina da USP).

Professor Euryclides de Jesus Zerbini. Óleo sobre tela de José Figuerola, 1977

Fonte: Acervo do Museu Histórico Professor Carlos da Silva Lacaz (Faculdade de Medicina da USP).

Professor Antonio Carlos Pacheco e Silva. Crayon de Tarsila do Amaral, 1930

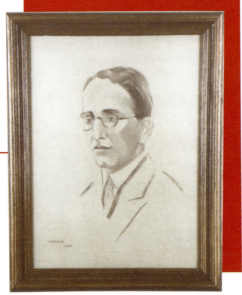

Fonte: Acervo do Museu Histórico Professor Carlos da Silva Lacaz (Faculdade de Medicina da USP).

Professor Carlos da Silva Lacaz. Óleo sobre tela de José Figuerola, 1978

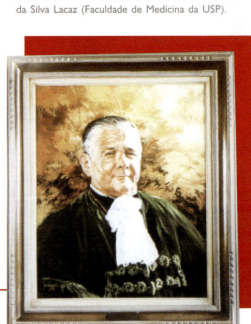

Fonte: Acervo do Museu Histórico Professor Carlos da Silva Lacaz (Faculdade de Medicina da USP).

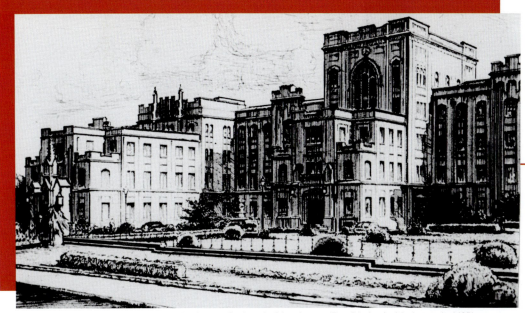

Faculdade de Medicina da Universidade de São Paulo. Água-forte de E. D. Roth, 1947

Fonte: Acervo do Museu Histórico Professor Carlos da Silva Lacaz (Faculdade de Medicina da USP).

gia de Bauru; Euryclides de Jesus Zerbini e Luiz Vènere Décourt, fundadores do InCor; Carlos da Silva Lacaz, fundador do Instituto de Medicina Tropical; Antonio Carlos Pacheco e Silva, fundador do Instituto de Psiquiatria; Francisco Elias de Godoy Moreira, criador do Instituto de Ortopedia e Traumatologia; Eduardo Marcondes, fundador do Instituto da Criança, e muitos outros, que, dentro do espírito universitário, expandiram conhecimento além dos muros acadêmicos.

Este edifício, consolidação do saber e do fazer, em que investigação científica aliada à prática humanística incorporam-se ao cotidiano da Faculdade de Medicina da USP, identifica no seu passado os protagonistas e os processos que resultaram no cenário de excelência que hoje se configura, em um esforço consciente para o progresso da ciência médica.

Referências bibliográficas

LACAZ, C. S. *Faculdade de Medicina*: reminiscências, tradição, memória de minha escola. São Paulo, 1985.

_____; MAZZIERI, B. R. de. *A Faculdade de Medicina e a USP*. São Paulo: Edusp, 1995.

MAZZIERI, B. R. de; PIEDADE, S. C.; LACAZ, C. S. *Faculdade de Medicina da USP*: testemunhos de sua história. São Paulo: Fundo Editorial BYK, 2000.

TOLOSA, E. M. C. *Súmulas da Congregação* – contém decisões, propostas, comentários e pareceres registrados nas atas das reuniões da Congregação da Faculdade de Medicina de 1913 a 2001. São Paulo: FMUSP, 2002.

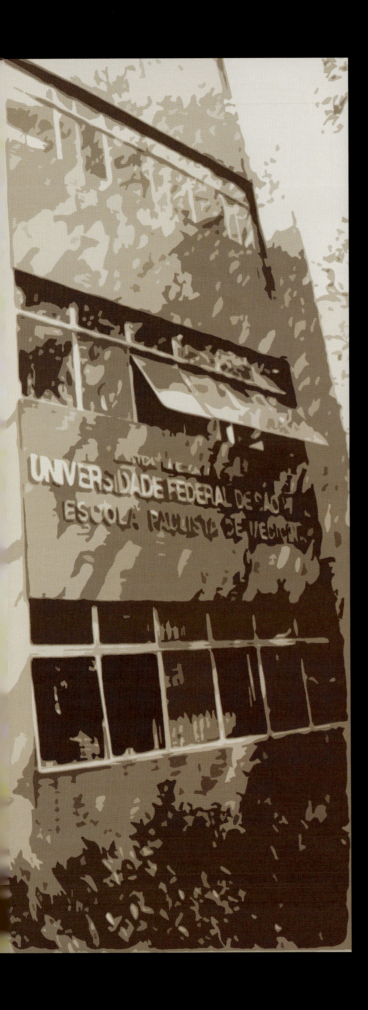

7

Escola Paulista de Medicina Universidade Federal de São Paulo

Álvaro Nagib Atallah

Professor livre-docente, chefe da disciplina de Medicina de Urgência da Unifesp, diretor do Centro Cochrane do Brasil

Regina Celes de Rosa Stella

Professora adjunta, diretora do Departamento de Comunicação de Marketing Institucional da Unifesp

Ulysses Fagundes Neto

Professor titular, chefe do Departamento de Pediatria e reitor da Unifesp

> O desejo dos médicos paulistas em criar um novo pólo de ensino médico, pesquisa científica e assistência a enfermos carentes não era recente. A genialidade de Octávio de Carvalho foi perceber que o momento era propício para transformar o antigo sonho em realidade.

A fundação da Escola Paulista de Medicina

Com a determinação de fundar uma segunda Escola de Medicina na capital paulista, Octávio de Carvalho reuniu, em seu consultório, no dia 23 de março de 1933, um grupo formado por 31 médicos e dois engenheiros – Eduardo Ribeiro da Costa e Luiz Cintra do Prado. Na ocasião, os "33 de Octávio de Carvalho" assinaram um documento, no qual se lê que os presentes realizaram "as primeiras conversações referentes à creação, na cidade de S. Paulo, de uma Escola Livre de Medicina". A lista de assinaturas – que contava com nomes como Henrique Rocha Lima, diretor do Instituto Biológico, e Afrânio do Amaral, diretor do Instituto Butantan – indicava a habilidade política de Octávio de Carvalho.

O desejo dos médicos paulistas em criar um novo pólo de ensino médico, pesquisa científica e assistência a enfermos carentes não era recente. Alguns integrantes do grupo, formado em sua maioria por jovens em ascensão na carreira, dedicavam-se parcialmente ao ensino na Faculdade de Medicina de São Paulo (FMSP), porém não encontravam espaço para crescer na única escola médica do Estado. A genialidade de Octávio de Carvalho foi perceber que o momento era propício para transformar o antigo sonho em realidade. Por isso, quando soube, ainda em fevereiro, que mais de 100 jovens haviam sido aprovados, porém impedidos de realizar a matrícula na FMSP, o filho do senador republicano Theodoro Dias de Carvalho decidiu agir com rapidez. Octávio de Carvalho acreditava que, em função da amarga derrota na Revolução de 1932, o espírito cívico paulista seria decisivo para a fundação da nova Escola Médica.

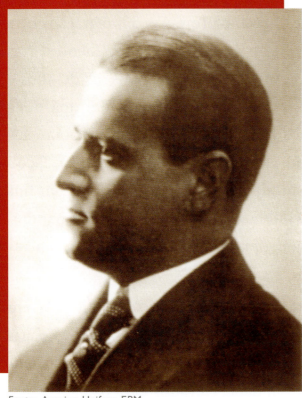

Octávio de Carvalho, fundador da
Escola Paulista de Medicina, 1933

Fonte: Arquivo Unifesp-EPM.

O Edifício Glória, no qual Octávio de Carvalho clinicava, foi estratégico para o planejamento da então denominada Escola Livre de Medicina. Estando localizado no número 16 da Praça Ramos de Azevedo, o Glória abrigava o escritório particular de Samuel Ribeiro, então presidente da Caixa Econômica Federal, em São Paulo. Segundo relato de Antônio Carlos Pacheco e Silva – psiquiatra que também mantinha consultório no Glória – ele e Octávio de Carvalho decidiram procurar Samuel Ribeiro, para "expor as nossas idéias e indagar da possibilidade de se obter um empréstimo da Caixa Econômica Federal". Enquanto o banqueiro ouvia com atenção e entusiasmo crescentes os médicos ressaltarem os ideais que orientavam a concepção da nova Escola Médica, seu irmão, Abraão Ribeiro – cujo escritório de advocacia ficava no mesmo andar que o consultório de Octávio de Carvalho – entrou na sala. O advogado elogiou a iniciativa dos médicos e envolveu-se com a causa. Mais tarde, os irmãos Ribeiro desempenhariam papéis fundamentais para o estabelecimento e posterior expansão da nova Escola de Medicina.

Coube a Octávio de Carvalho promover a integração entre o grupo de 33 professores e os 119 alunos excedentes. Nas reuniões, ele expunha com clareza os objetivos, os desafios e as dificuldades inerentes ao estabelecimento de uma nova Escola de Medicina. Aos encontros na Brigadeiro Tobias, sucederam-se reuniões no Trianon, na Avenida Paulista. Ficou estabelecido que seria fundada uma sociedade civil, sem fins lucrativos, de utilidade pública, com o objetivo de formar médicos e promover a filantropia, por meio da assistência a carentes enfermos.

Por ser privada, a nova escola teria que ser financiada, em grande parte, pelas taxas de matrícula e mensalidades pagas pelos alunos. Os valores – 2 contos e 400 mil réis de matrícula e 240 mil réis de mensalidade, elevados para os padrões da época – foram definidos em comum acordo por um grupo reduzido de representantes dos professores-fundadores e dos 119 alunos excedentes.

No dia 27 de maio, em assembléia geral realizada no Edifício Glória, definiu-se o nome da nova escola – que resgatava o orgulho paulista, ferido pela derrota na Revolução de 1932. Como não havia financiamento público, tampouco privado – ambos tentados por Octávio de Carvalho, porém ainda sem sucesso – os professores-fundadores decidiram contribuir com recursos financeiros à escola. Pedro de Alcântara propôs uma contribuição de 2 contos de réis, em quatro prestações de 500 mil réis. Marcos Lindenberg defendeu que cada fundador deveria integralizar um total de 5 contos de réis, quantia que seria paga da seguinte forma: 500 mil réis no ato inicial, 500 mil réis 30 dias depois e o restante em quatro parcelas anuais, de 1 conto de réis cada, com vencimento nos meses de março, de 1934 a 1937. Para não onerar uma escola que nascia sem o apoio do Estado e, portanto, virtualmente sem recursos financeiros, os professores também se comprometeram a lecionar gratuitamente até que a instituição pudesse remunerá-los.

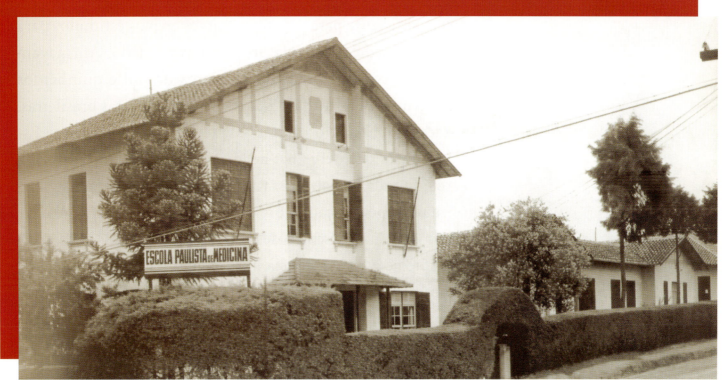

Fonte: Arquivo Unifesp-EPM.

Primeira sede da Escola Paulista de Medicina – Rua Oscar Porto, 54, em 1933

Na assembléia geral extraordinária, os fundadores promoveram os acertos finais no texto do Manifesto de Fundação, redigido pelos médicos-fundadores Carlos Fernandes e Pedro de Alcântara. O advogado Sylvestre de Lima Filho, contratado como consultor jurídico, apresentou o estatuto da nova escola, que foi igualmente aprovado pelos presentes. Por fim, Abraão Ribeiro foi incumbido de redigir o contrato da sociedade civil.

Manifesto publicado nos jornais comunica a fundação da Escola Paulista de Medicina, a segunda Escola Médica do Estado

No dia 1º de junho de 1933, foi oficialmente comunicada à sociedade a fundação da Escola Paulista de Medicina. Em manifesto publicado nos jornais *Folha da Manhã*, *Folha da Noite*, *Correio da Manhã*, *Gazeta* e *O Estado de S. Paulo*, os fundadores elogiavam a FMSP, ressaltando, porém, que a Escola já não era suficiente para suprir os "novos e vivos estímulos para a vocação médica" que ela própria havia criado. Afirmavam que, como conseqüência, havia "cerca de mil e quinhentos jovens paulistas" cursando outras Escolas Médicas brasileiras. Destacavam, ainda, o caráter assistencialista da nascente Escola Paulista de Medicina, ao dizer que "rica em tantos aspectos da vida social, nossa terra é indigente na assistência hospitalar à população pobre ou remediada". Concluíam afirmando que "a premência dêsses dois problemas – o do ensino médico e o da assistência hospitalar – bastaria para justificar amplamente" a criação da Escola Paulista de Medicina, que nascia "com os mais seguros elementos de vitalidade".

O Manifesto da Escola Paulista de Medicina – que foi assinado por 32 de seus 33 fundadores, uma vez que Álvaro Lemos Torres estava no exterior – assinalava, ainda, a importância da criação de um hospital-escola. O texto afirmava:

Manifesto da Escola Paulista de Medicina, 1933. In: GUÍMARO, 2003, p.17.

> Uma escola médica exige instalações hospitalares para o ensino das clínicas, e a criação de seu hospital não será o menor serviço prestado a São Paulo pela nova escola que, por isso só, faria jus ao carinho e ao melhor desvelo por parte da população paulista.

A ousadia marcou o início da 11ª Escola Médica do Brasil. Afinal, antes mesmo de selar a existência jurídica da Escola Paulista de Medicina como sociedade civil sem fins lucrativos – que seria registrada em cartório em 26 de junho – seus fundadores comprometeram-se a criar um hospital-escola, para ensino médico e atendimento à população carente.

Os fundadores

Octávio de Carvalho	Flávio Fonseca
Almeida Júnior	Alípio Corrêa Netto
Felipe Fogliolini	Henrique Rocha Lima
Afrânio do Amaral	Álvaro Guimarães Filho

continua...

continuação

Jairo Ramos	Décio de Queirós Telles
Álvaro Lemos Torres	Nicolau Rosseti
João Moreira da Rocha	Domingos Define
Antônio Bernardes de Oliveira	Olivério M. O Pinto
José Ignácio Lobo	Dorival Cardoso
Antônio Carlos Pacheco e Silva	Otto Bier
José Maria de Freitas	Eduardo Ribeiro Costa
Antônio Prudente	Paulo Mangabeira Albernaz
José Medina	Fausto Guerner
Archimede Bussaca	Pedro de Alcântara
Luiz Cintra do Prado	Felício Cintra do Prado
Carlos Fernandes	Rodolfo de Freitas
Marcos Lindenberg	

Aprovados em novo exame vestibular, 83 alunos matriculam-se na primeira turma da EPM; direção, professores e alunos iniciam batalha contra o tempo

Ao ser vencida a primeira grande batalha, que resultou na própria fundação da Escola Paulista de Medicina (EPM), Octávio de Carvalho e seus pares não arrefeceram, pois sabiam que não havia tempo a perder. No mesmo dia 26 de junho, enquanto Abraão Ribeiro providenciava o registro da sociedade civil Escola Paulista de Medicina, futuros professores da EPM submeteram 105 jovens a provas de português, inglês, física, química e história natural. O exame vestibular, realizado no Liceu Nacional Rio Branco, aprovou 84 candidatos, dos quais apenas um não efetivou a matrícula.

A EPM foi oficialmente inaugurada no dia 15 de julho, com um discurso de Octávio de Carvalho, no qual o mentor e primeiro diretor da Escola sublinhou que os professores-fundadores haviam firmado um "pacto de honra", publicamente, "para melhor servir São Paulo", uma vez que, em função do reduzido número de vagas na FMSP, somado à precariedade da assistência hospitalar aos carentes,

CARVALHO, Discurso de inauguração da EPM, 1933. *In:* GUÍMARO, 2003, p.17-18.

> urgia uma solução satisfatória a esse estado de coisas. Esse o motivo por que, indo ao encontro das aspirações de quase duas centenas de moços, vários médicos – verdadeiras notabilidades da medicina paulista – tomaram a si o levar adiante um empreendimento que, à altura do progresso de São Paulo, viesse resolver o problema – a Escola Paulista de Medicina.

A honra de comandar a aula inaugural, proferida logo em seqüência, foi concedida a Antonio Carlos Pacheco e Silva, que a intitulou *Iniciação médica*. No final de sua palestra, o futuro catedrático de Psiquiatria da EPM radiografou a complexidade do presente e antecipou as dificuldades do porvir:

SILVA, Aula inaugural, 1933. *In:* GUÍMARO, 2003, p.18.

> A época é de incertezas, os homens do mundo inteiro têm o sobrecenho carregado e a fronte vincada pelas apreensões do dia de amanhã.

Para não perder o ano letivo de 1933, os alunos concordaram em não tirar férias, além de freqüentar a escola nos períodos matutino, vespertino e noturno. Com isso, as aulas estenderam-se sem interrupção até fevereiro de 1934, período no qual os alunos receberam ensinamentos de Anatomia – matéria lecionada pelos fundadores Henrique Rocha Lima, catedrático, e José Maria de Freitas, professor adjunto – e Histologia e Embriologia – disciplina ministrada pelos professores convidados Nélson Gioia Planet e Zeferino Vaz.

A motivação dos alunos da primeira turma era enorme. Felizes com o desfecho da celeuma que permitiu a realização do sonho de cursar uma Escola Médica, os primeiranistas não tardaram a dar demonstrações de força e determinação. O Centro Acadêmico Pereira Barreto foi fundado em 25 de ju-

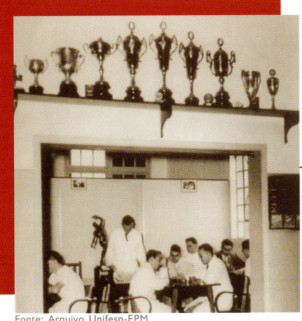

Centro Acadêmico Pereira Barreto, 1933

Fonte: Arquivo Unifesp-EPM.

lho, apenas 10 dias após o início das aulas. A iniciativa não surpreendeu os professores. Afinal, a própria sede inicial da Escola havia sido indicada pelos alunos.

A EPM foi instalada em uma simpática propriedade alugada – localizada na Rua Coronel Oscar Porto, 54, na esquina com a Rua Abílio Soares – que abrigara um colégio e ocupava um terreno grande, com piscina e campo de futebol. Havia duas casas. Na maior, com dois andares e sótão, instalou-se a parte administrativa, para a qual foram contratados 17 funcionários, incluindo dois auxiliares de biblioteca e um fotógrafo. Na outra, térrea, eram ministradas as aulas noturnas de Anatomia, que tiravam o sono de muitos alunos.

Ainda que conhecer em profundidade o corpo humano não fosse tarefa simples, o que realmente amedrontava os dedicados primeiranistas era dissecar cadáveres à noite. Pouco antes do início da aula, o bedel David Soares acionava uma corrente para içar os cadáveres, que eram armazenados no porão, disponibilizando-os para o estudo dos alunos. As aulas de Anatomia terminavam tarde. Ao redor da sede da Escola, só havia mato. No breu, o silêncio quase sepulcral era rompido apenas pelo riso nervoso dos alunos, que subiam a ladeira do Paraíso às 11h30 da noite, após três horas seguidas de aula prática no laboratório de Anatomia.

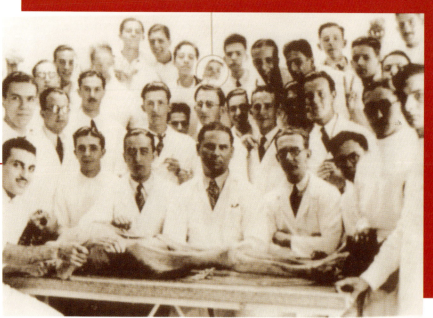

Aula prática no laboratório de Anatomia, 1934; *em destaque:* Wladimir da Prússia Gomes Ferraz

Fonte: Arquivo Unifesp-EPM.

Muitos alunos não sabiam, mas obter cadáveres para as lições práticas de Anatomia também tirava o sono da direção da EPM. Em carta oficial, endereçada a Octávio de Carvalho, o então diretor-clínico da filantrópica Santa Casa de Misericórdia de São Paulo, Synésio Rangel Pestana, negou-se a fornecer cadáveres para as aulas.

A decisão deve ter revirado o túmulo da rainha Leonor de Lencastre, viúva de dom João II, mulher de visão que fundou a Irmandade das Santas Casas de Misericórdia, em Lisboa, em 15 de agosto de 1498. Afinal, as Santas Casas, instituições responsáveis pela difusão da assistência médico-hospitalar no Brasil, têm caráter eminentemente social, o que, na fria análise contemporânea, torna ainda mais surpreendente a decisão de Rangel Pestana.

Mas o diretor-clínico da Santa Casa tinha plena consciência do que fazia, uma vez que estava a serviço de outros interesses, mais especificamente do governo do Estado e da Faculdade de Medicina de São Paulo, ambos comprometidos com a futura Universidade de São Paulo, que seria oficialmente criada por Armando Salles de Oliveira no dia 25 de janeiro de 1934.

Os cadáveres que forniram o bem organizado necrotério da Oscar Porto foram cedidos pelo Hospital de Alienados do

Juqueri, serviço psiquiátrico dirigido por Antonio Carlos Pacheco e Silva, o bom amigo e vizinho de consultório do homem-forte da EPM. O Hospital de Tuberculosos do Jaçanã, os leprosários e o Gabinete Médico-Legal (hoje renomeado Instituto Médico Legal, o IML) também colaboraram com o envio de cadáveres de indigentes não-procurados por seus familiares. Ao longo dos anos, a relação da EPM com o Instituto Médico Legal foi estreitada, inclusive com a instalação de uma espécie de filial do IML nas dependências da e Escola, mais especificamente na Anatomia Patológica, local que hoje abriga o prédio Lemos Torres. Na década de 1980, cansada da corrupção dos agentes funerários, cuja rotina incluía historicamente o comércio ilegal de cadáveres, a direção da Escola achou prudente romper a parceria.

Modestamente instalada na casa da Rua Oscar Porto, no início a EPM foi tratada com desdém e certa desconfiança por muitos alunos e alguns professores da FMSP. Por ser amparada pelos recursos do governo estadual e orgulhosa de suas modernas instalações, na Avenida Doutor Arnaldo, a turma da Medicina de Pinheiros passou a chamar a Escola Paulista de Medicina de "Escolinha". O apelido, que se pretendia pejorativo, foi adotado pela comunidade epemista como alcunha carinhosa.

Em 1936, a Escolinha contabilizava 301 alunos matriculados nos quatro anos do curso médico. Além dos estudantes aprovados no vestibular, a cada ano aumentava o número de transferências, prática que teve início em 1934, com a chegada de um aluno do segundo ano da Faculdade de Medicina do Rio de Janeiro. Em seguida, outros estudantes paulistas – que cursavam Medicina longe da cidade de São Paulo, em outros Estados brasileiros ou mesmo na Europa, em cidades como Nápoles e Munique – foram aceitos pela EPM, confirmando a visão dos fundadores, os quais sustentavam que a criação da Escola ajudaria a impulsionar a economia paulista.

Com o início do ano letivo de 1936, um novo desafio apresentou-se à direção da Escola. A primeira turma já estava no quarto ano, cujo currículo previa aulas das cadeiras clínicas e cirúrgicas, para as quais era necessário ter acesso a instalações hospitalares. Uma vez mais, Octávio de Carvalho usou sua influência para resolver o problema. O diretor da EPM obteve, do conde Francisco Matarazzo, autorização para utilizar as enfermarias do Hospital Humberto I, unidade de saúde que prestava assistência a indigentes. Além de evitar a interrupção do curso médico, a gentileza do industrial italiano significou uma economia de 500 contos de réis aos cofres da EPM, que ministrou aulas no local por 27 meses.

Tendo sido fundado em 1º de janeiro de 1905, o Hospital Humberto I, cujo lema era "a saúde dos ricos para os pobres", pertencia à Sociedade Italiana de Beneficência, que utilizava os recursos do vizinho Hospital Matarazzo, unidade que recebia pacientes particulares, para financiar o atendimento à população carente. Construído e mantido pelos imigrantes italianos que fizeram fortuna na capital paulista, o Complexo Hospitalar Matarazzo foi vendido em 1996 para o fundo de pensão dos funcionários do Banco do Brasil.

A construção de um hospital-escola, além de ser um compromisso público dos fundadores da Escola Paulista de Medicina, registrado no Manifesto, era essencial para a expansão da Escolinha. Enquanto Octávio de Carvalho passava o chapéu para angariar fundos junto ao Poder Público e à iniciativa privada, Álvaro Lemos Torres visitava diversos hospitais na Europa (Alemanha, França e Itália) e nos Estados Unidos (Universidades de Columbia e Harvard, entre outras), tendo permanecido em alguns deles como estagiário, com o objetivo de conhecer em profundidade o funcionamento de seus serviços de assistência à saúde. O interesse de Lemos Torres pelo tema não era recente, como mostrou sua aula inaugural do ano de 1934, na qual havia defendido a integração entre prática clínico-cirúrgica e pesquisa científica.

O sonho de construir um hospital-escola ganhou contornos concretos com o lançamento da pedra fundamental do Hospital São Paulo, em 30 de setembro de 1936. O evento solene contou com a participação dos maiores médicos, educadores e políticos da época, em sinal inequívoco do prestígio da Escola Paulista de Medicina. Entre os presentes, destacavam-se: Leitão da Cunha, reitor da Universidade do Rio de Janeiro; Reynaldo Porchat, reitor da USP; Aguiar Puppo, diretor da Faculdade de Medicina da USP; o antigo desafeto Synesio Rangel Pestana, diretor-clínico da Santa Casa de Misericórdia; o interventor federal, Waldomiro Castilho de Lima; além, é claro, de Samuel Ribeiro, diretor da Caixa Econômica Federal, instituição bancária financiadora das obras, que emprestou à Escola 10 mil contos de réis para a construção de seu hospital-escola.

É razoável inferir que uma reunião de audiência tão prestigiosa deve ter tido sabor de vitória pessoal para Octávio de Carvalho. Em seu discurso, todavia, o criador da Escola Paulista de Medicina procurou enaltecer São Paulo, que, não por acaso, emprestava seu nome ao hospital, resgatando o espírito do povo derrotado na Revolução de 1932.

> Tudo aqui é São Paulo. Paulistas são os fundadores desta casa. Paulista foi o espírito amplamente elevado de sua organização, pela escolha dos valores componentes do seu corpo de professores, entre as mais significativas figuras do País.

CARVALHO, Discurso de lançamento da pedra fundamental do Hospital São Paulo, 1936. *In:* GUÍMARO, 2003, p. 23.

Embora as palavras de Octávio de Carvalho fossem belas e repletas de significado, acabaram ofuscadas pela fala do imortal Guilherme de Almeida, conhecido como o poeta de São Paulo e eleito para a Academia Brasileira de Letras em 1930, que pronunciou um discurso inspirado, mais tarde elevado à condição de lema da Escola Paulista de Medicina.

> De armas vencidas e almas vencedoras, mal saía São Paulo de um desastre heróico que o deveria abater, se fosse fraco, mas que só o exaltou porque é forte, já na sua terra – terra ainda morna dos corpos que se esfriaram sobre ela, beijando-a – lançava-se há pouco mais de três anos, uma semente milagrosa: a da Escola Paulista de Medicina...

> ...Aí está, germinada e prosperada, a semente; aí está, florescido, o ideal; aí está, frutificado, o empreendimento! Aí está a Escola Paulista de Medicina – a árvore boa, em boa hora, sob um bom signo, numa boa terra e por boas mãos plantada...
>
> ...Ora, dessa árvore já adulta um galho se cortou e para aqui, neste instante, se transplanta. É essa estaca inicial do Hospital São Paulo, que agora vai ser batida....
>
> ...E aqui, nesta porção de solo assim tão genuinamente paulista, nesta elevação de Vila Clementino, nesta altura mais alta do planalto, esta primeira estaca do Hospital São Paulo, que agora vai ser batida, parece, assim reta, rija, vertical, a espada de São Paulo, a espada do Apóstolo-soldado, que foi a Força e foi a Lei..."

ALMEIDA, Discurso de lançamento da pedra fundamental do Hospital São Paulo, 1936. In: GUÍMARO, 2003, p. 24.

O esforço pela construção do Hospital São Paulo mobilizou diversos setores da sociedade paulista. A Associação Cívica Feminina, por exemplo, doou 100 contos de réis, utilizados para erguer um prédio de três andares, que foi batizado com o nome de sua diretora. Ao ser inaugurado, em junho de 1937, com 80 leitos, o Pavilhão Maria Thereza de Azevedo, do Hospital São Paulo, foi o primeiro serviço de assistência médica da Escola Paulista de Medicina. Em suas enfermarias, os alunos da EPM travaram o primeiro contato com a prática profissional. Nascia o sonhado hospital-escola.

No dia 8 de dezembro de 1938, os primeiros 63 doutorados da EPM receberam seus diplomas, com pompa e circunstância, em cerimônia realizada no Teatro Municipal de São Paulo. A primeira turma da Escola Paulista de Medicina reunia jovens que acreditaram em um sonho. Dos 63 formados, nada menos que 25 exerceram a função de professor na própria Escola ou em outras faculdades médicas. Quatro tornaram-se professores titulares da EPM: Horácio Kneese de Mello (Cardiologia), Ítalo Domingos Le Voci (Propedêutica Médica), Jair Xavier Guimarães (Moléstias Infecciosas e Parasitárias) e Octaviano Alves de Lima Filho (Ginecologia). No palco, duas mulheres foram chamadas por Leitão da Cunha: Margarida Muller e Antonieta Albuquerque Cavalcanti.

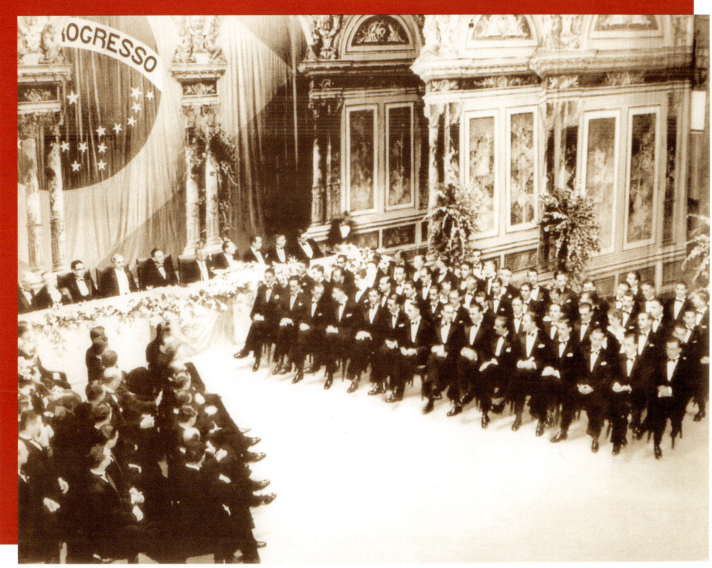

Fonte: Arquivo Unifesp-EPM.

Formatura dos primeiros 63 doutores da EPM, Teatro Municipal de São Paulo, 1938

Criação da Escola de Enfermagem do Hospital São Paulo, em março de 1939, leva à profissionalização do serviço assistencial da EPM

O desejo de criar um centro para formação de enfermeiras de alto padrão nasceu praticamente junto com a própria Escola Paulista de Medicina. Durante a inauguração da sede definitiva, na Rua Botucatu, em outubro de 1936, Octávio de Carvalho anunciara a intenção de criar a Escola de Enfermagem, anexa à Escola e ao hospital, com o objetivo de profissionalizar o serviço assistencial oferecido pela EPM. O processo só foi concluído em março de 1939, por iniciativa de Álvaro Guimarães Filho – que já havia criado o curso de Enfermagem Obstétrica, com 17 leitos, em outubro de 1938 – e do diretor Álvaro Lemos Torres. Eles entraram em contato com o arcebispo metropolitano de São Paulo, dom Gaspar de Affonseca e Silva, que os apresentou a religiosas francesas da ordem das Franciscanas Missionárias de Maria. Entre as freiras, havia algumas enfermeiras gabaritadas. E foi assim que as irmãs assumiram a Escola de Enfermagem do Hospital São Paulo, cujo currículo era idêntico ao da Escola Anna Nery, no Rio de Janeiro, pioneira no ensino de Enfermagem no Brasil.

As freiras imprimiram um forte caráter assistencialista ao curso, que logo se destacou pelo aspecto prático. As alunas moravam na escola, em regime de internato, e faziam visitas no vizinho Hospital São Paulo, acompanhando os catedráticos de Medicina.

Rigorosas na disciplina, as freiras valorizavam o estudo e a aquisição de cultura geral. Criaram uma biblioteca especializada em enfermagem, cujo ótimo acervo, na década de 1990, foi incorporado à biblioteca da Escola Paulista de Medicina.

A Escola Paulista de Medicina é federalizada em 1956

A Escola Paulista de Medicina foi federalizada pelo Decreto-Lei n. 2.712, em 21 de janeiro de 1956, dez dias antes da posse do médico mineiro Juscelino Kubitschek na Presidência da República. O Hospital São Paulo não foi incorporado pelo governo federal, permanecendo sob controle da sociedade civil Escola Paulista de Medicina, a qual, a fim de evitar confusão, teve seu nome alterado para Sociedade Paulista para o Desenvolvimento da Medicina, em 1960.

O último capítulo da novela da federalização foi escrito pelos deputados paulistas. Havia, no Congresso, um projeto de lei para federalizar a Escola de Medicina de Santa Maria,

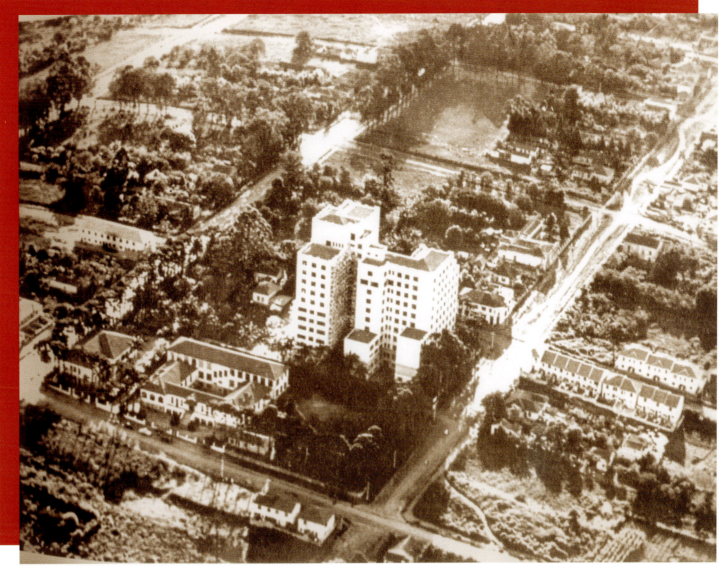

Fonte: Arquivo Unifesp-EPM.

Quadrilátero delimitado pelas Ruas Botucatu, Borges Lagoa, Pedro de Toledo e Napoleão de Barros, 1948

com a criação da Faculdade de Medicina em Santa Maria, integrada à Universidade do Rio Grande do Sul. A bancada paulista garantiu o apoio à causa gaúcha, desde que os deputados sulistas incluíssem a Escola Paulista de Medicina no texto do Decreto-lei. E assim foi escrito o último capítulo da história da Escolinha como instituição particular de ensino.

A expansão da EPM

Desde a fundação da Escola, seus professores entenderam que a eficiência na área da Saúde só seria alcançada se a formação de profissionais competentes na área fosse diversificada e houvesse produção científica.

A federalização e a contratação de professores em tempo integral viabilizou uma série de iniciativas nas áreas de ensino, pesquisa e assistência. No período compreendido entre 1956 e 1970, houve algumas inovações, como a criação da residência médica e de outros cursos de graduação, a instalação da Biblioteca Regional de Medicina e o estabelecimento de dois edifícios dedicados ao ensino e à pesquisa.

Em 1957, a EPM dá início ao programa de residência médica do Brasil

A maior dedicação dos docentes possibilitou uma série de iniciativas nas áreas de pesquisa e ensino. Em 1957, ano em que a construção de Brasília teve início, foi criada a residência médica, programa pioneiro no País, na área federal. Se hoje a residência é praticamente compulsória para os formados em Medicina, na época a novidade atraiu o interesse, sobretudo, de alunos que desejavam seguir carreira acadêmica. De fato, a maioria dos médicos que se formaram nas primeiras turmas de residentes foi absorvida pela instituição, que se encontrava em acelerado ritmo de expansão acadêmico-científica.

Instalações de ensino e pesquisa

O ideal de produção de conhecimentos manisfetado pelos fundadores começou a ser cumprido com a contratação dos jovens pesquisadores do Instituto Butantan, mineiros de origem, José Ribeiro do Valle e José Leal Prado, para as cátedras de Farmacologia e Química Fisiológica, e concretizou-se com a instalação, em 1956, do edifício em que se instalaram os laboratórios de Bioquímica e Farmacologia, hoje Edifício Leal Prado – carinhosamente apelidado *A Pampulha*, em homenagem aos seus idealizadores –, e, em 1963, do edifício de Ciências Biomédicas.

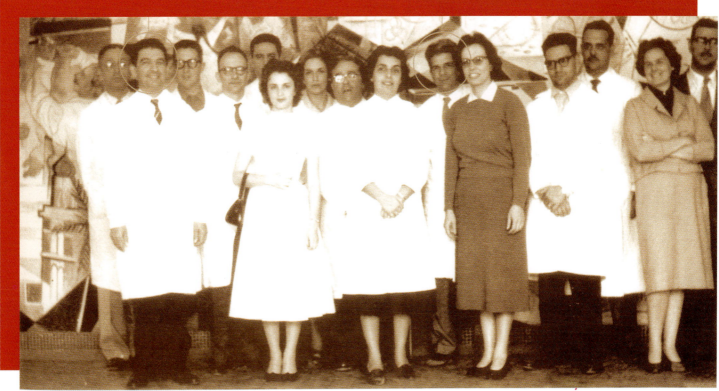

Fonte: Arquivo Unifesp-EPM.

Criação do curso de Ciências Biomédicas, 1966; *em destaque:* Leal Prado e Ribeiro do Valle

Novos cursos de graduação

Nesse período, também surgiram novos cursos de graduação. À criação do curso de Ciências Biomédicas (1966), visando à formação de docentes e pesquisadores nas áreas básicas da Medicina, seguiu-se o de Fonoaudiologia (1968), voltado para a formação de profissionais habilitados no processo de comunicação humana, e, em 1970, o curso de Ortóptica, que, com o desenvolvimento técnico-científico da área, transformou-se em curso de Tecnologia Oftálmica, que capacita o profissional em diferentes técnicas e exames diagnósticos para participação na equipe de atendimento oftalmológico.

A criação do curso de Ciências Biológicas – modalidade médica, (1966), hoje conhecido como Ciências Biomédicas – foi mais um passo no sentido de fortalecer a pesquisa na instituição. Com visão de futuro, seu idealizador, Leal Prado, escreveu, em artigo publicado em 1966:

> GUÍMARO, 2003, p. 46.

Uma instituição ativa como a Escola Paulista de Medicina sente-se muito isolada dentro da estrutura de um instituto isolado de ensino superior. A criação do curso de ciências biomédicas tornará mais amplo seu campo de atividade cultural e mais importante sua contribuição social. Se tivermos êxito nesta iniciativa, estaremos armazenando uma experiência valiosa ao mesmo tempo que teremos maiores possibilidades para fazer uma segunda tentativa no caminho da Universidade Federal. Somente o futuro ditará a melhor conduta a seguir.

Estava fecundado o embrião da Universidade da Saúde.

Em 1965, a convite de Orlando Villas Bôas, a EPM desenvolve o Projeto Xingu, programa pioneiro de extensão que engloba assistência, pesquisa e ensino

Em 1965, cerca de três décadas antes da difusão nacional do conceito de extensão universitária, a Escola Paulista de Medicina implantou o seu primeiro programa de extensão. A convite do sertanista Orlando Villas Bôas, diretor do Parque Indígena do Xingu (PIX), um grupo de sete profissionais da EPM, coordenado pelo professor Roberto Baruzzi, viajou para o Xingu com a missão de avaliar as condições de saúde da população indígena local. A equipe de Baruzzi – que incluía os professores de Hematologia, Marcello Pio da Silva, e de Parasitologia, Carlos D'Andretta Junior, dois técnicos de laboratório e um residente – encontrou uma população com saúde precária.

A malária era a principal *causa mortis* entre os índios e ceifava a vida de crianças e adultos. Não havia um plano regular de vacinação, o que ocasionava surtos epidêmicos, como o de sarampo, em 1954, que vitimou 20% dos habitantes de uma tribo do Alto Xingu. A ausência de uma assistência regular na área de Saúde colaborava para acentuar o risco de extinção dos cerca de 1.500 índios, de 17 tribos, que habitavam os 32 mil quilômetros quadrados do Parque.

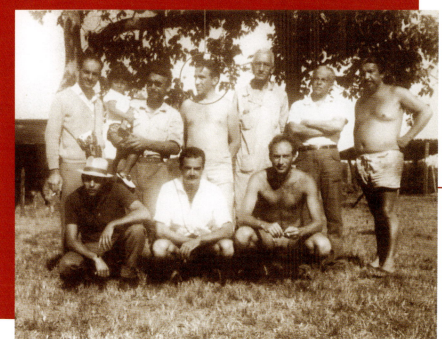

Caravana médica do Projeto Xingu, 1965; *em destaque*: Roberto Baruzzi

Fonte: Arquivo Unifesp-EPM.

Baruzzi, então, comprometeu-se a elaborar um plano de saúde para o diretor do PIX. Nascia o Projeto Xingu, que foi materializado com a assinatura de um convênio entre o PIX e o Departamento de Medicina Preventiva da EPM, cujo chefe, à época, era o professor Walter Leser. A Escola deu início à implantação de uma espécie de *campus* avançado no PIX. Periodicamente, a EPM enviava equipes multidisciplinares, compostas por médicos, enfermeiras, dentistas e outros profissionais da área de Saúde.

Em 1967, com a inauguração da Biblioteca Regional de Medicina (Bireme), a EPM passa a abrigar o melhor centro de referência médica da América Latina

A necessidade de contar com uma biblioteca de alto nível sempre foi vista como prioridade pela EPM. A doação do acervo do fundador Octavio de Carvalho, ainda em 1933, foi a gênese da coleção médica da instituição. Mas, apesar do esforço de José Ribeiro do Valle, que havia reunido uma biblioteca razoável de Farmacologia e Bioquímica, e de outras doações relevantes – recebidas da Sociedade de Medicina e Cirurgia de São Paulo, da Associação Paulista de Medicina e do Laboratório Torres, entre outros – até 1966 a biblioteca da Escola ainda era bastante modesta.

O panorama mudou radicalmente em março de 1967 com a instalação da Biblioteca Regional de Medicina (Bireme). A proposta de fundar, na América Latina, um centro regional de informação em Saúde foi apresentada, pela primeira vez, em agosto de 1964, durante a IV Conferência de Faculdades Latino-Americanas e a II Reunião da Associação Brasileira das Escolas Médicas, eventos científicos realizados, simultaneamente, na cidade de Poços de Caldas – MG.

A partir de dados demonstrativos de que a América Latina era responsável por cerca de 40% das consultas à *National Library of Medicine* (NLM), nos EUA – a maior, melhor e mais completa biblioteca na área da Saúde do mundo – professores e pesquisadores concluíram que a criação de uma biblioteca similar, na região, era uma necessidade imperiosa para fomentar o avanço acadêmico e científico em seus países.

Uma vez aprovada a criação da biblioteca regional, várias nações latino-americanas passaram a disputar o privilégio de abrigá-la. Por razões de ordem geopolítica, optou-se pelo Brasil. Após concorrer com outras instituições – como a Faculdade de Medicina da Universidade de São Paulo (FMUSP) e as universidades federais de Brasília e do Rio de Janeiro – a Escola Paulista de Medicina foi escolhida como sede da Bireme.

Instalada no mesmo prédio, a Biblioteca Central (Biblac) passou a ser administrada pela Bireme. Em 2002, as duas bibliotecas – que hoje possuem autonomia administrativa – atenderam cerca de 700 mil pessoas, prestando um serviço inestimável à comunidade médica do Brasil, da América Latina e do Caribe. Não-circulante, a Bireme é, hoje, com certeza, a biblioteca informatizada mais competente do Brasil. Além de promover cursos de formação de profissionais de biblioteconomia, sobretudo na área médica, a Bireme exporta

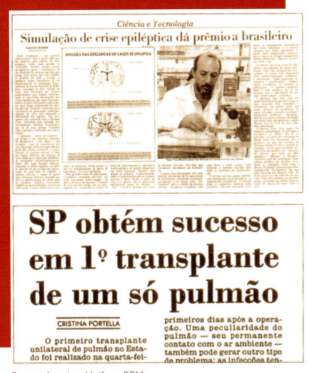

Fonte: Arquivo Unifesp-EPM.

sua experiência em tecnologia da informação para outros países, inclusive da Europa.

Com a evolução da pesquisa clínica e a necessidade de solucionar problemas clínicos relevantes, surgiu a Epidemiologia Clínica na década de 1970. No início da década de 1980, graças às boas relações entre os professores Osvaldo Luis Ramos e Kerr White, foi fundado o Grupo Interdepartamental de Epidemiologia Clínica (Gridec), na Unifesp, que reuniu pesquisadores clínicos, treinados no exterior com recursos da Fundação Rockefeller. Aos poucos, formou-se uma massa crítica de docentes com pós-graduação e/ou pós-doutorado nas Universidades de MacMaster, *London School of Hygiene* e Universidade da Pensilvânia.

Os docentes treinados Adauto Castelo Filho, Álvaro Nagib Atallah, Luis Francisco Marcopito, Cláudio Miranda, Jair de Jesus Mari, Luiz Roberto Ramos, Ricardo de Castro Cintra Sesso e Marcos Bosi Ferraz deram grande impulso à qualidade das pesquisas clínicas na Unifesp e no País. Em 1996, o doutor Álvaro Nagib Atallah, ao lado do professor Jair Mari e com o apoio do grupo, fundou o Centro Cochrane do Brasil, o primeiro em um país em desenvolvimento. O Centro

Cochrane é uma base de pesquisas e fonte de informações que, na última década, vem aprimorando a pesquisa e a prática clínica, em busca de efetividade, eficiência e segurança nas decisões em Saúde. Graças ao trabalho pioneiro da Unifesp, hoje o Brasil é um dos países onde a cultura da Medicina baseada em evidências está estruturada em universidades, entidades associativas e grandes empresas, dedicadas à valorização do uso da melhor ciência existente em defesa da saúde e da vida.

Criação dos cursos de pós-graduação, em 1970, une cadeiras básicas e clínicas e lança base sólida para disseminar a excelência em pesquisa

Em 1969, através de lei federal, foram instituídos, no país, cursos de pós-graduação, em nível de mestrado e doutorado.

Até o início da década de 1970, a pesquisa na área biomédica era realizada, sobretudo, em institutos de pesquisa. Graças à Escola de Ciência iniciada principalmente por Leal Prado, Ribeiro do Valle e Otto Bier, a EPM tornou-se uma das poucas instituições de ensino superior do país que já contava com uma estrutura voltada para a produção de conhecimento. Estrutura ainda modesta, que se mostrou, porém, essencial para o rápido desenvolvimento da pós-graduação na Escola.

Se a pesquisa na área básica foi impulsionada pela obstinação da dupla de mineiros, Leal Prado e Ribeiro do Valle, na área clínica o mérito coube ao professor Oswaldo Ramos. Filho do professor Jairo Ramos – um dos fundadores da EPM e clínico de reputação inigualável –, Oswaldo Ramos não se limitou a seguir os passos do pai, tendo optado por dedicar sua vida ao ensino e à pesquisa na área clínica.

O exemplo de Oswaldo Ramos inspirou dezenas de pósgraduandos a seguirem uma carreira acadêmica, que, em geral, inclui as seguintes etapas: graduação, residência, mestrado, doutorado, pós-doutorado no exterior – nos Estados Uni-

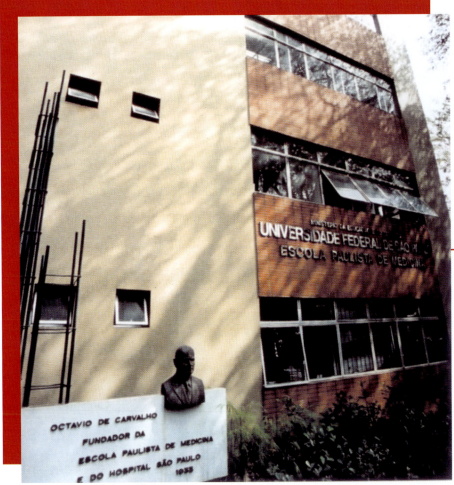

Edifício Octávio de Carvalho, Rua Botucatu, inaugurado em 1978

Fonte: Arquivo Unifesp-EPM.

dos ou na Europa – e retorno ao Brasil, para atuar como docente, dedicando-se ao ensino e à pesquisa. Esse modelo de trajetória profissional contribuiu para disseminar a meritocracia na instituição, em um processo de seleção natural que premia os talentosos e dedicados.

Em 1971, marco-zero da pós-graduação institucionalizada, apenas três teses foram defendidas, uma de mestrado e duas de doutorado. Até 1976, a EPM havia produzido 85 dissertações de mestrado e 32 teses de doutorado. Um aumento significativo, embora pífio quando comparado ao total de teses escritas e defendidas na Unifesp/EPM, de 1971 a 2002: nada menos que 7.110, sendo 4.683 de mestrado e 2.427 de doutorado.

O resultado do esforço de três décadas é o reconhecimento da excelência dos programas de pós-graduação da instituição. A Unifesp/EPM é a mais produtiva universidade do país.

Em 2002, os docentes-doutores publicaram 1.418 artigos. Desses, cerca de 600 saíram em publicações de prestígio, indexadas pelo ISI ou pelo Scielo – que medem o número de citações e solicitações dos artigos – o que confere à Unifesp/EPM o melhor índice entre as universidades brasileiras.

Os números da pós-graduação são superlativos. Em 2002, havia 2.996 alunos regularmente matriculados: 407 no mestrado profissionalizante, 1.406 no mestrado acadêmico e 1.183 no doutorado. Acima de tudo, a pós-graduação da Unifesp/EPM cumpre uma relevante missão social: formar pesquisadores, mestres, doutores e profissionais da área da Saúde para todo o País.

De 1971 a 2002, 78% dos alunos admitidos no programa de pós-graduação da Unifesp/EPM graduaram-se em outra instituição de ensino superior, ou seja, oito a cada dez alunos são de fora da comunidade epemista. Como o Brasil ainda é carente em recursos humanos, essa espécie de "Escola fora da Escola" contribuiu e ainda colabora para melhorar o ensino e a prática da Medicina em todo o País.

A obstinação do professor Manuel Lopes dos Santos leva à materialização da Universidade da Saúde, criada por decreto federal, em dezembro de 1994

Quando professor Manuel Lopes dos Santos assumiu a direção da EPM, no final de 1990, encontrou uma instituição completamente diferente daquela que o abrigara como calouro de Medicina, em 1958. O crescimento de área física, a expansão da pós-graduação, altamente conceituada pela Capes, o volume da produção de conhecimento da Escola, o alcance e a qualidade das práticas de atenção à Saúde ultrapassavam muito o esperado de uma Escola isolada do Sistema Federal de Ensino Superior. Esse foi também o entendimento da então diretora de Políticas de Ensino Superior do MEC, Eunice

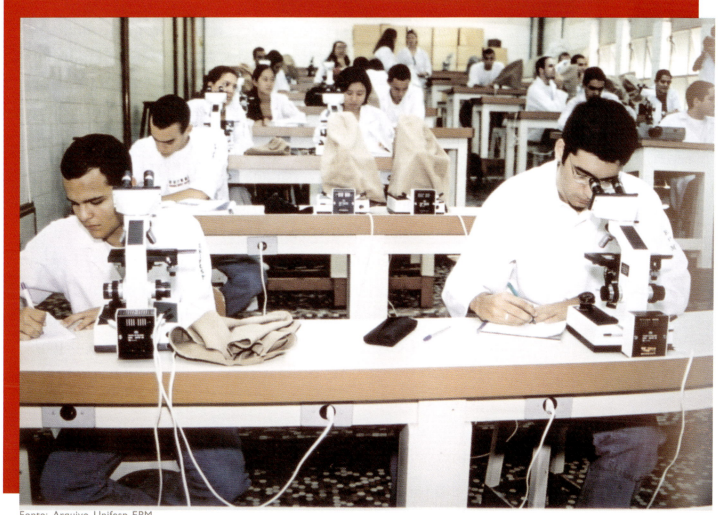

Fonte: Arquivo Unifesp-EPM.

Aula de Histologia

Durham, que, entusiasmada com os dados, logo se comprometeu a retomar o projeto de transformar a Escola isolada em Universidade Federal. Em visita à EPM, em dezembro de 1992, o ministro da Educação e Cultura, Murílio Hingel, manifestou opinião idêntica. Em 1993, tendo por base documento aprovado pela Congregação da Escola Paulista de Medicina, o ministro encaminhou o projeto à Câmara Federal, que o aprovou em 1994. O relator do projeto na Câmara dos Deputados foi o paulista Roberto Cardoso Alves, do PTB. No Senado Federal, a missão coube ao petista Eduardo Suplicy. A rara união de esforços de um líder conservador e outro progressista apenas corroborava a ampla aceitação da proposta no meio político, independentemente de ideologia.

Dois fatores contribuíram para a batalha vitoriosa da EPM em Brasília. O meio universitário brasileiro já sabia que a EPM era uma verdadeira universidade, opinião compartilhada por políticos e pela própria sociedade. E não menos importante: do ponto de vista financeiro, como a transformação da EPM, de escola isolada em universidade, não incluía um único centavo adicional de verbas federais, o projeto era inatacável.

A criação da Universidade Federal de São Paulo/Escola Paulista de Medicina foi aprovada por unanimidade nas duas casas legislativas da União. O sim definitivo ocorreu na Câmara dos Deputados, em 15 de dezembro de 1994. Estando presente à cerimônia, o professor Manuel tinha um discurso pronto para endereçar à nação. Sua voz foi calada pelo protocolo do Congresso, que não permite discursos de não-parlamentares em sessões ordinárias. O texto, que deveria ser ouvido, foi publicado nos Anais do Congresso Nacional. E o Brasil não ouviu o testemunho de um homem que lutou por uma causa, a criação da Universidade da Saúde.

O professor Manuel foi o último diretor da Escola Paulista de Medicina e o primeiro reitor da Universidade Federal de São Paulo/Escola Paulista de Medicina, uma instituição cuja missão é desenvolver, em nível de excelência, as atividades inter-relacionadas de ensino, pesquisa e extensão, almejando a liderança nacional e internacional na área de Saúde.

Hoje, a Unifesp tem como reitor o professor doutor Ulysses Fagundes Neto

O doutor Ulisses formou-se pela Escola Paulista de Medicina, fez residência e pós-graduação em Pediatria pela Unifesp e teve grande participação, tanto na vida acadêmica quanto na esportiva e de extensão da universidade, como aquelas relacionadas às atividades da EPM no Parque Nacional do Xingu. Equaciona as finanças, as atividades de ensino, assistenciais e de pesquisa, auxiliado pela equipe de pró-reitores: Walter Manna Albertoni, pró-reitor de extensão; Nestor Schor, pró-

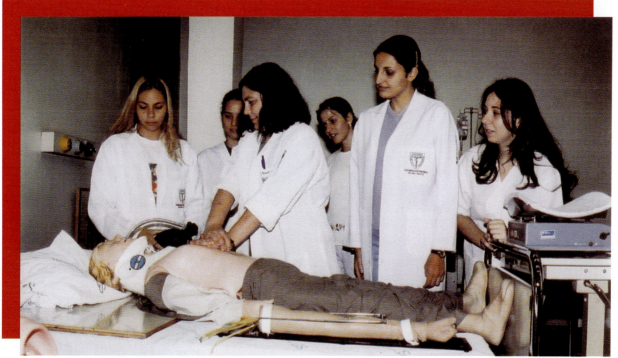

Fonte: Arquivo Unifesp-EPM.

Procedimentos em manequins informatizados para disciplinas como Ginecologia, Cirurgia, Pediatria e Enfermagem – entre outras

reitor de pós-graduação; Sergio Antonio Draibe, pró-reitor de administração; e Edmund Chada Baracat, pró-reitor de graduação.

Referência bibliográfica

GUÍMARO, Ana Luiza; PRATA, Leonel (Ed.). *A Universidade da Saúde*. Escola Paulista de Medicina 70 anos. São Paulo: Unifesp, 2003.

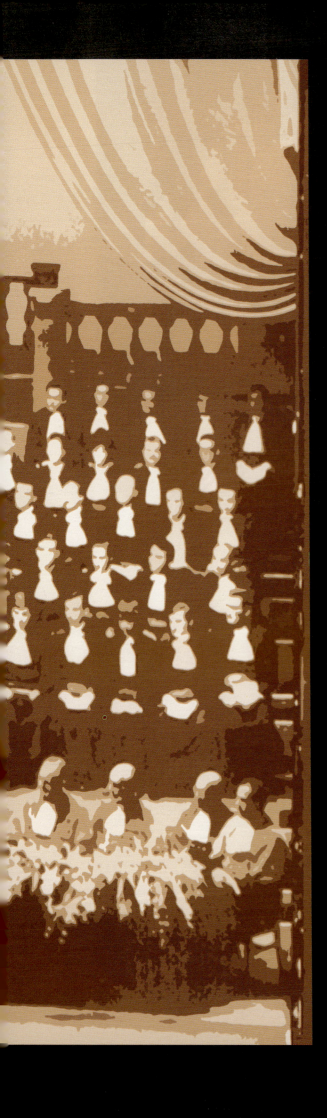

8

Faculdade de Ciências Médicas da Santa Casa de São Paulo

Decio Cassiani Altimari

Diretor secretário da Faculdade
de Ciências Médicas da Santa Casa de São Paulo

Em 1946 (ano em que os professores e os alunos da Faculdade da USP completaram seu deslocamento para o Araçá), foi editado o Memorial dos Médicos da Santa Casa, documento em que se expunha a idéia, compartilhada por toda a equipe médica remanescente, de que a falta de um ensino estruturado no hospital o tornaria um depósito de doentes.

O Memorial pode ser considerado o texto que documenta a geração da Faculdade da Santa Casa.

A criação da Faculdade de Medicina da Santa Casa de Misericórdia de São Paulo

Os hospitais da Santa Casa de Misericórdia de São Paulo são, desde muito tempo, um centro de formação e informação médicas, o que complementa seu destino maior de atendimento ao necessitado de saúde (mormente aqueles mais desvalidos pela fortuna). A esse destino assistencial, que vem desde a época da criação da cidade, no século XVI, alia-se a sua função como escola médica, que, por sua vez, remonta ao século XIX, desde quando estavam sediados na Rua da Glória, no bairro da Liberdade.

Nesse endereço, seus médicos já ensinavam Medicina e Cirurgia (tal como se dizia na época, separando as atividades clínicas das cirúrgicas) a estudantes que moravam ao lado dos hospitais, na rua que acabou sendo denominada apropriadamente – e mantendo o nome até hoje – Rua dos Estudantes.

No ano de 1880, as instalações tornaram-se pequenas, em razão do crescimento da cidade e do incremento do número de necessitados de saúde, razão pela qual a Mesa Administrativa da Irmandade pretendeu construir novo hospital. Sempre carente de recursos, não havia dinheiro suficiente, o que levou o provedor de então, João Jacyntho Augusto Gonçalves, a esmolar de porta em porta o que precisasse para que o projeto de Luis Pucci fosse erguido lá pelos lados da Chácara do Arouche. O dedicado provedor tanto fez que, em 1884, inaugurou-se o novo prédio, para onde também se deslocaram os estudantes.

Quando o doutor Arnaldo Vieira de Carvalho assumiu a diretoria clínica do hospital, empenhou-se em formatar o ensino médico na Santa Casa, e o novo formato do curso

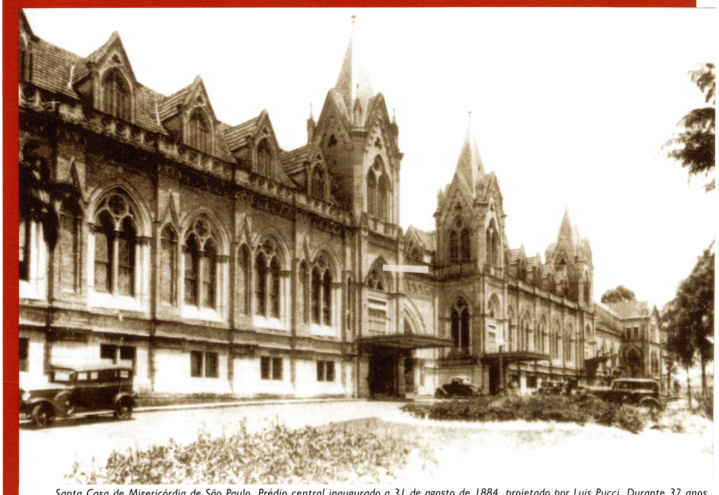

Santa Casa de Misericórdia de São Paulo. Prédio central inaugurado a 31 de agosto de 1884, projetado por Luis Pucci. Durante 32 anos (1916 a 1948) suas enfermarias serviram como centro de aprendizado clínico para os alunos da novel Escola Médica.

Fonte: Acervo do Museu da Santa Casa.

Hospital Central – Final do século XIX

(assumido em 1913) resultou na primeira Faculdade de Medicina do Estado de São Paulo.

Quase duas décadas depois, em 1934, no governo de Armando de Sales Oliveira (cujo secretário da Educação e Saúde Pública era o impetuoso advogado Christiano Altenfelder Silva), criou-se a Universidade de São Paulo, e a Escola Médica da Santa Casa passou a integrá-la, agora com o nome de Faculdade de Medicina da USP.

Logo se entendeu que um prédio próprio para a Faculdade de Medicina se fazia necessário, o que acabou sendo realizado pela construção do prédio da Avenida Doutor Arnaldo (no Araçá), para onde os alunos foram se deslocando, conforme as obras iam desenvolvendo-se. Mas só os alunos de cadeiras básicas, porquanto as cadeiras clínico-cirúrgicas continuavam a ser ministradas no Arouche, aguardando-se a construção do Hospital das Clínicas, que foi inaugurado apenas em 20 de abril de 1944.

A Casa de Arnaldo agora se localizava no Araçá. A Faculdade de Medicina despedia-se, definitivamente, do Arouche. Em sinal de reconhecimento, deixou, além das saudades, uma placa comemorativa, datada de 1948, e que atualmente está afixada ao lado da sala da provedoria da Irmandade.

Assim, os estudantes de Medicina foram saindo da Santa Casa, paulatina mas inexoravelmente, e, depois de 1946, nenhum deles freqüentava mais, como aluno, o antigo hospital. A figura do acadêmico de Medicina teria desaparecido de vez se não o freqüentassem alunos da Escola Paulista de Medicina, que aprendiam na Santa Casa enquanto seu hospital-escola (que seria o Hospital São Paulo) não ficava pronto, o que aconteceu no início da década de 1950; quando aqueles se foram definitivamente, pela primeira vez, depois de quase um século, os corredores góticos da Misericórdia não eram mais percorridos por estudantes de Medicina.

Rapidamente, observou-se que, simultaneamente ao esvaziamento causado pela migração dos jovens, acontecia uma decadência sensível nos serviços assistenciais, dado que a curiosidade insaciável dos alunos e a capacidade sempre presente de saciá-la que seus professores proporcionavam é que tinham levado a uma otimização desejável no atendimento aos doentes.

Já em 1946 (ano em que os professores e os alunos da Faculdade da USP completaram seu deslocamento para o Araçá), foi editado o Memorial dos Médicos da Santa Casa, cujo redator foi o doutor Nairo Trench, chefe da Cirurgia Torácica. No documento expunha-se a idéia, compartilhada por toda a equipe médica remanescente, de que a falta de um ensino estruturado no hospital o tornaria um depósito de doentes (literalmente, *"... transformado em um obscuro asilo de es-*

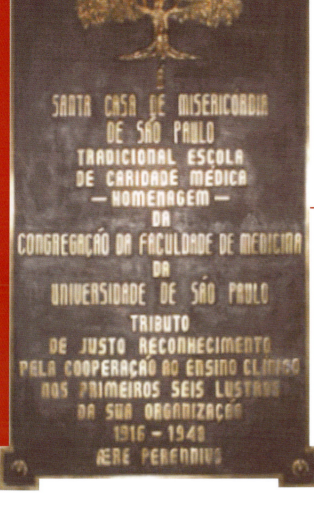

Placa comemorativa, 1948

Fonte: Acervo do Museu da Santa Casa.

tropiados"). O Memorial foi assinado pela maioria do corpo médico (aparecem apenas 100 assinaturas no documento porque os assistentes não podiam assiná-lo, não obstante a maioria concordar integralmente com os termos dele). O documento foi dirigido ao diretor clínico do hospital para ser encaminhado à Mesa Administrativa.

Destacam-se, a seguir, alguns trechos (mantendo-se a grafia original):

> Ao fundar o seu Hospital Central, não teve a Irmandade da Santa Casa de Misericórdia de São Paulo outra intenção sinão a de fazer caridade, não ocorrendo certamente aos seus fundadores a possibili-

dade de ser êle posteriormente transformado em hospital de ensino. No entanto – fato incontestável – data dessa transformação o início da projeção de seu prestígio. Durante os quase trinta anos em que foram seus hóspedes as clínicas da Faculdade de Medicina, esse prestígio ascendeu em um crescendo constante, atingindo seu clímax... Só agora, com a saída da Faculdade, é que verificamos quão iludidos estávamos todos – nós, V. S. e a administração – ao julgar que ele era fruto do nosso trabalho e conseqüência lógica da sua organização. Não víamos – vaidade das vaidades! – que a Santa Casa propriamente nunca havia saído da rotina estagnadora e que o prestígio que usufruía no meio científico nacional lhe era emprestado pela Faculdade... Um hospital moderno não pode mais ser eficiente – tanto do ponto de vista filantrópico como científico – se se descuidar da sua função educativa. Não se pode pretender conservar-se apenas um centro de assistência, desinteressando-se da incentivação das pesquisas... Oscar Clark ["in" *Política hospitalar moderna* (Rio, 1937)] afirma: 'O hospital moderno não é apenas o estabelecimento onde se encontram todas as custosas instalações necessárias à complexa arte do tratamento, mas, também, é escola... Ele é verdadeiramente, a única escola de medicina, pois somente no seu interior podem os estudantes e médicos se exercitar na profissão que abraçaram.'... Herrick ("in" *The Educational function of Hospitals and the Hospital year*) afirma: 'Nós, os médicos, acreditamos que o melhor tratamento encontrar-se-á no hospital que reconheça claramente a sua função educativa... Um hospital moderno, bem cônscio de suas prerrogativas e tendo em mira a elevada finalidade de prodigalizar o maior bem possível, obrigar-se-á a: educar estudantes, educar médicos, clínicos e cirurgiões; educar administradores; educar enfermeiros; educar pesquisadores; educar o paciente; educar o público'... Não é por mero espírito de crítica, ou emulação e muito menos por vaidade profissional, que nós, abaixo-assinados, achamos indispensável que V. S. e a preclara administração desta Casa se compenetrem de que, sem desvirtuar a sua primitiva finalidade – ante até, para não desvirtua-la – não pode mais continuar a ser aqui descuidada a elevada função educacional que se tornou inerente a qualquer organização hospitalar moderna... Eis porque não poderíamos permanecer estáticos a contemplar inativos o progressivo desmoronamento da obra de nossos mestres. Não nos façamos ilusões. A Santa Casa agoniza... E a firmeza com que V. S. reconhecer conosco a dura realidade dos fatos e acolher as sugestões que apresentamos, possibilitará um tal impulso à Santa Casa que ela voltará rapidamente a desfrutar no futuro o mesmo prestígio que teve no passado. São Paulo, abril de 1946.

TRENCH, 1946.

Em 1950, o professor Oscar Monteiro de Barros, clínico que por décadas atendeu na Santa Casa e que sempre foi um incentivador entusiasmado da idéia de que a Santa Casa devia e precisava ter a sua escola médica, mantinha acesa a chama com o seguinte texto, que publicou (mantendo-se a grafia original):

> A observação dos meios hospitalares da França, Suíça, Itália, Inglaterra e Estados Unidos que nos tem sido facultada durante a viagem que, há já alguns meses, estamos realizando através desses países, nos vem convencendo de que hospital da importância e das responsabilidades da Santa Casa de Misericórdia de São Paulo, não pode permanecer à margem do ensino e da progressiva elevação do nível científico da profissão médica de São Paulo e do Brasil... Aos hospitais da Santa Casa cabe ineludivelmente, oferecer o precioso acervo de que dispõe em doentes, patrimônio e instalações, em benefício do ensino médico... Nesse sentido a nossa Santa Casa pode, sem a menor dúvida, se transformar rapidamente em Escola.

Boletim da Santa Casa,
n. 3, v. I, 1956.

Infere-se, por esses dois textos, que os médicos da Santa Casa, coletiva ou individualmente, ansiavam por uma Faculdade que fosse um centro médico formado à imagem da Irmandade, que conhecesse a filosofia peculiar de seu corpo médico, seu humanismo, sua visão própria da Medicina.

O texto do Memorial pode ser considerado o que documenta a geração da Faculdade da Santa Casa. Já o texto do professor Oscar Monteiro de Barros pode ser considerado o laudo que confirmou a gravidez. A gestação seria difícil e longa, mas o parto chegaria a um feliz termo.

Em 1954, a diretoria clínica do hospital criou uma comissão de ensino, com a finalidade de coordenar o grande número de cursos que eram ministrados. A comissão propôs, ao final de seus trabalhos, a criação de uma escola na Santa Casa voltada ao aperfeiçoamento e à especialização de médicos; não se falava ainda na criação de uma escola médica básica, considerada então desnecessária – é que já se esboçava um movimento contrário à criação de uma Faculdade de Medicina, movimento proveniente tanto de alguns (poucos) membros do corpo clínico quanto de outros tantos poucos membros da Mesa Administrativa.

Em 20 de abril de 1956, o diretor clínico, doutor Paulo de Godoy, recebeu de um conselho técnico nomeado por ele e constituído pelos doutores Oscar Monteiro de Barros, Matheus Santamaria, Paulo Almeida Toledo e Pedro Ayres Neto, um ofício a ser dirigido ao provedor, doutor José Cássio de Macedo Soares, em que se lia:

> A Diretoria Clínica e o Conselho Técnico, convencidos da urgente necessidade de se instituir o ensino médico nesta Santa Casa, visto que, segundo verificação universal, hospital em que não se pratica ensino se transforma em mero depósito de doentes, de onde é banido o estímulo ao estudo e ao rápido esclarecimento dos casos clínicos, dirigem um veemente apelo à Mesa Administrativa da Santa Casa de São Paulo, para que, de acordo com o que lhe faculta o Art. 2º do Compromisso da Irmandade, estude a possibilidade de se fundar nesse Hospital uma Escola de Especialização Médica e uma Faculdade de Medicina. Serão, para essa finalidade, aproveitados os Serviços e os elementos do Corpo Clínico que estiverem nas necessárias condições e desejam colaborar no empreendimento.

Atas da Provedoria da Santa Casa de Misericórdia, n. 36, p. 169.

Ao final do ofício, em forma de resumo, o conselho técnico sugeriu que a Santa Casa de Misericórdia de São Paulo fundasse duas escolas, de especialização e básica, porque:

1) um hospital sem faculdade transforma-se em um depósito de doentes;

2) não existe no país nenhuma instituição que possa dar o curso básico e o de especialização em medicina (como ela, a Santa Casa);

3) pelo número de habitantes do Estado (de São Paulo), faltam faculdades de medicina.

Em setembro de 1956, a Mesa Administrativa recebeu, do mesmo conselho técnico, agora integrado também pelo doutor Paulo de Godoy Moreira, futuro diretor clínico do hospital, um estudo acompanhado de listas em que se definiam os nomes dos corpos docentes das duas escolas propostas em abril.

Nessa época, o vice-provedor (que assumia freqüentemente a provedoria, dado o precário estado de saúde do então provedor, o doutor José Cássio de Macedo Soares) era o doutor Christiano Altenfelder Silva, que, no exercício da provedoria, acatou a proposta da comissão técnica; porém, delegou-lhe a tarefa de obter recursos para a criação das escolas, dado que a Santa Casa não poderia arcar com as despesas para o seu implemento.

Imediatamente após a divulgação das listas, um pequeno grupo de membros do corpo médico do hospital, obviamente formado por aqueles preteridos nas listas, iniciou movimento contrário à criação das Faculdades, com a (falsa) alegação de que a instituição, já em dificuldades financeiras decorrentes da precária situação econômica do país, deveria dedicar-se exclusivamente ao atendimento dos necessitados pobres.

Discussões entre o grupo (majoritário) dos médicos favoráveis à criação da(s) Faculdade(s) e o grupo (minoritário) dos que eram contra perduraram por quase um ano.

Em 1957, no relatório anual das atividades do hospital, redigido pelo doutor Christiano, lê-se um item profético e decidido:

> Na Santa Casa, onde nasceu a grande Faculdade de Medicina da USP, havemos de constituir o patrimônio indispensável, e obter os recursos necessários, para o funcionamento da Faculdade de Medicina e de Especialização da Santa Casa de São Paulo.

E a gestação prosseguia firme, com o conceito mexendo-se no ventre da instituição.

Em 20 de janeiro de 1958, o doutor Christiano foi efetivado como provedor. Uma de suas proposições iniciais foi incentivar a criação de um corpo associativo dos médicos da Santa Casa. Depois de muitas delongas, em 1961 foi efetivada a criação da Associação dos Médicos da Santa Casa; seu primeiro presidente eleito foi o cirurgião (e livre-docente pela USP), professor doutor Emílio Athiê.

Tanto a Associação como o seu presidente iniciaram seus trabalhos de imediato, tendo como primeiro item, prevalente sobre todos os demais, a criação da Faculdade de Medicina na Santa Casa.

A proposta da Associação não era, diferentemente do que ocorria com freqüência na época, criar uma Faculdade que tivesse um hospital, mas proporcionar que um hospital tivesse uma Faculdade; ou, em outras palavras, o que se pretendia era o que já ocorrera, quando, nas enfermarias do Hospital da Santa Casa de Misericórdia, desde o tempo em que se localizava no bairro da Liberdade, o ensino de Medicina surgiu, pioneiro na cidade.

Em setembro de 1962, acatando proposta do doutor Christiano, a Mesa Administrativa aprovou a criação da Fundação Arnaldo Vieira de Carvalho, cujo objetivo seria providenciar recursos para criar e manter uma escola médica, que se chamaria Faculdade de Ciências Médicas da Santa Casa de Misericórdia de São Paulo. Diplomaticamente, o doutor Christiano livrava a Irmandade de custear a escola (já que isso seria responsabilidade da Fundação), calando os contrários à sua criação; mas a Faculdade seria, sem dúvida, da Santa Casa (e de Misericórdia, termo que fazia parte, inicialmente, do nome da Faculdade, colocado por insistência do provedor).

Rapidamente, a Fundação levantou uma verba 60 milhões de cruzeiros para iniciar os trabalhos. Como resultado inicial desses trabalhos, estabeleceu-se um convênio pelo qual explicitava-se que a escola seria a própria Santa Casa, que os professores seriam os seus médicos e que as salas de aula seriam as suas enfermarias.

Assinaram o convênio, em 22 de outubro de 1962, o doutor Christiano, pela Irmandade, e os doutores Camillo Ansarah e João Guilherme de Oliveira Costa (respectivamente, presidente e secretário), pela Fundação Arnaldo Vieira de Carvalho.

Na cláusula primeira do convênio, lê-se:

> Interessada, de velha data, em agregar aos seus hospitais, a bem do constante aprimoramento dos serviços assistenciais destes, proporcionando aos médicos que neles trabalham, oportunidades para o aperfeiçoamento contínuo dos seus conhecimentos a par da evolução científica da medicina moderna, a Irmandade da Santa Casa de Misericórdia de São Paulo concede à Fundação Arnaldo Vieira de Carvalho, para efeito de instalação e funcionamento das aulas práticas ou cursos clínicos da sua Faculdade de Ciências Médicas, e na medida das necessidades dessa instalação e desse funcionamento, o uso das enfermarias dos seus Hospitais.

CARNEIRO, 1986, p. 600.

Em 2 de abril de 1963, na ata da reunião da Mesa Administrativa desse dia, lê-se que o provedor, doutor Christiano, anunciara aos mesários que o Conselho Nacional da Educação, presidido pelo professor Deolindo Couto, aprovara, com a unanimidade de seus membros, a criação da Faculdade. Curiosamente, essa data era a mesma do Jubileu de Ouro da Faculdade de Medicina da USP. Onde esta começara, há 50 anos, agora começava tudo outra vez.

A hora do parto se aproximava. O presidente do Conselho Federal da Educação, ao tomar conhecimento do projeto de funcionamento da Faculdade, emitiu longo parecer, justificando sua aprovação.

Salientam-se, a seguir, alguns trechos:

> Dificilmente poder-se-ia argumentar contra a legitimidade do direito de grupo tão idôneo, como são os docentes, assistentes e demais elementos do corpo clínico da Santa Casa de Misericórdia de São Paulo, poderem criar um centro de ensino e de pesquisas que se beneficiará imediatamente das facilidades clínicas e laboratoriais oferecidas pelos Hospitais da Santa Casa... É legítimo direito de um hospital bem orientado, desenvolver a sua Escola Médica... Não conheço nenhuma Faculdade de Medicina no Brasil, criada por iniciativa particular, que tenha iniciado o seu curso em um ponto tão alto...

COUTO, *Parecer n. 73*, 1963.

E o parto da escola ocorreu no dia 22 de abril de 1963, quando a aprovação do funcionamento da Faculdade foi homologada pelo ministro da Educação, doutor Theotônio Monteiro de Barros Filho.

Uma semana depois, realizado o processo seletivo, classificou-se a primeira turma da faculdade.

Uma Faculdade nova, cheia de propostas inovadoras em relação aos programas de suas coirmãs da cidade, do Estado e do país, começava sua saga formadora e informadora:

- era uma escola nova, pois estabelecida com uma estrutura departamental em que se eliminara o arcaico sistema de cátedras (o que se tornou definitivo para todas as instituições universitárias do país apenas a partir de 1968, com a emissão da Lei de Diretrizes e Bases);

- era uma escola nova, pois valorizava setores do atendimento médico que eram considerados de importância menor pelas coirmãs, como os Departamentos de Psiquitria e Psicologia Médica e de Medicina Social; tal se fazia para que se desse uma informação efetiva aos seus alunos de que as pessoas, doentes ou não, eram uma entidade biopsicossocial;

- era uma escola nova, pois promoveria um internato (para a prática médica pré-profissional) em dois anos (nas 5ª e 6ª séries) enquanto as demais escolas apresentavam (quando apresentavam) internatos de apenas um ano ou menos;

- era uma escola nova, que permitia o contato precoce de seus alunos (nos ambulatórios e nas enfermarias) com os doentes (fossem crianças ou adultos, homens ou mulheres); para tanto, programou desde a 1ª série aulas de Semiologia (ou Propedêutica), para que os ainda calouros pudessem chegar aos doentes com tranqüilidade, além de aulas de Enfermagem e Primeiros Socorros, para que os calouros pudessem, desde logo, auxiliar os médicos nos atendimentos;

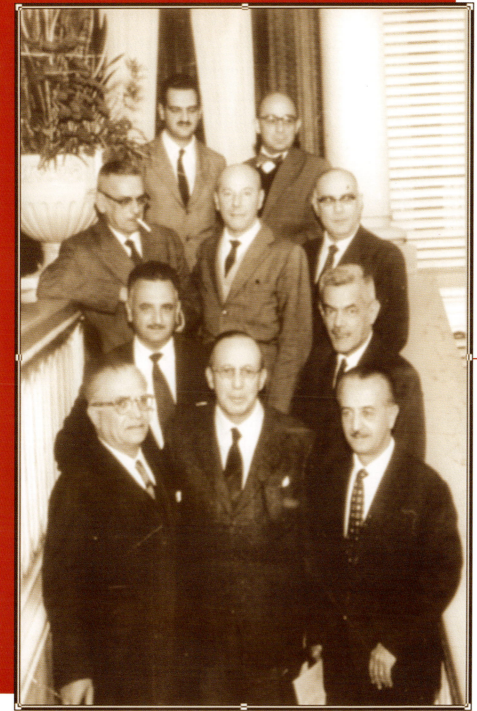

Fonte: Arquivo pessoal.

Fotografia histórica retratando os que assinaram a criação da Faculdade (em 22 de outubro de 1962, no Club Nacional, em São Paulo). *De baixo para cima, da esquerda para a direita:* Camilo Ansarah (primeiro presidente da mantenedora), Christiano Altenfelder Silva (provedor da Santa Casa) e Zeferino Vaz (membro do conselho de orientação científica da Faculdade); Emílio Athiê (presidente da Associação dos Médicos da Santa Casa) e João Guilherme Oliveira Costa (primeiro secretário da mantenedora); José de Alcântara Machado (mordomo do Hospital Central da Santa Casa), Moura Albuquerque e José de Camargo Aranha

- era uma escola nova, pois dividia (como faz até hoje) as turmas (de 100 alunos) em pequenos grupos, cada um com seu docente (sendo que grande parte dos professores trabalhavam em tempo integral) para que o aproveitamento do aluno fosse o mais efetivo; com isso, acabava-se, tanto quanto possível, com as aulas magistrais, em que alunos ficam lá ao longe, à distância dos catedráticos, investidos, no alto de suas cátedras, de togas imponentes e, às vezes, amedrontadoras;

■ era uma escola nova, que pôs em prática um currículo pleno, em que, nas 1ª e 2ª séries, ensinava-se sobre o homem normal (em suas formas, funções e comportamentos), nas 3ª e 4ª séries, sobre a doença e, nas séries finais, (5ª e 6ª), no Internato, sobre o doente. A lógica dessa estrutura curricular passou a ser modelo para as demais escolas, que chegaram a modificar radicalmente seus currículos a fim de otimizá-los. O da Faculdade da Santa Casa, desde 1963 até hoje, poucas mudanças precisou apresentar (como, por exemplo, a inclusão da disciplina de Tecnologia da Informação, para facilitação do uso do computador, ferramenta de aprendizado muito importante, o que é do óbvio conhecimento geral).

Em 24 de maio de 1963, foi ministrada a aula magna, iniciando-se formalmente a vida da nova escola médica. No salão nobre da Academia Paulista de Letras, o doutor Pedro Calmon, reitor da Universidade do Brasil, historiador e membro da Academia Brasileira de Letras, proferiu uma palestra sobre o apropriado tema *A Misericórdia, berço do ensino médico no Brasil*. Do texto da aula são salientados alguns trechos, a seguir (mantendo-se a grafia do original):

> ... esta Escola, ora implantada, palpitante de esperanças no espírito progressista de São Paulo, tem o verso na velha Misericórdia, berço aliás da medicina nacional... a benemérita Santa Casa de Misericórdia de São Paulo não realiza nada de estranho e fora da sua finalidade – tornando-se o berço, como as outras Misericórdias o foram na medicina nacional, dessa jovem e futurosa Faculdade de Ciências Médicas que aqui se acha, prodigiosamente presente, tanto pela severidade conspícua de professores consagrados, como pela mocidade que acorreu ao chamamento, que entrou na 1ª série e que já se encontra com ideais compridos... e cabelos curtos (ou raspados), olhando-nos com o olhar feliz de quem põe o primeiro pé na soleira dos portais da carreira que há de conduzi-los a um brilhante destino com as esperanças, as necessidades e o futuro do Brasil.
>
> Disseram-me que devia eu proferir as palavras de uma aula inaugural, mas não me proibiram de comover-me com isto e cumpre reconhecer,

e peço que todos assim pensem, o que isto representa. Quando se funda uma escola há algo de diferente, não direi na paisagem, mas pelo menos no espírito. Aqui estamos na divina atitude de quem, aberto o sulco, nele atira a semente bendita. São os votos do bom semeador que começam a beneficiar esse santo trabalho de tirar da esterilidade ou da inércia o fruto de amanhã, de construir com a sua esperança e a sua fé um elemento de criação, de completar com as forças construtivas da natureza no sentido de acrescentar-lhe alguma coisa mais. Com esta posição, a um tempo reverente e deslumbrada de quem está criando alguma coisa com os sagrados da alma plástica e impetuosa da juventude, no momento em que o país necessita, nas suas veias cansadas, de sangue novo, de energia, de confiança, de estímulo para as refregas intermináveis, neste momento em que todas as forças úteis da sociedade são mobilizadas a bem de um povo que sofre e pede, com todas as vozes de suas mágoas, que o assistam nas suas necessidades – mais técnicos para a riqueza, mais professores para a cultura, mais homens de pensamento para renovar a mentalidade brasileira, mais médicos, porém, mais doutores, sacerdotes do bem, mais homens de ciência à cabeceira dos que padecem, constitui uma maravilhosa aventura... Este momento é belo. Oxalá que Deus, a quem elevamos agora as nossas esperanças, confirme as desses jovens que se apresentam à luta, e que paire sobre eles que aprendem, e sobre os que os ensinam, todas as graças da misericórdia divina, já que é na sua casa, sempre santa, que se substancia um suave e delicioso milagre: o de uma escola que se funda, uma nova escola médica que se cria para o Brasil: a FACULDADE DE CIÊNCIAS MÉDICAS DA SANTA CASA DE MISERICÓRDIA DE SÃO PAULO!

HUNGRIA FILHO, 2000, p. 130-138.

No dia seguinte, complementando o ato formal do início das aulas, ocorreu a cerimônia religiosa, celebrada no pátio interno do hospital, frente à capela da Santa Casa, pelo cardeal-arcebispo de São Paulo, dom Carlos Carmelo de Vasconcelos Motta.

Em dezembro de 1963, uma comissão instituída pela provedoria reformou o Regimento Interno dos Médicos da Santa Casa. A reforma proposta foi aprovada, salientando a necessidade de realizarem-se, na instituição, pesquisa médica e melhorias nos diversos setores do hospital, para benefício não só dos doentes como dos alunos da Faculdade.

Imediatamente, percebe-se que as sugestões principais do manifesto de 1946 e os anseios de Oscar Monteiro de Barros, expressos em 1950, tornavam-se realidade.

Em 5 de julho de 1964, o Conselho Nacional da Educação, então denominado Conselho Federal da Educação, pelo Parecer n. 143/64, confirmou a autorização de funcionamento da Faculdade (emitida em 15 de maio de 1963, sob o n. 52.005). O parecer foi assinado pelo presidente João Goulart.

Em 5 de outubro de 1967, o governo federal reconheceu, pelos seus órgãos competentes, o funcionamento da Faculdade. O respectivo Decreto, de n. 62.004, foi assinado, em 6 de janeiro de 1968, pelo presidente Arthur da Costa e Silva.

Em 12 de janeiro de 1969, graduou-se, em sessão solene, no Teatro Municipal de São Paulo, a primeira turma de médicos da Faculdade. Seu paraninfo foi, com propriedade, o co-fundador professor doutor Emílio Athiê; o homenageado especial da turma foi, igualmente com propriedade, o outro co-fundador, o doutor Christiano Altenfelder Silva, que, no ato, recebeu da Congregação, merecidamente, o título de doutor *honoris causa*.

Com a graduação de seus primeiros médicos, a Faculdade de Ciências Médicas da Santa Casa de São Paulo tornava-se uma realidade incontestável. E, como realidade, mantém-se, no 41ª ano de sua vida, formando e informando jovens para o exercício da sempre nobre arte da Medicina. Criada a Faculdade, desde a sua primeira hora, têm sido observadas as exortações do doutor Paulo de Godoy, exemplo de todos os diretores clínicos dos Hospitais da Santa Casa, que escreveu:

CARNEIRO, 1986, p. 602.

> A todos nós que lutamos para a criação da escola da Santa Casa, não nos caberá mandá-la, mas servi-la, com a nossa fé, com o nosso entusiasmo, com o nosso trabalho, com a nossa cultura, e com o nosso sacrifício.

Essa é a inferência derradeira; por esse texto entende-se que a Faculdade nasceu para ficar como um decidido complemento da Santa Casa de São Paulo, e que sua escola foi mais um elemento que a instituição deu à cidade, ao Estado e

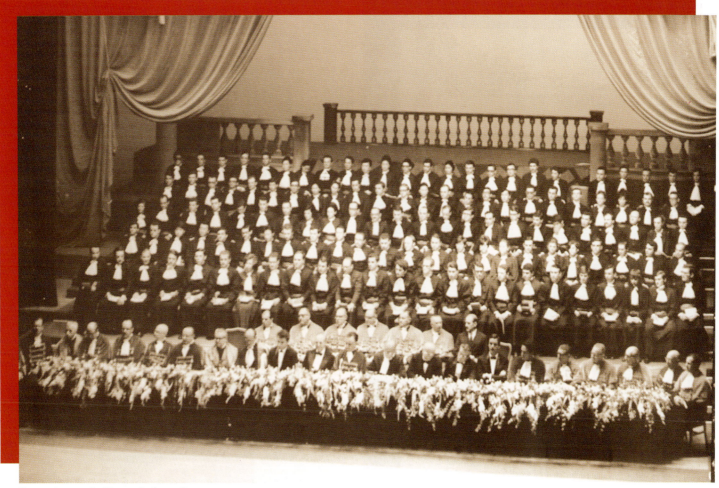

Fonte: Acervo do Museu da Santa Casa.

Fotografia de 12 de janeiro de 1969, Teatro Municipal de São Paulo. Graduação da primeira turma de médicos da Faculdade. *Ao centro da mesa*, o primeiro diretor, doutor Emílio Athiê, tendo, *ao seu lado direito*, o doutor Christiano Altenfelder Silva

ao país, no cumprimento de seu destino maior: a Misericórdia, que significa dar seu coração.

Referências bibliográficas

CARNEIRO, Glauco. *O Poder da Misericórdia:* a Santa Casa na História de São Paulo. São Paulo: Press Grafic Editora e Gráfica, 1986, v. I e II. 951 p.

CONVÊNIO ESTABELECIDO ENTRE A IRMANDADE DA SANTA CASA DE MISERICÓRDIA DE SÃO PAULO E A FUNDAÇÃO ARNALDO VIEIRA DE CARVALHO, 1962.

COUTO, Deolindo. *Parecer n. 73*. Conselho Nacional de Educação, 1963.

HUNGRIA FILHO, José Soares. *Memórias da Misericórdia.* São Paulo: Artes Médicas, 2000.

LIVRO DE ATAS DA PROVEDORIA DA SANTA CASA DE MISERICÓRDIA DE SÃO PAULO, n. 36, p. 169.

MONTEIRO DE BARROS, Oscar. *Boletim da Santa Casa,* n. 3, v. I, 1956.

RELATÓRIO ANUAL DAS ATIVIDADES DO HOSPITAL DA SANTA CASA DE MISERICÓRDIA DE SÃO PAULO, 1957.

TRENCH, Nairo. *Memorial dos Médicos da Santa Casa,* 1946.

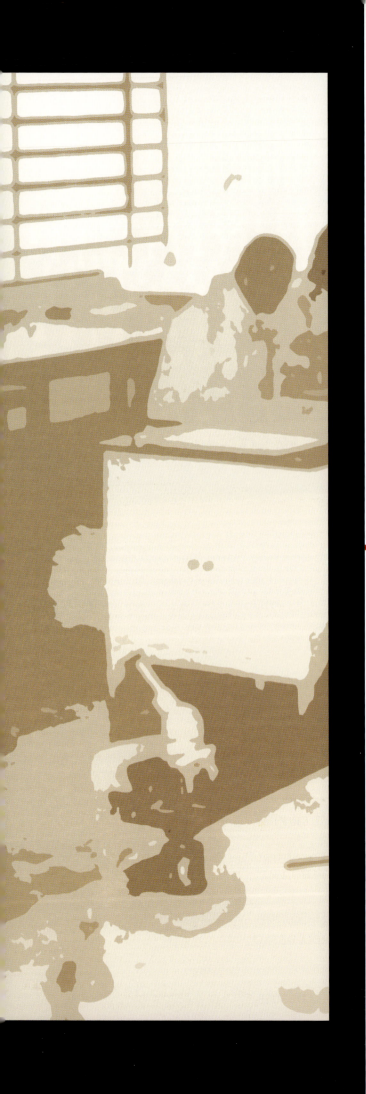

9

Faculdade de Medicina da Universidade de Santo Amaro (Unisa)

Maria Cristina Faria da Silva Cury

Médica de Saúde Pública, diretora da Faculdade de Medicina de Santo Amaro (Unisa), professora titular da disciplina de Saúde Pública da Faculdade de Medicina de Santo Amaro, superintendente do Hospital Geral do Grajaú

A Faculdade de Medicina de Santo Amaro é uma Faculdade tradicional em nossa cidade, tendo formado, até 2003, 1.900 médicos, mostrando que o sonho dos idealistas fundadores concretizou-se, pois nosso egresso é consciente, envolvido com a realidade social do país, respeitando o semelhante como ponto primordial na formação médica, perfil que, durante esses 35 anos, conseguiu ser mantido como uma herança que passa de pai para filho; no caso, de professor para aluno.

História da Medicina em Santo Amaro

Em 12 de agosto de 1560, José de Anchieta e seus jesuítas tomaram posse de uma área às margens do Rio Jurubatuba, formando assim mais um núcleo ao redor do colégio de Piratininga. Esse lugar era antes habitado pela aldeia de índios Guaianazes chamada Ibirapuera, que ficava entre os Rios Jurubatuba e Guarapiranga. Nascia assim a aldeia de Santo Amaro.

Ao longo do tempo, Santo Amaro cresceu, perdeu em 1935 a condição de município e passou a ser incorporado pela cidade de São Paulo.

Finalmente, em 1968, sua comunidade começou a reivindicar a instalação de uma universidade para a região.

O projeto da universidade nasceu forte, pois tinha como idealizadores a própria comunidade, através da participação dos movimentos populares, e a pessoa do subprefeito de Santo Amaro na gestão Faria Lima, que era Oswaldo Teixeira Duarte.

Em 24 de novembro de 1967, após reunião do conselho deliberativo da Sociedade Amigos da Capela do Socorro, Albany Gandia, seu presidente, enviou formalmente à prefeitura o pedido de constituição de uma universidade em Santo Amaro. Começaria assim com os cursos de Direito, Filosofia, Administração e Engenharia. Porém, o que de fato ocorreu é que, em 1968, após a doação do terreno pelo senhor Emil Heininger no Jardim das Imbuias, o curso implantado foi o de Medicina.

Fundou-se assim a Organização Santamarense de Educação e Cultura (Osec), em 27 de junho de 1968, tendo como presidente Oswaldo Teixeira Duarte.

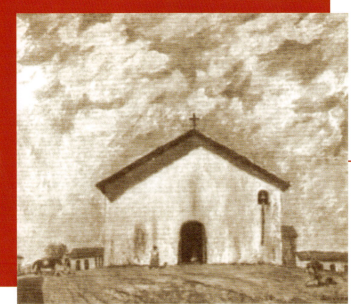

Fonte: Acervo da Faculdade de Medicina da Unisa.

Capela Santo Amaro

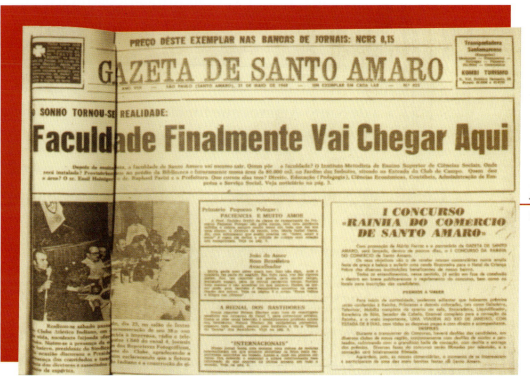

Fonte: Acervo da Faculdade de Medicina da Unisa.

Jornal *Gazeta de Santo Amaro*, maio de 1968

Naquele tempo, havia um grupo de médicos da Santa Casa de Santo Amaro liderados por Rubens Monteiro de Arruda, que, com o mesmo propósito de criar um curso de Medicina, juntaram-se aos diretores da Osec.

Através de muita luta política e da participação da própria sociedade civil da região, que com pequenas doações arrumava um meio de colaborar, é que se conseguiu, em 7 de maio de 1969, o Parecer n. 335/69 do MEC, que aprovava a abertura da

Primeiro Laboratório de Histologia

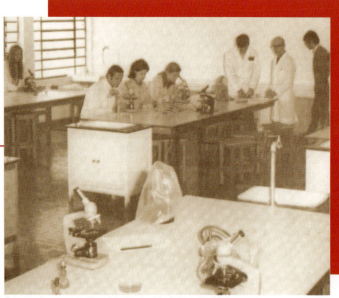

Fonte: Acervo da Faculdade de Medicina da Unisa.

Faculdade de Medicina, realizando seu primeiro vestibular em abril de 1970, no ginásio do Ibirapuera, selecionando os 60 primeiros alunos.

No próprio mês de abril, as aulas começaram no prédio da Santa Casa de Santo Amaro, que funcionaria por nove anos como hospital-escola.

As disciplinas de cadeiras básicas eram ministradas parte na clausura da Santa Casa e parte em um barracão da área (atual Campus I), único local construído até meados de 1970.

A aula inaugural foi ministrada pelo grande idealizador e líder do movimento, Oswaldo Teixeira Duarte, e pelo primeiro diretor, Rubens Monteiro de Arruda.

A aula solene aconteceu no teatro Paulo Eiró e tratou do tema *Moléstias Transmissíveis no Homem,* desenvolvido pelo secretário de Higiene da prefeitura, Tito Lopes da Silva.

O que se formava naquele momento não seria mais uma faculdade de Medicina tradicional em nossa cidade, mas um núcleo de idealistas que fariam o possível para realizar um sonho de formar médicos conscientes, envolvidos com a realidade social do país, respeitando o semelhante como ponto primordial na formação médica, perfil que, durante esses 35 anos, conseguiu ser mantido e respeitado como uma herança que passa de pai para filho; no caso, de professor para aluno.

Os alunos das várias turmas não tinham lista de presença, a vocação pela Medicina era evidente. As provas eram feitas

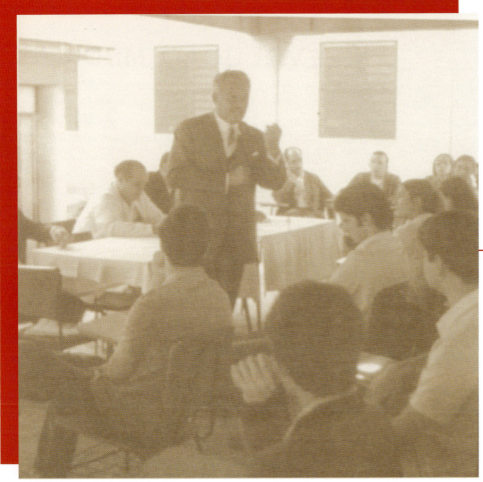

Aula inaugural. À *frente*: Oswaldo Teixeira Duarte. *Ao fundo*: professor doutor Rubens Monteiro de Arruda

Fonte: Acervo da Faculdade de Medicina da Unisa.

sem vigilância, tendo como base a confiança, palavra-chave para a boa convivência humana.

O outro ponto de destaque eram os fóruns de debate, em que os alunos tinham oportunidade de discutir todos os pontos com os professores e diretores da escola, trazendo uma qualidade enorme para o crescimento do curso e para o desenvolvimento dos estudantes, que passavam a ter responsabilidade pelas decisões, tomadas democraticamente. Isso era inédito na época e ainda hoje nosso aluno é conhecido nominalmente, mantendo uma relação próxima com seus professores e diretores.

Outro fato importante e que se mantém até hoje foi a criação da primeira revista médica da faculdade, chamada *Evolução Médica*, hoje com o nome de *Iatros*, e do Centro Acadêmico, denominado *Gaspar de Oliveira Viana*, que tem hoje o nome do diretor já falecido, Rubens Monteiro de Arruda. Criou-se também o *Escafóide* (primeiro jornal) e o primeiro

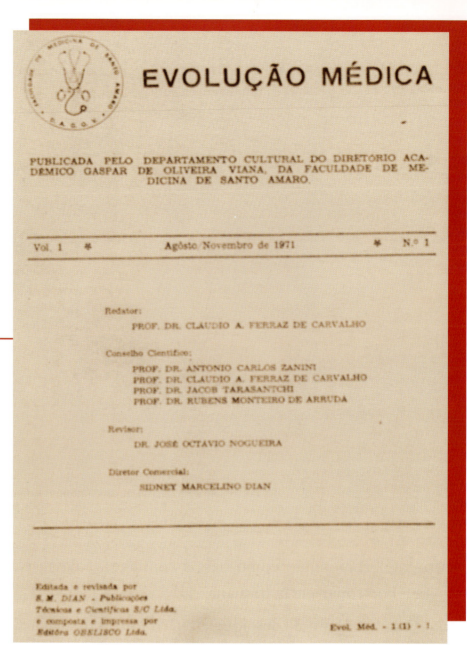

Primeira edição da revista *Evolução Médica* – Capa

Fonte: Acervo da Faculdade de Medicina da Unisa.

Congresso Acadêmico Médico do Brasil, organizado pelos estudantes e que hoje está em sua 25ª edição.

Em 1973, formou-se a semana de Medicina Preventiva, denominada *Operação Gaspar de Oliveira Viana* (Dagov), liderada pelos saudosos professores Ananias Pereira Porto e Bernardo de Oliveira Martins, em que se prestavam serviços gratuitos à comunidade carente da região, fazendo educação em saúde por onde passava, outra característica desta escola – planejar e executar saúde segundo a necessidade da região em que está inserida.

A Faculdade de Medicina de Santo Amaro sempre assumiu e respeitou o compromisso social com a região carente da zona sul de São Paulo, tanto que, durante muitos anos, seus equipamentos eram o único recurso em saúde da população local, que não contava com qualquer ajuda ou custeio de órgãos governamentais. Esse panorama só se alterou a partir de 1998, no governo Mário Covas.

A Faculdade de Medicina mudou, portanto, o perfil da região, oferecendo saúde e educação, tanto que, em 1974, fundou o Centro de Saúde Escola, em convênio com a Secretaria de Estado. Hoje, ele é um núcleo de pesquisa e assistência, atendendo mensalmente oito mil pessoas e servindo de apoio multidisciplinar para os cursos de graduação na área de saúde no Campus I da Unisa e também para a pós-graduação *strictu senso*.

No Centro de Saúde Escola (CSE), passaram como diretores Ananias Pereira Porto, Bernardo de Oliveira Martins e Maria Cristina F. S. Cury (atual diretora).

Em 1977, a Faculdade de Medicina chegava a uma conclusão importante. Apesar de todos os benefícios e do apoio da Santa Casa, uma escola forma-se de verdade quando tem seu próprio hospital, e a experiência vivida mostrou que nenhuma escola deverá existir caso seus alunos não tenham solo próprio, onde possam estar desde os primeiros passos na Medicina. Há necessidade de casa própria, com liberdade de atuação, onde condutas e ciência possam ser produzidas e bem elaboradas.

Com esse intuito, iniciou-se a construção de um pequeno hospital-escola, que receberia no nome de Wladimir Arruda, em homenagem ao pai de doutor Rubens. A primeira área instalada foi a Pediatria, liderada pelo professor doutor Samuel Schwartsman. Depois, veio a Cirurgia, liderada pelo doutor Rubens Monteiro de Arruda (primeiro diretor clínico), tendo como braço direito o doutor Nadim Farid Safatle, que continua na chefia da disciplina até hoje.

Para mim foi um desafio muito grande, porque era uma escola nova, com grande entusiasmo, idealismo, mais tarde comprovado no corpo

Professor doutor
Nadim Farid Safatle

clínico. Nós, com freqüência, dizíamos que os professores eram mais doadores do que receptores. O que nos unia era muito forte, educação através do idealismo. Todos estavam empenhados em construir uma faculdade de medicina que realmente fosse competitiva no meio médico e que dignificasse a região de Santo Amaro.

Os primeiros chefes de disciplinas foram: doutor Akira Nishimura (já falecido), em Ginecologia e Obstetrícia; doutor Wilhelm Kenzler, em Psiquiatria; doutor Sérgio Trevisan, em Clínica Médica, e doutor Samuel Schwartzman, em Pediatria. A partir de 1979, o Hospital-Escola Wladimir Arruda estava em sua capacidade plena.

A residência médica iniciou em 1976, nas áreas de Clínica Médica, Clínica Cirúrgica, Pediatria, Ginecologia e Obstetrícia. Hoje temos 80 residentes em 17 áreas médicas.

Em 1983, com a morte de uma pessoa importante para a união e a liderança do grupo como o doutor Rubens Monteiro de Arruda, a Organização Santamarense de Educação e Cultura (Osec) passou a apresentar problemas que culminaram na venda da instituição, em 1986.

Problemas graves aconteceram a partir dessa época, até uma intervenção do MEC, o que por sorte durou pouco tempo, causando uma parada cronologicamente curta, mas científica e tecnicamente estagnante do ritmo evolutivo que a escola vinha empenhando.

A crise fechou o hospital-escola, e os alunos e professores passaram a pior fase de sua história, peregrinando em casas alheias, cedidas com boa vontade, mas nunca como a sua própria casa. Isso trouxe marcas profundas, com seqüelas só recuperadas graças ao grande esforço do corpo docente, que lutou, sofreu humilhações, porém amadureceu e jamais se entregou à situação desfavorável.

Professor Jorge Adalberto Dib
e professora doutora
Maria Cristina F. S. Cury

Ficamos juntos, aturdidos pelo impacto, porém como uma família que vê sua casa inundada, com seus pertences indo embora, quase sem identidade, mas juntos, firmes no ideal de começar de novo.

E assim fizemos. A partir de 1990, houve a reabertura do pronto-socorro; a internação e a escola reiniciavam seu ritmo normal, com a volta dos alunos para o Campus e reinício da residência médica, interrompida no período anterior.

Em 1993, quando a escola já estava nas mãos dos novos mantenedores, assumida pelo doutor Milton Soldani Afonso, nosso atual chanceler, a escola ganhou um grande impulso, com a vinda de um líder que assumiu a presidência da Osec, determinado a transformar a faculdade (Fasa) em uma universidade (Unisa) que fosse respeitada e se consolidasse entre as boas escolas do país. Essa pessoa foi Sidney Storch Dutra, que conseguiu, em 1994, a criação da Unisa.

Em sua nova fase, a escola cresceu e a Faculdade de Medicina ganhou a companhia de mais 36 faculdades, sendo 9 na área de saúde, 22 na área de humanas e 5 na área de exatas. Cresceu e se estabeleceu no cenário de pesquisa, sendo hoje a segunda em número de trabalhos de pesquisa em São Paulo, entre as escolas particulares, e a oitava entre as públicas.

O primeiro curso de pós-graduação *strictus senso* nasceu da Faculdade de Medicina, na área materno-infantil, que surgiu em decorrência dessa transformação, coordenada pela professora doutora Maria Cristina F. S. Cury e reconhecida pela Capes.

Desde sua fundação, a faculdade teve sete diretores, começando pelo professor doutor Rubens Monteiro de Arruda, seu fundador, de 1970 a 1974; professor doutor Sérgio Trevisan, de 1975 a 1976; professor doutor Antônio Carlos Gomes da Silva, de 1977 a 1986; professor doutor José Carlos Prates, de 1987 a 1989; professor doutor Nildo Alves Batista, de 1990 a 1992; professor doutor Fued Abdalla Saad, de 1993 a 1994, e professora doutora Maria Cristina Faria da Silva Cury, desde 1995

Com a nova direção, a partir de 1995, pela primeira vez uma ex-aluna assumindo a direção da escola, Maria Cristina Faria da Silva Cury trouxe consigo a herança dos antigos professores e assim conseguiu, com muita determinação, unir novamente a escola, fazendo um núcleo com apoio do corpo docente e discente, propiciando mudanças profundas na organização, na administração e no currículo da Faculdade.

Assim, foi instituída pioneiramente no currículo, por meio da disciplina de Saúde Pública, uma nova concepção de formar médicos voltados à realidade brasileira, através de atividades práticas e capazes de enfrentar os desafios inerentes ao momento brasileiro, não perdendo de vista a concepção de médicos generalistas.

Essa nova concepção foi seguida por outras escolas, tornando-se hoje ponto importante no debate sobre educação médica proposto pelo Ministério da Educação e pelas demais entidades da classe.

Atualmente, introduziu-se outro ponto pioneiro e importante no currículo médico nos seis anos do curso, que é a Ética Médica, ministrada por professores especialistas na área e trazendo todo o corpo docente discutir os temas e a participar.

A Unisa preocupou-se inicialmente em consolidar e reorganizar-se internamente, deixando de cumprir seu ritual externo de consolidação de seu nome como grande universidade dentro de São Paulo. Isso só veio acontecer em 1998, a partir de uma feliz parceria com o governo do Estado de São Paulo, no governo Mário Covas, através da Secretaria de Estado da Saúde.

A partir da Lei das Organizações Sociais, criada por Covas e aprovada em 1998 pela Assembléia Legislativa, a Faculdade de Medicina passou a administrar um hospital na região sul, no Grajaú, inaugurado em 23 de outubro de 1998, com 220 leitos, sendo a primeira diretoria assim constituída: professora doutora Maria Cristina Faria da Silva Cury – superintendente; doutor Jorge Adalberto Dib – diretor clínico; doutor Luiz Greco – diretor de apoio; e Antônio Guilherme Valim Romagnoli – diretor administrativo.

O sucesso foi automático: uma boa lei, uma administração séria, um corpo docente capaz, um governo preocupado em dar assistência à saúde da população e um corpo discente

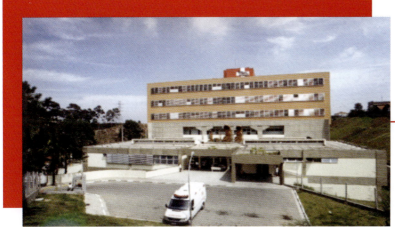

Fonte: Acervo da Faculdade de Medicina da Unisa.

Hospital Geral do Grajaú

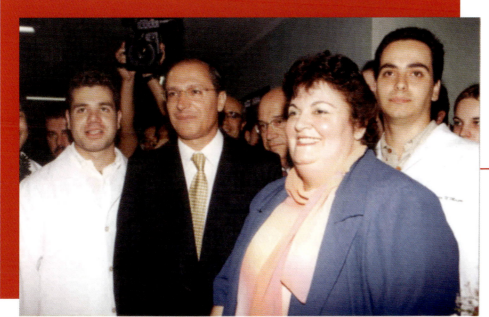

Fonte: Acervo da Faculdade de Medicina da Unisa.

Governador Geraldo Alckmin inaugura Ambulatório de Especialidades. *Ao lado direito:* a diretora professora doutora Maria Cristina F. S. Cury e alunos do 5º e 6º anos

vibrante. Foi a fórmula precisa e definitiva para o grande avanço de que a Faculdade de Medicina precisava para atingir seu reconhecimento interno e externo, consolidando-se como uma boa faculdade na área médica, bem situada entre as quatro escolas da cidade.

Depois disso, a faculdade assumiu o Ambulatório de Especialidades de Interlagos, também em parceria com a Secretaria de Estado da Saúde. Organizou 20 equipes de Qualis-Programa de Saúde da Família, com a Secretaria do Estado, hoje municipalizadas e totalizando 35 equipes.

Hoje, portanto, a faculdade é dotada de um Centro de Educação e Assistência em Saúde capaz de comportar os alunos de forma a transmitir o conhecimento necessário para a boa formação de cada profissional. Além disso, a Faculdade de Medicina, através da assistência que presta à região, tem mudado o perfil epidemiológico da região sul de São Paulo, tornando-se líder no processo de implantação do SUS, sendo parceira indispensável aos órgãos municipais, estaduais e federais para o bom atendimento da população.

Hoje a Universidade de Santo Amaro (Unisa), conta, além da Faculdade de Medicina, com mais 21 cursos nas áreas de humanas, exatas e biológicas, sendo uma importante universidade na região sul de São Paulo.

Sem perder a qualidade e tendo como lema o caráter humanista no atendimento ao paciente, temos um número enorme de consultas, em média 1.200 pacientes/dia passando pelo pronto-socorro do Hospital Geral do Grajaú, totalizando mais de 20 mil consultas ambulatoriais especializadas por mês. Na rede básica, a Faculdade é responsável por mais de 15% dos atendimentos da região da Capela do Socorro e Parelheiros, sem contar as mais de mil internações/mês.

Esse projeto de acolhimento do paciente serviu de referência ao governo atual para implantação em toda a rede hospitalar estadual.

Esses foram os 35 anos da Faculdade de Medicina da Unisa, traduzidos no espaço e nas laudas determinadas para compor este livro que comemora os 450 anos da querida São Paulo.

Parece pouco, em comparação a tantos anos da cidade, mas foram anos vividos intensamente por um grupo de bravos heróis da Medicina, que a amaram e a amam com paixão, deixando inúmeras vezes as horas passarem rápidas em suas vidas, dedicando-as não à vida pessoal, familiar, e sim o trabalho com renúncia e abnegação.

Em nome de todos estes, muitos anônimos, registramos a quem possa interessar-se em ler a nossa história que fomos e somos felizes, talvez para sempre, pois através das lutas e das dificuldades unimos-nos e desenvolvemos a forma de felicidade que é aprender a amar e a respeitar nossos semelhantes.

Cada um de nós volta mais feliz e com estímulo maior quando encontra pelo mundo médico e acadêmico inúmeros

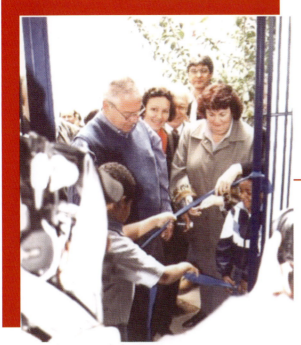

Fonte: Acervo da Faculdade de Medicina da Unisa.

Governador Mário Covas e coordenadora do Qualis Unisa inauguram Unidade de PSF – Qualis. Jordanópolis

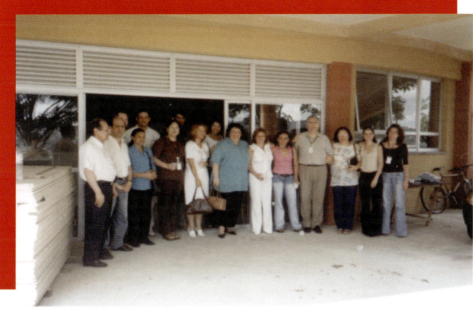

Fonte: Acervo da Faculdade de Medicina da Unisa.

Um hospital recém-inaugurado *Professor Doutor Carlos da Silva Lacaz* de atenção terciária, com 100 leitos, iniciando as atividades em 2004

ex-alunos atuando e ocupando funções importantes no cenário médico, o que consolida a idéia de que a árvore deve ser vista através do bom fruto que produz.

O próximo capítulo, provavelmente, será escrito por nossos frutos e esperamos que o caminho ainda seja longo, mas seguro e bem-sucedido.

Referência bibliográfica

NADAI, E. *Ideologia do progresso e ensino superior*. São Paulo: Loyola, 1987.

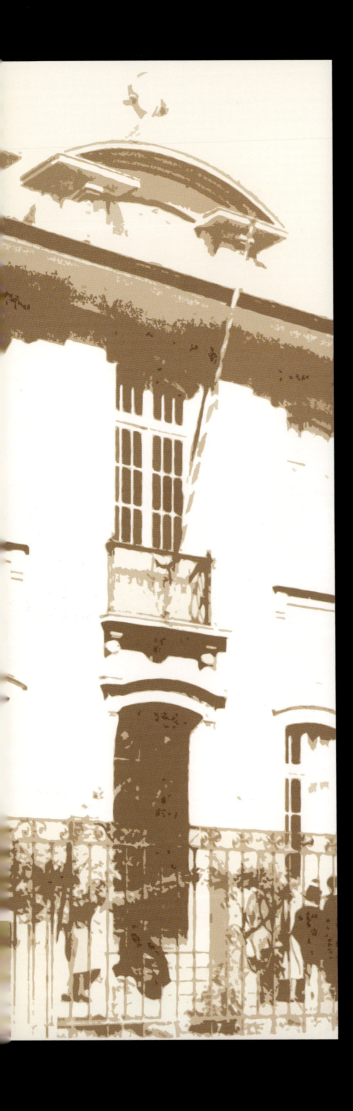

10

Saúde Pública
em São Paulo

Berta Ricardo de Mazzieri

Museóloga responsável pelo Museu Histórico
da Faculdade de Medicina da USP

Erasmo Magalhães Castro de Tolosa

Professor titular da disciplina de Técnica Cirúrgica

No início do século XX, os rumos da Medicina brasileira definiam-se a partir da Saúde Pública, e seu desenvolvimento gerou a formação dos institutos de pesquisa, mais tarde centros de excelência, para onde, ao lado de pesquisadores brasileiros, sanitaristas e pesquisadores estrangeiros começaram a aportar.

A evolução da Saúde Pública em São Paulo

No início do século XX, definiam-se as bases filosóficas e científicas que regeriam o conceito da saúde pública no País.

Tendo como cenário o positivismo de Augusto Comte, baseado na observação e na experiência, e identificando o fato humano em função de um conjunto organizado, a saúde pública, sob o poder do Estado, estruturou-se sobre a responsabilidade pela prevenção e pelo tratamento da doença.

A transferência de dom João VI para o Brasil, em 1808, forçou Portugal a repensar o descaso com o progresso científico da colônia, causado tanto pela defasagem cultural da metrópole portuguesa em relação a outros países da Europa como pelo medo de que o pensamento científico racional pusesse em risco a dominação exercida sobre o território brasileiro.

A obrigatoriedade da vacinação na capitania de São Paulo datou de 1805, sendo abalizada pelo Regulamento Provincial n. 21, de 5 de março de 1838, que organizou o Diretório Vacínico.

Seguindo em passos lentos até o início do século XX, as legislações foram elaboradas sob impulso de situações prementes. A febre amarela há muito afastava os europeus do Brasil. Um depoimento do padre Antonio Vieira relatou um calamitoso surto no final do século XVII, na Bahia. Retornando de forma epidêmica, ela invadiu o Rio de Janeiro em 1849, o que levou à criação da Junta Central de Higiene Pública, em 1850, substituída pela Lei n. 1.886, que criou o Conselho Superior de Saúde Pública. Nesse ano, a Coroa instalou a Inspetoria Provincial de Higiene, que seria sua única contribuição para a Saúde Pública de São Paulo.

A falta de estrutura assistencial agravou-se a partir de 1860, quando as primeiras indústrias foram implantadas e o

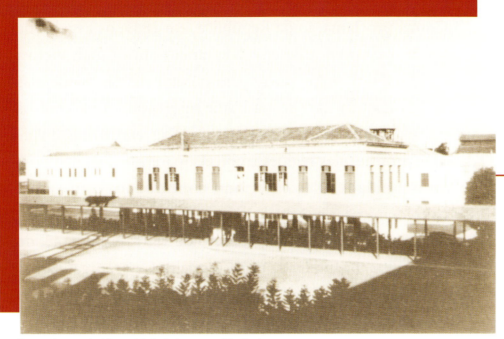

Hospital da Hospedaria dos Imigrantes inaugurado em 1888

Fonte: Acervo do Memorial do Imigrante – São Paulo.

mercado interno cresceu com a construção de ferrovias. O médico Marcos de Oliveira Arruda Junior, nomeado interinamente para o cargo de inspetor de Higiene na província de São Paulo, onde permaneceu por dois anos, exercia a função sem auxílio governamental, responsabilizando-se pelos gastos necessários para a fabricação e a aplicação particular de vacinas, o que chamou a atenção para a necessidade de criar-se um serviço de saúde oficial, fato que só se concretizou quando as epidemias atingiram todas as camadas sociais.

Entre as providências tomadas pelo príncipe regente, estava a criação do cargo de provedor-mor de Saúde da Corte e dos Estados do Brasil, responsável por fiscalizar a saúde, permanecendo a Junta da Instituição Vacínica com institutos em São Paulo, Rio de Janeiro e Rio Grande do Sul. O governo imperial cedeu o controle da saúde pública às câmaras municipais, com vistas a combater as epidemias.

O Estado via-se frente à necessidade de garantir mão-de-obra para o café e melhoria dos transportes, mesmo sabendo que esses fatores eram veículos de disseminação de moléstias nas zonas cafeeiras. A aglomeração na Hospedaria dos Imigrantes, que chegou a nove mil pessoas em 1888, comprovava a relação entre o fluxo de imigrantes e a necessidade de ações sanitárias. Em 1890, as doenças transmissíveis eram causa de $1/3$ dos óbitos.

Com a proclamação da República, em 1889, os Estados da Federação passaram a desenvolver uma política mais efetiva de saúde pública, voltando-se para o combate das pandemias que se alastravam na Europa e que aportavam aqui com os imigrantes, também atingidos por doenças endêmicas e epidêmicas próprias das regiões tropicais, para as quais não possuíam imunidade. Nesse período conturbado, com vários surtos epidêmicos, renovou-se a obrigatoriedade da vacina pela Lei Estadual n. 13, de 7 de novembro de 1891. A Lei n. 43, de junho de 1892, promulgada por Cerqueira Cesar, organizou o Serviço Sanitário do Estado de São Paulo e, no mesmo ano, o Decreto n. 94, de 20 de agosto, criou o Instituto Vacinogênico. O Serviço Geral de Desinfecção foi criado pelo Decreto n. 219, de 30 de novembro de 1893. O Serviço Sanitário do Estado passou por uma reorganização, cabendo-lhe o combate às epidemias, a fiscalização do exercício profissional e o estudo das questões de saúde. A organização dos serviços estaduais de saúde pública beneficiava-se pela descentralização promovida pelo sistema federativo da República, em 1891.

O aprimoramento nos meios de locomoção interna, através de ferrovias, e entre países, com a melhoria das embarcações, trouxe ao País, em 1855, a epidemia de cólera, que entrou no Brasil pelo Pará, trazida pelo vapor brasileiro Imperatriz. As circunstâncias causaram a criação do hospital de isolamento de Monteserrat, em Salvador, Bahia, no ano de 1856. A epidemia atingiu São Paulo, capital e interior, em 1893. Em 1898, a peste, que chegou pelo porto de Santos em um navio vindo da Argentina, alastrou-se por todos os portos do Brasil e, em 1902, por via férrea para o interior. Embora milenar, era desconhecida pela maioria dos médicos brasileiros, à exceção de Oswaldo Cruz, cientista reconhecido pela atuação contra a febre amarela no Rio de Janeiro. A propagação da peste motivou a criação do Instituto Oswaldo Cruz, dirigido por Carlos Chagas após a morte de seu criador. A gripe espanhola, provavelmente devido aos deslocamentos e contatos com grandes contingentes de tropas da Primeira Grande Guerra, chegou a Recife em setembro de 1918, a bordo do navio Piauí, proveniente de Dakar. A pandemia expandiu-se pelo País a partir da costa lito-

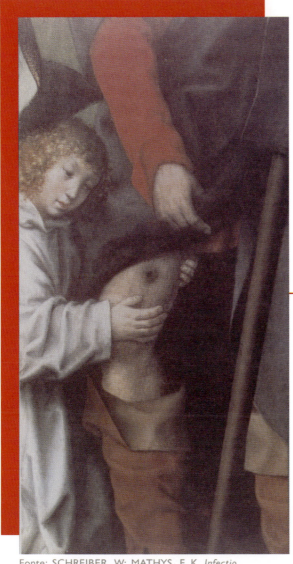

Fonte: SCHREIBER, W; MATHYS, F. K. *Infectio*.

Holy Helpers, santo e mártir, patrono contra a peste. Museu Wallraf-Richartz, Cologne

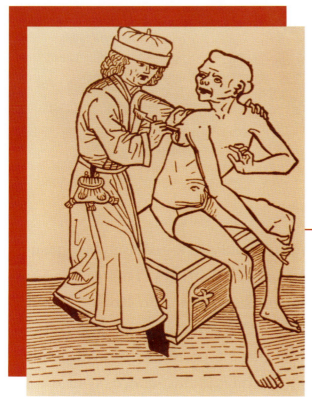

Fonte: SCHREIBER, W; MATHYS, F. K. *Infectio*.

Cirurgião-barbeiro lancetando um bulbo da Peste Negra, século XVI

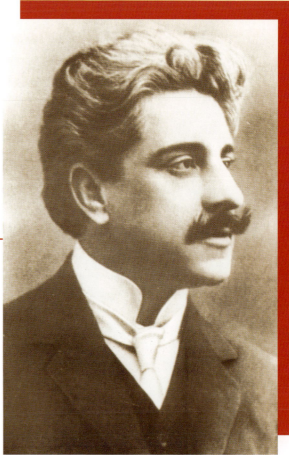

Oswaldo Cruz (1872-1917). Expoente da Medicina Experimental no Brasil. Concebeu, planejou e criou o Instituto de Patologia Tropical, que hoje leva o seu nome

Fonte: Acervo do Museu Histórico Professor Carlos da Silva Lacaz (Faculdade de Medicina da USP).

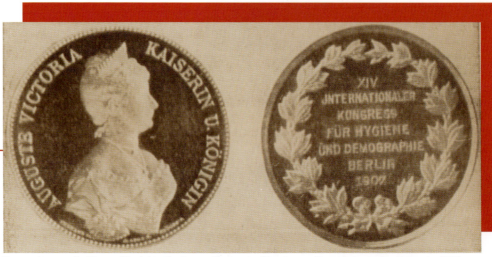

Medalha conferida ao Brasil pelo júri da Exposição de Higiene. Berlim, 1907

Fonte: Acervo do Museu Histórico Professor Carlos da Silva Lacaz (Faculdade de Medicina da USP).

rânea e foi decretada calamidade pública em 19 de outubro, quando atingiu 50% da população do Rio de Janeiro. Foi trazida a São Paulo por jogadores de futebol hospedados no Hotel D'Oeste, situado no Largo de São Bento. O Serviço Sanitário, dirigido por Arthur Neiva, mobilizou hospitais e postos de socorro, tendo Arnaldo Vieira de Carvalho na direção dos serviços clínicos. A Santa Casa de Misericórdia de São Paulo recebeu o maior número

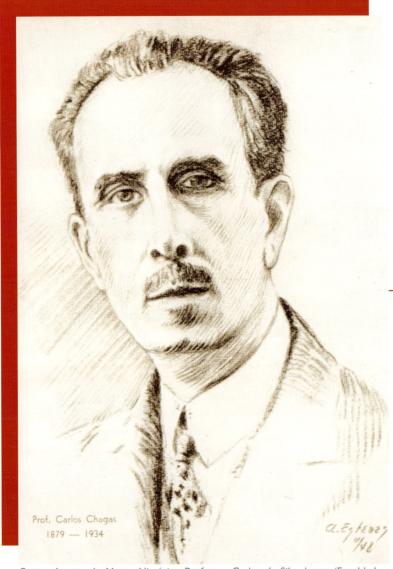

Fonte: Acervo do Museu Histórico Professor Carlos da Silva Lacaz (Faculdade de Medicina da USP).

Carlos Chagas (1879-1934). Diretor do Instituto Oswaldo Cruz, após a morte de seu fundador

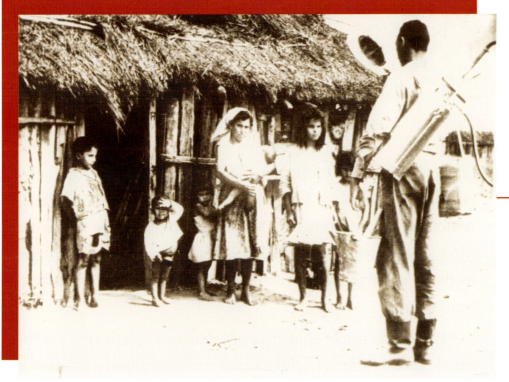

Fonte: LACAZ; BARUZZI; SIQUEIRA JR. *Introdução à Geografia Médica no Brasil*, 1972.

Combate ao barbeiro. Alta Sorocabana, Estado de São Paulo

A gripe espanhola no Brasil

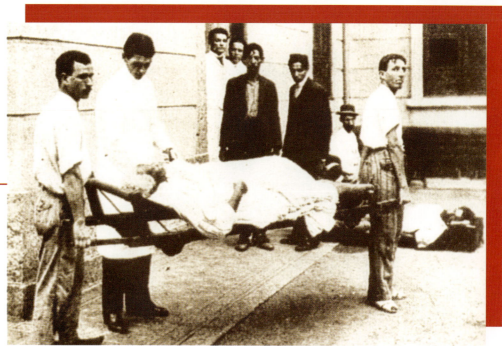

Fonte: GORDINHO, Margarida Cintra (Coord.). *Caminhos da Medicina*, 1999.

Brigada de combate à febre amarela, 1928

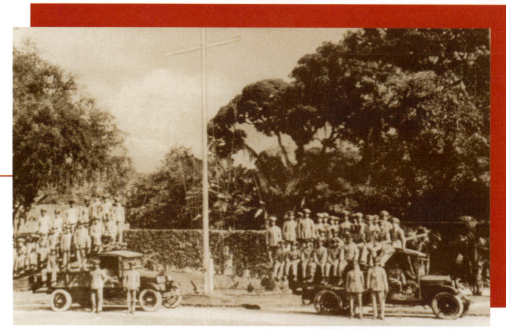

Fonte: LINTZ; PARREIRAS. *Notas e Estudos Epidemiológicos sobre a Febre Amarella (1928-1930)*, 1930.

de vítimas. Leitos foram improvisados na Hospedaria dos Imigrantes, no Instituto Profissional Masculino, onde a colônia italiana dispôs 300 leitos, no Instituto Mackenzie, no Clube Paulistano. A moléstia deixou vítimas fatais, entre elas o presidente Rodrigues Alves, que faleceu em janeiro de 1919, em Guaratinguetá, além de médicos, enfermeiros, serventes, atingindo cinco mil óbitos em São Paulo.

Paralelamente às epidemias, fenômenos sociais tiveram lugar de grande impacto, interagindo no imaginário coletivo e interferindo no referencial da população ao atingir valores hu-

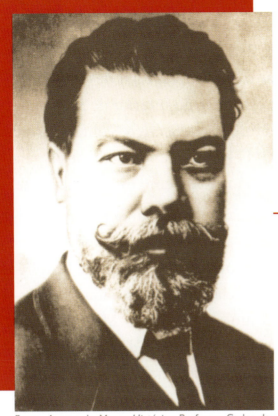

Emílio Ribas (1862-1925). Sanitarista, pioneiro da higiene moderna no Brasil

Fonte: Acervo do Museu Histórico Professor Carlos da Silva Lacaz (Faculdade de Medicina da USP).

manos, com a segregação pelo medo da morte, a supressão dos ritos de passagem, a surpresa frente à dizimação sem controle.

Em 1881, a observação do médico cubano Carlos Finley de que o mosquito *Aedes aegypti*, vetor da dengue, era também o transmissor da febre amarela não impediu que o surto de 1896, ocorrido em São Simão, interior de São Paulo, matasse 800 pessoas de uma população de quatro mil habitantes, pois as autoridades envolvidas ainda não acreditavam nessa descoberta. Luiz Tadeu Moraes Figueiredo, em seu artigo *Febre amarela, flagelo dizimador nos trópicos*, destaca que, quando em 1902 ocorreu novo surto em São Simão, seu combate e saneamento foram executados por Emílio Ribas, diretor do Serviço Sanitário entre 1898 e 1917, que participou de várias comissões sanitárias no interior paulista. Para confirmar a eficácia das medidas adotadas – evitar água estagnada, derramar querosene nas irremovíveis, colocar cortinados e telas nas habitações, tratar o local infetado com inseticidas –, Emílio Ribas, Adolpho Lutz, Oscar Moreira e mais três voluntários deixaram-se picar pelos mosquitos, experimento pioneiro que confirmou cientificamente o ciclo da doença no Brasil. Com formação nos Estados

Unidos e na Europa, durante os 19 anos de exercício do cargo Ribas debelou as epidemias de febre amarela, combatendo o foco dos mosquitos, e criou o Serviço Especial de Traucoma, quando a doença tornou-se epidemia no interior de São Paulo. Em sua gestão, ampliou a atuação do Serviço Sanitário, com inspeção médico-sanitária nas escolas, e criou sanatórios para hansenianos, preconizando o não-isolamento total do paciente.

A contribuição dos médicos para regulamentos e instruções sanitárias, bem como para a legislação do ensino médico, foi significativa: as instruções para o Serviço de Prophylaxia Específica da Febre Amarela foram inspiradas por Oswaldo Cruz e divulgadas como resolução do Ministério do Estado de Justiça e Negócios Interiores em 5 de maio de 1903, e o Regulamento do Departamento Nacional de Saúde Pública, constante do Decreto n. 15.003, de 15 de setembro de 1921, foi ditado por Carlos Chagas.

Ao assumir a responsabilidade por acompanhar a dinâmica dos fenômenos sócio-biológicos que se apresentavam, os rumos da Medicina brasileira definiam-se no início do século XX, a partir da Saúde Pública, e seu desenvolvimento gerou a formação dos institutos de pesquisa, mais tarde centros de excelência, para onde, ao lado de pesquisadores brasileiros, sanitaristas e pesquisadores estrangeiros começaram a aportar. Responsáveis pela introdução da metodologia científica em uma Medicina investigativa e experimental, causaram uma mudança radical do comportamento médico frente à doença, o que representou um avanço enorme para a Medicina clínica. A ciência médica no Brasil viu-se frente a novos campos de pesquisa, contando com a participação de representantes de nítida formação européia, que passaram a desenvolver uma Medicina humanística de grande alcance social.

A Medicina Tropical, recém-criada no estrangeiro, abriu um novo campo científico no País, cuja contribuição mundial iniciou-se em 1866, quando Wucherer reconheceu o *ancylostoma,* parasita intestinal causador do amarelão, e a *Filaria parasitaria,* encontrada na urina de certos doentes. Em 1872, o beriberi foi descrito por Silva Lima, na Bahia. Em 1901, Vital

Brazil preparou, no Instituto Butantan, os primeiros soros antiofídicos. Adolpho Lutz, em 1908, descreveu a esporotricose, doença de origem fúngica, e no mesmo ano, Pirajá da Silva encontrou os ovos espiculados do *Schistosoma manzoni*. Em 1909, Carlos Chagas individualizou o *Trypanosoma crusi*. Em 1911, Gaspar Viana localizou a *Leishmania brasiliensis* e desenvolveu seu tratamento com o tártaro emético. Antonio Carini evidenciou, em 1912, o *Pneumocistys carinii*, observado anteriormente por Carlos Chagas. Na Alemanha, em 1916, Rocha Lima caracterizou a *Rickettsia prowazeki*.

Com a criação do Instituto Vacinogênico, Arnaldo Vieira de Carvalho tornou-se diretor em 1893, permanecendo no cargo até 1912, quando assumiu a direção da Faculdade de Medicina e Cirurgia de São Paulo, atual Faculdade de Medicina da USP. Instalado na Rua Pires da Mota, no Cambuci, o Instituto tinha por finalidade produzir e distribuir a vacina antivariólica, o que, nos primeiros anos de existência, levou Arnaldo a comunicar ao diretor do Serviço Sanitário as dificuldades de recursos materiais e a falta de garantias de que os serviços de preparo da vacina cumpririam o objetivo. Após escrever vários artigos no jornal *O Estado de São Paulo,* em 1898, solicitou, em 1899, ao diretor do Serviço Sanitário que regulamentasse a obrigatoriedade da vacinação. Seu empenho possibilitou que a produção aumentasse de 26.381 tubos, em 1893, para 1.015.400 tubos, em 1912, como consta do relatório apresentado em seu desligamento.

Em 1892, ao organizar o Serviço Sanitário do Estado, a Lei n. 43 criou o Instituto Bacteriológico de São Paulo e o Laboratório de Análises Químicas e Bromatológicas, cabendo a Le Dantec, biólogo francês, colocá-lo em funcionamento. Por ocasião de seu retorno à França, Adolpho Lutz foi designado a assumir a direção do Instituto. Lutz já possuía formação científica reconhecida, dominando História Natural, Biologia, Clínica Médica e Sanitarismo, com especialização em Londres, discípulo de Lister, e, na França, de Pasteur. Em 1893, um surto de diarréia alastrou-se pelo Vale do Paraíba e, graças a Lutz e Oswaldo Cruz, foi comprovado que o causador da doença era o vibrião do cólera, bacilo isolado por Robert Koch em 1883.

Arnaldo Vieira de Carvalho (1867-1920). Fundador e primeiro diretor da Faculdade de Medicina da USP

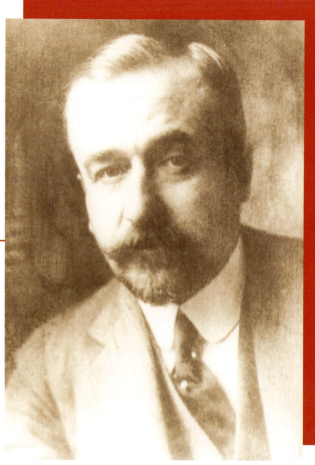

Fonte: Acervo do Museu Histórico Professor Carlos da Silva Lacaz (Faculdade de Medicina da USP).

Instituto Vacinogênico. Aquarela de José Wasth Rodrigues, 1919

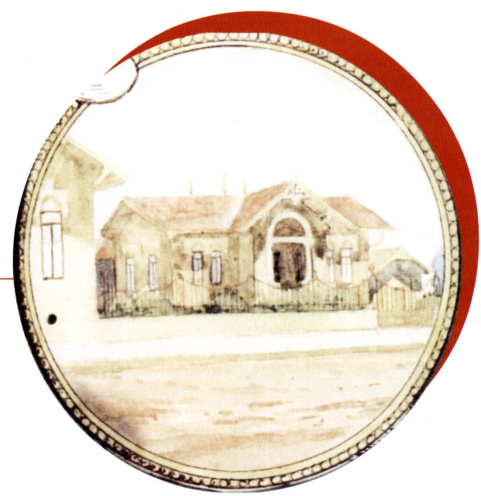

Fonte: Acervo do Museu Histórico Professor Carlos da Silva Lacaz (Faculdade de Medicina da USP).

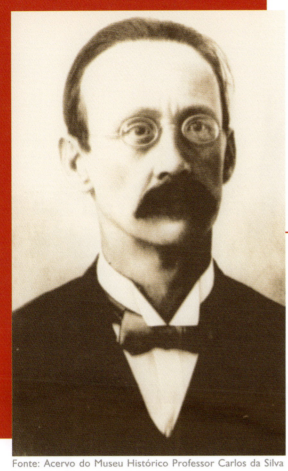

Fonte: Acervo do Museu Histórico Professor Carlos da Silva Lacaz (Faculdade de Medicina da USP).

Adolpho Lutz (1855-1940). Sólida formação humanista

Em 1894, um novo surto, levado pelo trem de manutenção dos trilhos, invadiu o Vale do Paraíba, mobilizando comissões formadas por membros do Instituto Sanitário Federal do Rio de Janeiro e do Instituto Bacteriológico de São Paulo.

Sob orientação de Lutz por 16 anos, esse Instituto desenvolveu a pesquisa objetiva não apenas no campo das moléstias parasitárias e infecciosas como também da bacteriologia. Lutz identificou um surto epidêmico de cólera na Hospedaria dos Imigrantes e, em 1898, o agente transmissor da malária, *anopheles (Kertzia cruzi)*, na Serra de Cubatão. Nos anos de 1897 e 1898 localizou as primeiras epidemias de febre amarela silvestre e malária das florestas serranas. Foram objeto de estudo a febre amarela, tifóide, malária, disenteria por amebíase e contaminação bacilar, tifo exantêmico, micoses e impaludismo, ampliando os conhecimentos que permitissem combater esses males.

Com a unificação entre o Instituto Bacteriológico e o Laboratório de Análises Químicas e Bromatológicas, o Instituto recebeu o nome de Adolpho Lutz, em sua homenagem, por

Instituto Bacteriológico de São Paulo e Laboratório de Análises Químicas e Bromatológicas, 1896

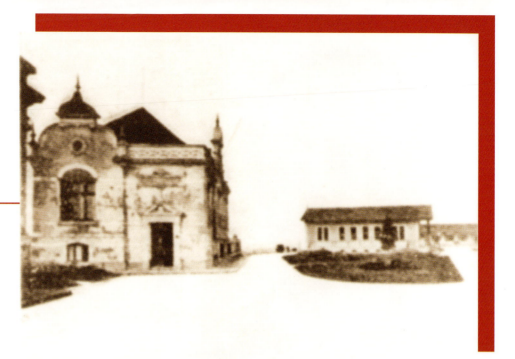

Fonte: VAZ, Eduardo. *Fundamentos do Instituto Butantan:* seu desenvolvimento.

Instituto Adolfo Lutz, década de 1940

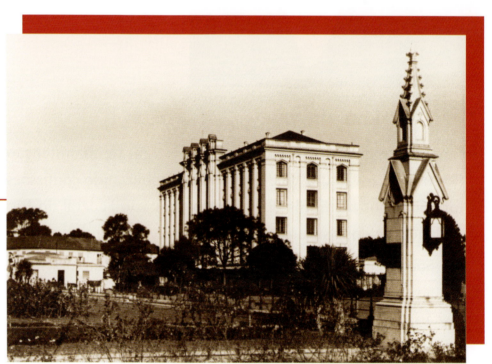

Fonte: Acervo do Museu Histórico Professor Carlos da Silva Lacaz (Faculdade de Medicina da USP).

meio do Decreto n. 11.522, de 26 de outubro de 1940, assinado pelo interventor federal doutor Cardoso de Mello Neto. Colaboraram no Instituto Alexandrino Pedroso, Bruno Rangel Pestana, Francisco Salles Gomes, Teodoro Bayma e Vital Brazil, que de lá saiu para organizar o Instituto Butantan.

Acompanhando os estudos de Vital Brazil no Instituto Bacteriológico, Adolpho Lutz sugeriu a Emílio Ribas, diretor do Serviço Sanitário do Estado, a fundação de um instituto

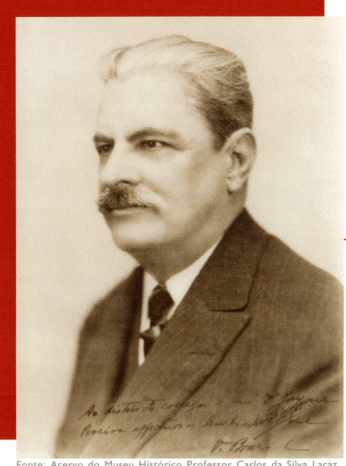

Fonte: Acervo do Museu Histórico Professor Carlos da Silva Lacaz (Faculdade de Medicina da USP).

Vital Brazil (1865-1950). Após um ano de especialização na Europa, deu início à sua grande obra, o Instituto Butantan

soroterápico que desenvolvesse pesquisas nessa área, ao mesmo tempo em que iniciava a compra de serpentes em 1899. A falta de vacinas e a dificuldade de importação motivaram a insistência de Ribas junto ao governador do Estado de São Paulo, coronel Fernandes Prestes, que autorizou a implantação de um novo laboratório do Instituto Bacteriológico, o Instituto Serumtherápico do Butantan, na Chácara Butantan, situada à esquerda do Rio Pinheiros.

Com o local adaptado e já produzindo o soro antipestoso, em 23 de fevereiro de 1901, pelo Decreto n. 878/A, o laboratório transformou-se em instituição autônoma, o Instituto Serumtherápico do Estado de São Paulo. Em junho do mesmo ano, o Hospital de Isolamento de São Paulo, o Instituto Bacteriológico, a diretoria do Serviço Sanitário e as cidades do Rio de Janeiro, Fortaleza e Londres receberam os primeiros lotes de soro antipestoso e antiofídico prepados pelo Instituto Serumtherápico. Em 1909, seruns antipeçonhentos e antidiftéricos seguiram para o Uruguai e para a Argentina.

Instituto Butantan, edifício central, 1914

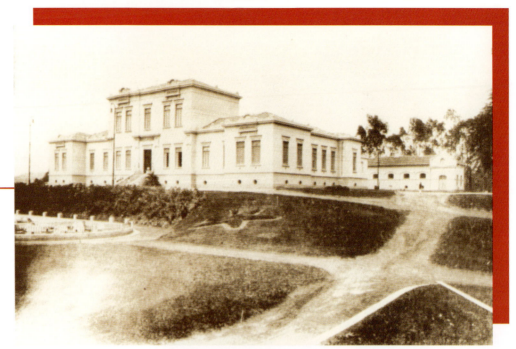

Fonte: Acervo do Museu Histórico Professor Carlos da Silva Lacaz (Faculdade de Medicina da USP).

Laboratório improvisado, 1899

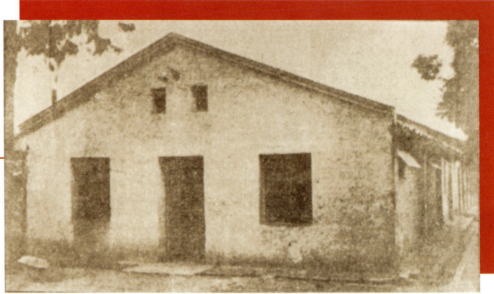

Fonte: VAZ, Eduardo. *Fundamentos do Instituto Butantan: seu desenvolvimento*, p. 14.

No Instituto Butantan, Vital Brazil prosseguiu seu trabalho em condições precárias, contando com a colaboração de Dorival de Camargo Penteado, Bruno Rangel Pestana e João Florêncio Gomes. Publicou *A defesa contra o ofidismo*, com edição em francês, livro de comprovação clínica sobre a eficácia do tratamento, apresentando também técnicas de preparo do soro antiofídico.

Os estudos de microbiologia continuaram, sob orientação de Vital Brazil, no prédio principal do Instituto, inaugurado em 4 de abril de 1914. Afranio Peixoto incorporou-se à equipe, que passou a produzir seruns antidisentéricos, anties-

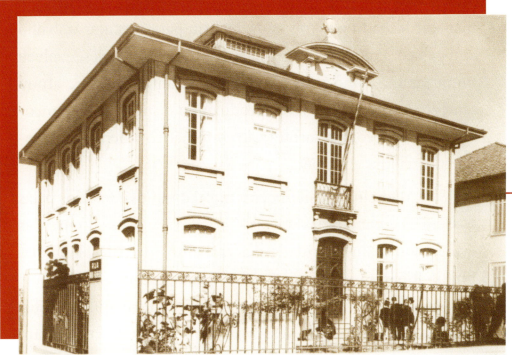

Instituto Pasteur, criado em 1903 (Série Comemorativa do IV Centenário da cidade de São Paulo – Homenagem do Instituto Lorenzini)

Fonte: Acervo do Museu Histórico Professor Carlos da Silva Lacaz (Faculdade de Medicina da USP).

treptocócicos e antiescorpiônicos. Desentendendo-se com o diretor do Serviço Sanitário, foi para o Rio de Janeiro, onde fundou o Instituto Vital Brazil. Retornou, sob contrato de quatro anos, até 1924, para o Instituto Butantan, expandindo atividades em imunologia geral, abrangendo tuberculose, tétano, varíola e outras enfermidades.

Em 1888, o Rio de Janeiro recebeu o primeiro Instituto Pasteur do Brasil, o que foi possibilitado pela erudição de dom Pedro II, que se mantinha sempre próximo aos acontecimentos científicos e culturais europeus e que contribuiu financeiramente para a criação do Instituto Pasteur de Paris.

Com características distintas dos outros institutos instalados no País, o Instituto Pasteur foi fundado em São Paulo graças à colônia italiana, tendo Ivo Brandi como superintendente técnico, que arrecadou fundos para sua construção, e o conde Francisco Matarazzo como patrono. Tornando-se fundação em 1903, foi dirigido por Antonio Carini a partir de 1906, que lá ministrava aulas de microbiologia, divulgando métodos de investigação bacteriológicas e formando cientistas dentro da concepção microbiana da doença. Convidado por Arnaldo Vieira de Carvalho para integrar o grupo de professores da Faculdade de Medicina e Cirurgia de São Paulo, Carini deixou o cargo em 1916. Nesse ano, o Instituto Pasteur foi doado ao Estado e após permanecer fechado por três anos, reabriu para executar trabalho anti-rábico. Foi posto de vacinação contra varíola, desenvolveu imunizantes, como soro antidiftérico e antitetânico, e atuou também na área veterinária, produzindo o soro anticarbunculoso, a vacina contra carbúnculo sintomático e hemático, contra tuberculina e maleína.

Se a Medicina brasileira enfrentou desafios causados pelas epidemias e pandemias que assolaram o País, ao enfrentá-las evidenciou a singularidade dos trabalhos de Adolpho Lutz, Emílio Ribas, Oswaldo Cruz, Vital Brazil, Carlos Chagas, que, ora interagindo em busca de soluções, ora formando pesquisadores nos locais onde desenvolveram seus trabalhos, foram responsáveis pela estruturação da Medicina experimental no Brasil.

Nas primeiras décadas do século XX, as ações governamentais em questões de saúde dirigiam-se ao apoio aos centros de pesquisa e ensino. Nesse sentido, em 1916, Arnaldo Vieira de Carvalho, fundador e diretor da Faculdade de Medicina e Cirurgia de São Paulo, implantada em 1912, aproximou-se da Fundação Rockefeller, órgão que atuava na difusão da higiene e educação médica, dando origem a uma cooperação para provimento da cadeira de Higiene, acordo firmado com a *International Health Board* e o governo do Estado, em 1918. Esse acordo permitiu a vinda do higienista norte-americano Samuel Taylor Darling e a ida de dois médicos brasileiros, Geraldo de Paula Souza e Francisco Borges Vieira, para especializarem-se na *Johns Hopkins School of Hygiene and Public Health*. Ao voltar, Geraldo de Paula Souza assumiu o cargo de diretor do Serviço Sanitário, em 1922, implantando o modelo americano para concepção de Saúde Pública. O Departamento de Higiene desenvolveu-se como Instituto, anexo à Faculdade, e, mais tarde, independente, tornou-se a Faculdade de Higiene e Saúde Pública. A Saúde Pública passou a enfatizar a prevenção, criando as Inspetorias de Educação Sanitária, de Moléstias Infecciosas e de Profilaxia da Lepra, além de Centros de Saúde.

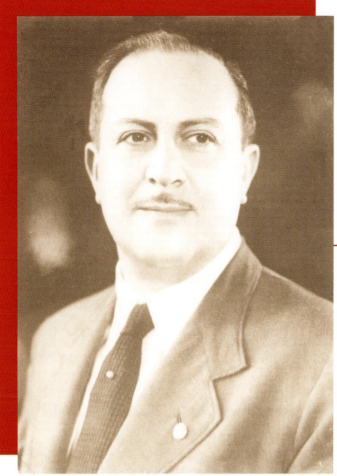

Fonte: Acervo do Museu Histórico Professor Carlos da Silva Lacaz (Faculdade de Medicina da USP).

Geraldo de Paula Souza (1889-1915). Diplomado em Farmácia, em 1908, e em Medicina, em 1913. Especializou-se na Universidade de Berna, Suíça, com Sahlt e Langhans, e em Munique, Alemanha, com Von Müller e Schminke. Doutor em Higiene e Saúde Pública pela *Jonhs Hopkins University*, em Baltimore nos Estados Unidos da América

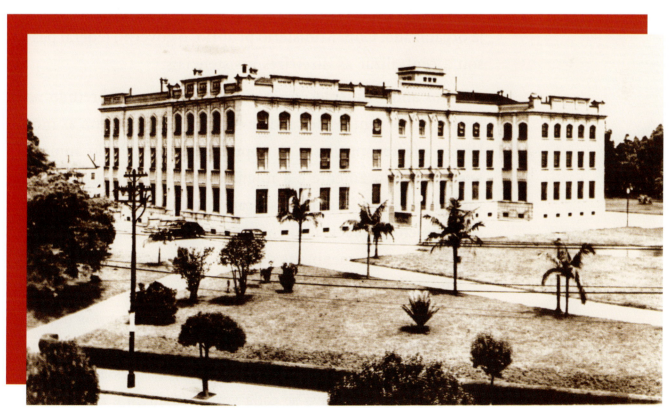

Fonte: Acervo do Museu Histórico Professor Carlos da Silva Lacaz (Faculdade de Medicina da USP).

Faculdade de Higiene e Saúde Pública, 1931

Com a Reforma Carlos Chagas, em 1923, o Estado criou o Departamento Nacional de Saúde Pública, centralizando no governo federal a responsabilidade pela saúde da população, atuando por meio de campanhas de saúde e adotando medidas de atendimento médico e hospitalar. Surgiram caixas de aposentadorias e pensões financiadas pela União ou por grandes empresas empregadoras. O restante da população beneficiava-se das obras assistenciais realizadas pela Santa Casa de Misericórdia de São Paulo e por outras entidades caritativas.

Em 1930, com Getúlio Vargas no poder, foi criado o Ministério da Educação e Saúde, voltado à centralização administrativa e interferindo nas medidas estaduais. Nessa década, foi criado o sistema previdenciário dos Institutos de Aposentadoria e Pensões (IAP), e os poderes públicos preocuparam-se em criar asilos e sanatórios, da mesma forma que os fundados por entidades religiosas. Com o passar dos anos, os IAPs cresceram, criando serviços próprios de saúde. Nessa mesma década também criou-se o Instituto Nacional de Previdência Social (INPS), que se tornaria ineficiente para a prestação de serviços de saúde, comprando-os do setor particular, já organizado. Com Ministério próprio, o governo federal passou a centralizar as diretrizes assistenciais.

Nos anos seqüentes, o setor da saúde atuou sobretudo na instalação de centros de saúde e em campanhas contra as moléstias infectocontagiosas. A população de São Paulo aumentava assustadoramente e a migração agravava o quadro das moléstias endêmicas. Intensificaram-se as ações preventivas com projetos de vacinação em massa, visando a erradicar a varíola e o surto de meningite ocorrido nos anos de 1972 e 1973.

A partir da década de 1970, com a ciência médica em pleno desenvolvimento, incorporando novos procedimentos decorrentes do avanço tecnológico e de outras áreas do conhecimento, a extensão de todos os benefícios advindos dessas conquistas à população tornava-se cada vez mais difícil e a Medicina passou a organizar-se empresarialmente, surgindo os planos de saúde, a exemplo do que já ocorria nos Estados Unidos.

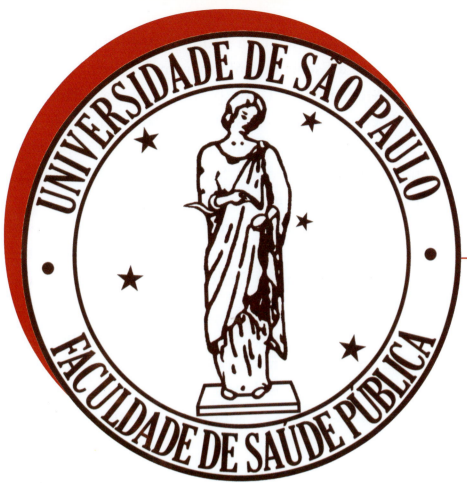

Emblema da Faculdade de Saúde Pública, denominação adotada a partir de 1969

Fonte: Faculdade de Saúde Pública.

Crises políticas demonstraram que a Saúde Pública estava abandonada e que a Medicina Preventiva não possuía sanitaristas suficientes nem um planejamento de atuação. Um movimento para o resgate da visão humanista da Medicina foi desencadeado pelo Conselho Regional de Medicina, pelo Sindicato dos Médicos e pela Sociedade Brasileira para o Progresso da Ciência. Os sanitaristas que haviam deixado o País por questões políticas foram chamados de volta e a Faculdade de Higiene e Saúde Pública passou a empenhar-se na formação de novos profissionais.

Os hospitais ligados ao ensino médico iriam adquirir papel de relevância na melhoria e extensão dos atendimentos assistenciais da população. A construção do Hospital das Clínicas, autorizada em 19 de janeiro de 1943 pelo Decreto-lei n. 13.192, por aspiração da Faculdade de Medicina da USP, foi inaugurada em 1944, constituindo o marco inicial para a formação do grande complexo hospitalar formado pelos Institutos da Criança, Ortopedia e Traumatologia, Psiquiatria,

Coração, Radiologia, Medicina Tropical, Medicina Nuclear, o Oscar Freire e a Escola de Enfermagem. Também a Escola Paulista de Medicina, da Unifesp, que utilizava o Hospital Umberto I, construiu seu hospital-escola, inaugurado em 1942, e o Hospital São Paulo, que faz chegar até a população um atendimento qualificado. A Santa Casa de Misericórdia, que por tantos anos serviu a população carente e cedeu seu hospital para a Faculdade de Medicina da USP, quando esta não possuía espaço para o ensino clínico, implantou, na década de 1960, a Faculdade de Ciências Médicas da Santa Casa de Misericórdia de São Paulo.

Nesse cenário de reconhecida excelência da prática médica, chegou a São Paulo a notícia da morte do costureiro Markito, em Nova York, depois de seis meses de doença da considerada peste do século XX, a Síndrome da Imunodeficiência Adquirida (Sida). O mundo viu-se ameaçado por outra pandemia, causada por um novo retrovírus, o vírus da imunodeficiência humana, HIV.

O professor Amato Neto e colaboradores do Hospital das Clínicas registraram em São Paulo, em 1983, o primeiro caso autóctone de aids. Em 1985, o Ministério da Saúde contabilizou 384 casos, no Brasil; em 1996, 76 mil, e, em 2002, 257 mil. São Paulo, hoje, tem notificados mais de 55 mil casos, mas a incidência tornou-se decrescente a partir de 1998. O governo desenvolveu um Programa Brasileiro de Combate ao HIV/Aids, de grande alcance populacional, com campanhas de prevenção e acesso gratuito ao tratamento.

Os últimos anos apresentaram melhoria no atendimento à população, com maior abrangência dos postos de saúde. Por determinação da Carta Magna de 1988, foi criado o Sistema Único de Saúde (SUS), do qual a cidade de São Paulo passou a fazer parte em janeiro de 2001. Introduziu-se o Núcleo de Atendimento Domiciliar Interdisciplinar (Nadi) no Hospital das Clínicas, para os casos crônicos, com atendimento psicológico e de enfermagem, ressuscitando-se a figura do médico de família, em contato estreito com paciente e familiares, para quem são fornecidas orientações básicas de saúde. Os hospi-

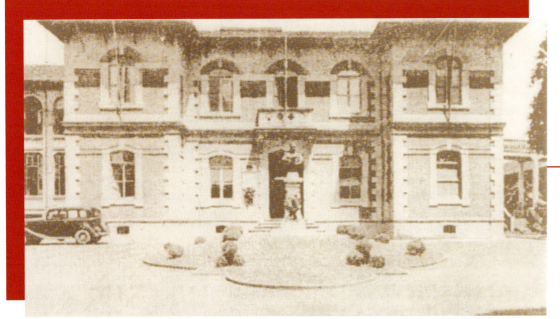

Ospedale Umberto I, inaugurado em 14 de agosto de 1904

Fonte: Acervo do Museu Histórico Professor Carlos da Silva Lacaz (Faculdade de Medicina da USP).

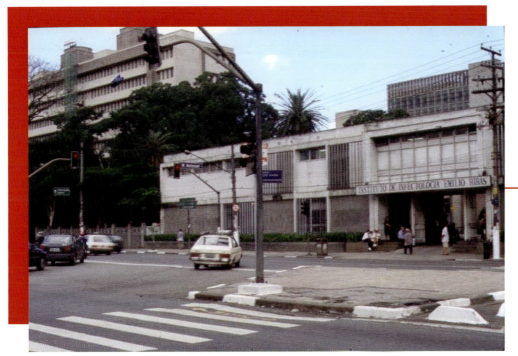

Instituto de Infectologia Emílio Ribas. Fundado em 1880 como Hospital de Isolamento, e, mais tarde, Hospital Emílio Ribas, passando à Instituto recentemente

Fonte: Instituto de Infectologia Emílio Ribas.

tais de ponta mantêm um centro de pesquisa avançado e contam com profissionais preparados para procedimentos médicos à altura de países mais desenvolvidos economicamente. Ao mesmo tempo, o Brasil e outros países em desenvolvimento convivem com as doenças emergentes, como a aids, a síndrome pulmonar por hantavírus, a hepatite B e C, tendo que combater de forma simultânea as reemergentes, como tuberculose, cólera, rubéola, febre amarela, dengue, malária, hepatite A e D e outras, que dizem respeito à estrutura sanitária – resultado de má condição de vida, precariedade do ser-

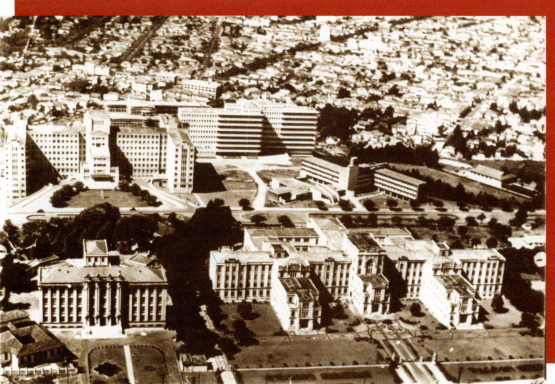

Complexo médico-hospitalar do Hospital das Clínicas, década de 1950

Fonte: Acervo do Museu Histórico Professor Carlos da Silva Lacaz (Faculdade de Medicina da USP).

viço de saúde e de saneamento. Essas são questões que envolvem uma atuação multidisciplinar na Saúde Pública preventiva, por meio de conscientização e educação sanitária, e na curativa, por meio da criação de políticas de ações objetivas.

Referências bibliográficas

ALTMAN, L. K. Macaco atesta que coronavírus é culpado. *Folha de S. Paulo*, São Paulo, 17 abr. 2003. Caderno Ciência, p. A16.

AMATO NETO, Vicente; PASTERNAK, Jacyr. Informações sobre a febre amarela. *Jornal da USP*, São Paulo, 2000. p. 2, 8 a 14 maio.

ARAGÃO, H. B. *Notícia histórica sobre a fundação do Instituto Oswaldo Cruz* (Instituto de Manguinhos). Rio de Janeiro: Serviço Gráfico do Instituto Brasileiro de Geografia e Estatística, 1950.

BARBOSA, Jarbas. Dengue, uma batalha permanente. *Boletim de Informação e Atualidade da SBI*, dez. 2002. Entrevista.

BARRETO, M. L. Emergência e "permanência" das doenças infecciosas. *Médicos*, 1998, p. 19-24, jul./ago.

CENTENÁRIO Vital Brazil. *Pinheiros terapêutico.* v. 17, n. 83, 1965. Número comemorativo do Centenário de Vital Brazil.

FIGUEIREDO, L. T. M. Febre amarela: flagelo dizimador nos trópicos. *Ser Médico*, n. 10, p. 34-37, jan./mar. 2000.

HOMEM, J. V. T. *As febres no Rio de Janeiro*: estudo clínico. Rio de Janeiro: Lopes do Couto, 1886.

LACAZ, C. S. Um século de Saúde Pública no Brasil. In: *Temas de medicina* – biografias, doenças e problemas sociais. São Paulo: Lemos, 1997.

_____. Adolpho Lutz. Separata da *Revista Brasileira de Malariologia e Doenças Tropicais*, v. 14, n. 1-2, jan./jun. 1962.

LEMOS, F. C. Contribuição à história do Instituto Bacteriológico: 1892-1940. *Revista do Instituto Adolpho Lutz*, São Paulo, 1954, v. 14.

LÉVAY, Emeric. *A gripe espanhola de 1918:* o impacto da epidemia na sociedade paulistana. [S.I.: s.n., 19—?].

MASSARANI, Luiza. Nos tempos do cólera. *Folha de S. Paulo,* São Paulo, p. 16-17, 1 set. 2002.

MAZZIERI, B. R. de. *Médicos Italianos em São Paulo.* São Paulo: Museu do Imigrante. Exposição, jun./ago. 2000.

_____ ; PIEDADE, S. C.; LACAZ, C. S. *Faculdade de Medicina da USP:* testemunhos de sua história. São Paulo: Fundo Editorial BYK, 2000.

_____ . *A arte de curar:* Medicina no Brasil. Rio de Janeiro: AC&M, 2002.

OLIVEIRA, J. L. Cronologia do Instituto Butantan (1888-1981). *Memórias do Instituto Butantan*, v. 44-45, São Paulo, p. 11-79, 1980/81.

SÃO PAULO (Prefeitura). Secretaria de Higiene e Saúde. Secretaria Municipal de Cultura. *A Secretaria de Higiene e Saúde da cidade de São Paulo:* histórias e memórias. São Paulo: Departamento do Patrimônio Histórico, 1985.

SANTOS FILHO, L. C. *História geral da medicina brasileira.* São Paulo: Hucitec/Edusp, 1991, 2v.

SILVA, Ivone. A Saúde em São Paulo. *DR! A Revista do Médico*, ano X, n. 23, p. 6-14, nov./dez. 2003.

SOUZA, G. H. P. *Ribas*: pioneiro da renovação sanitária do Brasil. São Paulo: Imprensa Oficial do Estado, 1941. (Conferência realizada na Sociedade Paulista de História da Medicina).

UJVARI, S. C. Globalização das epidemias. *Ser Médico*, n. 25, p. 31-33, out./dez. 2003.

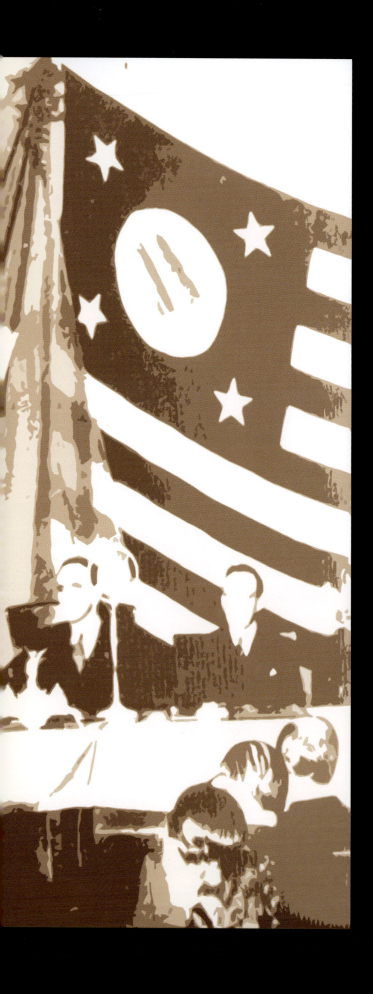

11

Associações Médicas e Sociedades de Especialidades

José Luiz Gomes do Amaral
Professor titular da disciplina de Anestesiologia,
Dor e Terapia Intensiva da Unifesp,
presidente da Associação Paulista de Medicina

Luiz Antonio Nunes
Médico, administrador hospitalar,
assessor da Associação Paulista de Medicina

O desenvolvimento da Medicina no Brasil está intimamente ligado à cidade de São Paulo. É aqui que se concentraram grandes pioneiros que, dedicando-se a uma especialidade, foram e continuam sendo os responsáveis pela formação de um número enorme de seguidores que difundem os conhecimentos pelo nosso país e aos países vizinhos. Ao longo dos seus 450 anos, a capital do Estado tem trazido enormes contribuições para o progresso da Medicina brasileira.

A Medicina paulista determinando os rumos da Saúde brasileira

O exercício da Medicina em São Paulo sempre foi reflexo dos movimentos de Saúde no país, conforme se pode identificar na descrição dos vários ciclos de atividades do setor ocorridos no município.

O primeiro, denominado *ciclo de preservação da vida,* iniciou-se quando os primeiros colonos fixaram-se no planalto, em número muito pequeno, pois São Paulo, até o século XVIII, era apenas um local de passagem para exploradores de minério e militares que vinham de Minas Gerais em direção ao litoral. Por causa do isolamento e do pequeno número de habitantes, as doenças que imperavam na época eram endêmicas, de baixa mortalidade, e em sua maioria decorrentes de más condições de higiene com alimentos e água, destino de esgotos, entre outras – diferentemente das doenças predominantes nas cidades litorâneas, que tinham enorme relação com as doenças européias, pelo trânsito de pessoas que vinham de lá e que apresentavam uma morbiletalidade muito maior, como é o caso da varíola e da peste.

Esse ciclo caracterizava-se, portanto, pela preocupação com o abastecimento e com ações de saneamento e preservação da vida. Evitar a sujeira e prevenir as doenças eram encargos indispensáveis para garantir a boa qualidade de vida. Não havia médicos, apesar dos pedidos da população, a ponto de os oficiais da Câmara de São Paulo pedirem ao rei, em 1568, que obrigasse a vinda de algum profissional que não tivesse um bom desempenho na Corte; mesmo assim, não obtiveram resultado, pois os médicos da metrópole não se interessavam em deslocar-se para a colônia.

A assistência à população era feita de forma praticamente exclusiva pelos padres da Companhia de Jesus, que empregavam suas experiências com as doenças e com os remédios da época, absorvendo também os conhecimentos aprendidos com os índios. Praticavam uma Medicina empírica, que associava práticas européias e substâncias locais no combate a doenças. A população mais abastada tratava-se na Europa.

Esse primeiro ciclo durou até a virada do século XVII para o século XVIII, quando São Paulo começou a ter um maior destaque na vida da colônia, pelo grande crescimento da economia exportadora, que se transferiu do nordeste para Minas Gerais, com os minérios e o açúcar. No início do século XVIII, a capitania de São Paulo contava com cerca de 15 mil habitantes. Só em 1711, a vila de São Paulo passaria à categoria de cidade.

O *ciclo das epidemias* iniciou-se no final do século XVII e início do século XVIII, quando, pelo aumento de sua importância como local de passagem dos produtos vindos do interior do país, a cidade começou a receber maior contingente de pessoas e, com isso, começaram a ocorrer epidemias, sendo a varíola a principal delas.

Nessa ocasião, a Câmara de São Paulo detinha certa autonomia administrativa, pela pouca importância econômica da cidade em relação às demais, muitas vezes dirigindo-se diretamente à Coroa, sobrepondo-se ao poder local.

Em 1721, havia na cidade apenas dois cirurgiões e o Hospital da Santa Casa de Misericórdia; só em 1801, iniciou-se a construção de um hospital militar.

As medidas em relação ao controle das epidemias foram tomadas diretamente pelos capitães gerais, responsáveis pela capitania. Enquanto o atendimento aos doentes, principalmente os pobres e os escravos, carecia de recursos, as epidemias exigiam ação dos governantes.

Entre as medidas adotadas, destacavam-se aquelas dirigidas aos escravos. A entrada dessas pessoas na cidade não podia ocorrer sem a comunicação prévia aos juízes ordinários, para que antes fossem feitas as vistorias de saúde.

Em 1808, a capitania de São Paulo era considerada o maior foco de varíola da colônia. Para combatê-la, os doentes de varíola deveriam ser retirados de suas casas e essas deveriam ser purificadas. O Brasil só introduziu a vacinação anti-variólica em 1804.

Em 1808, dom João VI transferiu a Corte de Portugal para o Brasil, trazendo com ela as funções de físico-mor e juiz comissário, além de criar a função de provedor-mor de Saúde, embrião do que seria a Diretoria de Saúde dos Portos.

A Câmara Municipal de São Paulo costumava montar comissões formadas por médicos que exerciam atividades privadas na cidade, vereadores e farmacêuticos para dar pareceres quanto a providências que deveriam ser adotadas no controle de doenças, como a construção de hospitais, o uso de fontes de abastecimento de água, entre outras.

Em 1839, a cidade contava com cinco médicos, quatro cirurgiões, sete farmacêuticos e uma parteira.

O ciclo seguinte, chamado da *mutualidade,* teve seu início no final do século XIX e início do século XX, marcado pelo processo de industrialização e comércio.

Os imigrantes, que chegavam em grandes levas para o trabalho na agricultura, alguns se envolvendo em atividades de comércio e indústria na cidade, por não terem recursos para tratarem-se na Europa e também por não se considerarem mendigos, criaram associações que procuravam prestar auxílios morais e materiais aos seus compatriotas, inclusive de assistência médica. Criaram-se, assim, a Beneficência Portuguesa, o Hospital Alemão, a Sociedade Benéficente Sírio-Libanesa, a Sociedade Italiana de Beneficência, entre outras.

Em 1868, foram inauguradas a São Paulo Railway, ligando São Paulo a Santos, e a Companhia Paulista, ligando Jundiaí a Campinas, enquanto a Ituana e a Mogiana seriam abertas nos anos seguintes. A malha ferroviária acompanhava a expansão cafeeira e a imigração, fatos que contribuíram para o surto desenvolvimentista que ocorria no Estado. Em 1870, tiveram início mudanças nos aspectos arquitetônicos, com a substituição da taipa, em uso desde os primeiros tempos, por tijolos, telhas e ladrilhos. Em 1872, a cidade recebia a iluminação a gás e os primeiros bondes. No ano seguinte, iniciou-se a pavimentação de ruas centrais com paralelepípedos. Em 1877, fundou-se a Companhia Cantareira, para prover a cidade de água encanada e rede de esgotos. Em 1880, a cidade contava com apenas 16 fábricas. A Avenida Paulista, onde se localizavam mansões dos barões do café, foi aberta em 1891. No ano seguinte, foi inaugurado o Viaduto do Chá, possibilitando o crescimento do núcleo urbano no sentido oeste, para além do Vale do Rio Anhagabaú.

No final do século XIX, o vislumbre de que haveria uma melhoria das condições médico-sanitárias, com a formação de profissionais especializados, o crescimento do sistema hospitalar e a existência de médicos reconhecidos no cenário científico, aliados à boa estrutura social, proveniente do café e da imigração européia, propiciaram a criação da *Academia de Medicina, Cirurgia e Farmácia de São Paulo,* em 24 de novembro de 1891, pelo presidente do Estado, Américo Brasiliense de Almeida Mello. A instabilidade política que se seguiu não permitiu a sua concretização. Nesse ínterim, os maiores nomes da Medicina paulistana reuniram-se na Santa Casa de Misericórdia de São Paulo, onde clinicavam, e discutiram a premência de dotar São Paulo de maiores recursos educacionais. Somente em 19 de dezembro de 1912, através de uma lei promulgada pelo presidente Conselheiro Rodrigues Alves, a Academia, que nunca chegou a funcionar, foi transformada em Faculdade de Medicina e Cirurgia, e só começou, efetivamente, em 1913.

O contínuo crescimento populacional da cidade de São Paulo no início do século XX, ocasionado pela expansão do parque industrial e da lavoura cafeeira, acarretou um crescimento da Medicina e do anseio dos seus profissionais quanto ao alargamento dos horizontes sociais de sua aplicação, motivando a formação de entidades médicas, que possibilitariam a troca de informações e conhecimentos de seus filiados através de publicações, debates e introdução de novas idéias.

Seguindo o exemplo do Rio de Janeiro, onde, em 30 de junho de 1829, nasceu a Sociedade de Medicina local, Luis

Emblema da Academia de Medicina de São Paulo

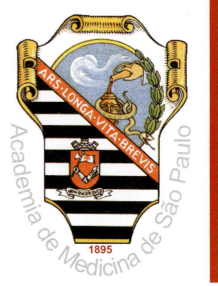

Fonte: Acervo fotográfico da Biblioteca da Associação Paulista de Medicina (APM).

Pereira Barreto e outros eminentes médicos, a saber, Sérgio Meira, Mathias Valadão, Teodoro Reichert, Inácio de Rezende, Pedro de Rezende, Amarante Cruz, Cândido Espinheira, Erasmo do Amaral, Luís de Paula, Marcos de Arruda, Evaristo da Veiga, Carlos José Botelho, Arnaldo Augusto Vieira de Carvalho e Jaime Serva, fundaram, em 7 de março de 1895, a *Sociedade de Medicina e Cirurgia de São Paulo*, primeira agremiação médica paulista, a qual foi instalada no edifício da Faculdade de Direito de São Paulo. Seu estatuto limitava em 50 o número de sócios. Um ano depois, foi instituída sua Policlínica, que se destinava a prestar assistência médica aos mais necessitados e que se localizava na esquina das Ruas Direita e São Bento. Em 1954, a *Sociedade de Medicina e Cirurgia de São Paulo* tornou-se *Academia de Medicina de São Paulo*.

Os presidentes da Academia de Medicina de São Paulo, desde a fundação até os dias atuais, foram:			
1895-1896	Luiz Pereira Barreto	1900-1901	Bernardo de Magalhães
1896-1897	Carlos José Botelho	1901-1902	Arnaldo Vieira de Carvalho
1897-1898	Miranda Azevedo	1902-1903	Sergio Paiva Meira
1898-1899	Mathias Valadão	1903-1904	Arthur Mendonça
1899-1900	Guilherme Ellis	1904-1905	Diogo de Faria

continua

1905-1906	Rubião Meira	1931-1932	Oswaldo Portugal
1905-1906	A. R. Oliveira Fausto	1932-1933	Zepherino do Amaral
1906-1907	Arnaldo Vieira de Carvalho	1933-1934	A C. Pacheco e Silva
1907-1908	J. Alves de Lima	1934-1935	J. Ayres Netto
1908-1909	Sylvio Maia	1935-1936	Ovidio Pires de Campos
1909-1910	Sergio Meira	1936-1937	Mario Ottoni de Rezende
1910-1911	Synesio Rangel Pestana	1937-1938	Flamínio Fávero
1911-1912	Rubião Meira	1938-1939	Celestino Bourroul
1912-1913	Nicolau Moraes Barros	1939-1940	Jairo de Almeida Ramos
1913-1914	J. Alves de Lima	1940-1941	Raul Vieira de Carrvalho
1914-1915	Jose Olegário de Almeida Moura	1941-1942	Franklin de Moura Campos
1915-1916	Antonio Cândido de Camargo	1942-1943	J. A Mesquita Sampaio
1916-1917	A. R. Oliveira Fausto	1943-1944	Roberto Oliva
1917-1918	Celestino Bourroul	1944-1945	Antonio Carlos Gama Rodrigues
1918-1919	Ovidio Pires de Campos	1945-1946	Eduardo Monteiro
1919-1920	J. Ayres Netto	1946-1947	Oscar Cintra Godinho
1920-1921	Luis de Rezende Puech	1947-1948	Alípio Corrêa Netto
1921-1922	Enjolras Vampré	1948-1949	Pedro Ayres Netto
1922-1923	Adolpho Lindenberg	1949-1950	João Alves Meira
1923-1924	Delphino Pinheiro de Ulhôa Cintra	1950-1951	Jose Pereira Gomes
1924-1925	Américo Brasiliense	1951-1952	Carmen Escobar Pires
1925-1926	Eduardo Rodrigues Alves	1952-1953	Benedicto Montenegro
1926-1927	Olympio Portugal	1953-1954	Felício Cintra do Prado
1927-1928	Jose Pereira Gomes	1954-1955	Eurico Branco Ribeiro
1928-1929	Cantidio de Moura Campos	1955-1956	Paulo de Almeida Toledo
1929-1930	Schmidt Sarmentó	1956-1957	Oscar Monteiro de Barros
1930-1931	Antonio de Almeida Prado	1957-1958	Mário Ramos de Oliveira

1958-1959	João Mendonça Cortez		1977-1978	Antonio Spina França Netto
1959-1960	Eurico da Silva Bastos		1979-1980	Pedro Nahas
1960-1961	Adherbal Tolosa		1981-1982	Luis Marques de Assis
1961-1962	Nairo França Trench		1983-1984	Irany Novah Moraes
1962-1963	Carlos da Silva Lacaz		1985-1986	Odon Ramos Maranhão
1963-1964	Plínio Bove		1987-1988	Arthur B. Garrido Jr.
1964-1965	Carlos de Oliveira Bastos		1989-1990	Fernando Proença Gouveia
1965-1966	Waldyr da Silva Prado		1991-1992	Jose Rodrigues Louzã
1966-1967	Durval Rosa Borges		1993-1994	Raul Marino Jr.
1967-1968	Virgílio Carvalho Pinto		1995-1996	Cláudio Cohen
1969-1970	Michel Abu-Jamra		1997-1998	Marisa Campos Moraes Amato
1971-1972	Ernesto Lima Gonçalves		1999-2000	Luiz Celso Mattosinho França
1973-1974	Júlio Kieffer		2001-2002	Salvador José de T. Arruda Amato
1975-1976	Joamel Bruno de Mello		2003-2004	Guido Arturo Palomba

O papel que a força de trabalho passa a ter na década de 1920 nessa nova realidade urbana marcará profundamente as medidas de Saúde, promovendo a interferência estatal no âmbito da assistência médica e dando início a um novo ciclo, o *ciclo trabalhista*. As classes mais abastadas introduziram, como forma de resolver a sua assistência médica, a figura do *médico de família*. Já os trabalhadores ligados a serviços de ferrovias e portos organizavam-se por conta própria ou com auxílio das empresas, através de caixas beneficentes, que, depois, estenderam-se a outras categorias.

No âmbito governamental, em 1920, pela *Reforma Carlos Chagas*, priorizou-se pela primeira vez o atendimento médico, através da criação de serviços de assistência hospitalar e de higiene infantil, além de atividades ambulatoriais pelos dispensários de doenças venéreas e tuberculose.

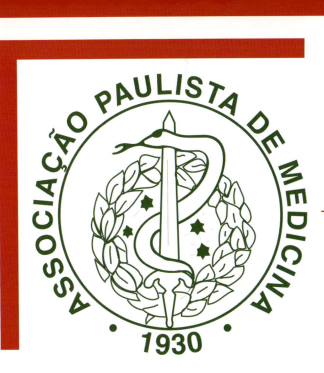

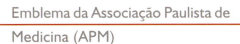

Emblema da Associação Paulista de Medicina (APM)

Fonte: Acervo fotográfico da Biblioteca da Associação Paulista de Medicina (APM).

A Saúde só teria um ministério próprio em 1953, pois até então estava agregada ao Ministério da Educação e Saúde.

Na década de 1930, a profissão médica já estava bem delineada. Os médicos atuavam em seus consultórios ou em hospitais particulares; alguns também exerciam a profissão em órgãos governamentais ligados à Saúde Pública, como os institutos de pesquisa e os hospitais beneficentes. Nessa época, já havia decorrido 40 anos da fundação da Academia, existia uma nova geração de médicos, em número muito maior, o que causou o descontentamento de muitos, desejosos de participar de uma entidade que defendesse seus interesses profissionais e que lhes desse espaço para debater e aprimorar seus conhecimentos científicos, já que estavam impossibilitados de participar da já existente. Sob o comando de Alberto Nupieri, Barbosa Corrêa, Cesário Matias, Domingos Rubião Alves Meira, Felício Cintra do Prado, Felipe Figliolini, Jaime Ferreira, Oscar Monteiro de Barros e Potiguar Medeiros criaram uma nova entidade, em 29 de novembro de 1930 – a *Associação Paulista de Medicina* (APM).

Ao ser reconhecida pelo Decreto Federal n. 15.580, de 16 de maio de 1944, como de utilidade pública, marcou a introdução de novos talentos na estruturação e na congregação da classe médica. Até 1947, englobava apenas médicos da cidade de São Paulo. A partir de 1948, após reforma estatutária, passou a receber, como efetivos, médicos de todo o Estado de São Paulo, incorporando sociedades médicas do interior, como a de Campinas, Ribeirão Preto, Sorocaba e outras, unidas em torno desse órgão, que atuava de forma inovadora para preservar a dignidade da profissão.

Criaram-se uma diretoria executiva e um colegiado de delegados com representantes da capital e das regionais – ambos eleitos por voto secreto – que passaram a administrar a entidade.

Desde a fundação, seus departamentos desenvolveram extensa atividade científica e cultural. Incentivou-se a cultura geral, desenvolveram-se campanhas assistenciais, sem, contudo, descuidar da orientação deontológica de seus associados.

Os presidentes da APM, desde a sua fundação até os dias atuais, foram:

1930-1932	Rubião Meira		1965-1966	Edison de Oliveira
1933-1934	João Alves de Lima		1967-1971	Ítalo Domingos Le Voci
1934-1935	Antonio Candido de Camargo		1971-1973	Aldo Fazzi
1936-1937	Enjolras Vampré		1973-1977	Henrique Arouche de Toledo
1937-1942	Rubião Meira		1977	Rui Ferreira Pires
1943-1944	Oscar Monteiro de Barros		1977-1981	Aloysio Geraldo Ferreira de Camargo
1945-1952	Jairo Ramos		1981-1983	Nelson Guimarães Proença
1953-1954	Benedito Montenegro		1983-1987	Oswaldo Giannotti Filho
1955-1956	Jairo Ramos		1987-1989	Nelson Guimarães Proença
1957-1958	Darcy Vilela Itiberê		1989-1993	Celso Carlos de Campos Guerra
1959-1960	Mário Degni		1993-1995	José Knoplich
1961-1962	Henrique Mélega		1995-1999	Eleuses Vieira de Paiva
1963-1964	Henrique Mélega		1999-2004	José Luiz Gomes do Amaral

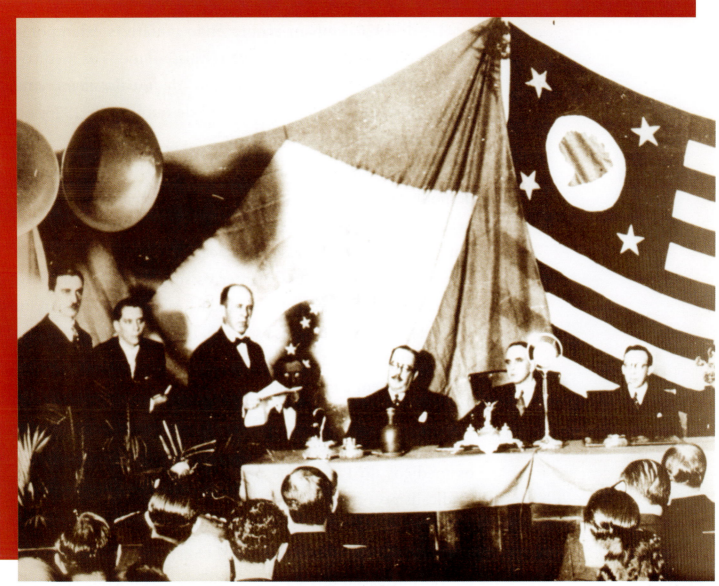

Fonte: Acervo fotográfico da Biblioteca da Associação Paulista de Medicina (APM).

Sessão inaugural do primeiro Congresso Brasileiro de Oftalmologia, em São Paulo, janeiro de 1935. *No centro, como presidente da mesa:* interventor, Armando de Salles Oliveira; *à esquerda:* secretário da Educação e Saúde, Marcio Munhoz; *à direita:* secretário da Segurança Pública, Christiano Altenfelder Silva; *em pé:* presidente, J. Pereira Gomes, secretários Cyro de Rezende e Moacyr Alvaro

Durante a presidência de Jairo Ramos (1945-1952 e 1955-1956), a Associação estruturou-se melhor, conseguindo um terreno na Avenida Brigadeiro Luiz Antônio, n. 278, e um financiamento para construir nele o prédio de sua sede atual. Para tanto, contou com o apoio do doutor Fernando Costa, interventor em São Paulo. A sede foi inaugurada em 1951, com projeto arquitetônico de Gregório Warchavtchik, professor da Escola de Belas Artes de São Paulo.

Desde 1926, vinham acontecendo tentativas extemporâneas de criação de entidades que reunissem todos os médicos brasileiros. Foi o caso da *Associação Médica Brasileira*, cuja reunião preparatória ocorreu em 12 de outubro de 1926; no entretanto, a idéia não frutificou.

Na época da ditadura Vargas (1937-1945) começaram a despontar os sindicatos de médicos, com a finalidade de lutar pela defesa da profissão. O sindicalismo foi incentivado e difundido pelo governo, à semelhança do ocorrido na Itália de Mussolini. A intenção era manter os sindicatos em torno do governo central, obedientes e solidários, seja pela persuasão, seja pela intimidação. Nesse sentido, o Sindicato dos Médicos de São Paulo, fundado em fevereiro de 1929, só foi oficialmente reconhecido em 29 de maio de 1941.

Tornava-se cada vez mais forte a idéia de criar um organismo associativo de âmbito nacional que congregasse todos os médicos do País e que possibilitasse a libertação desse sindicalismo oficial, cada dia mais inoperante e atrelado às determinações do poder, exercido de maneira antidemocrática, numa verdadeira impostura. O estopim foi a proposta de transformação dos serviços profissionais liberais em contratos de trabalho.

Em 1949, houve uma grande campanha dos médicos da Secretaria de Estado de São Paulo (à época governado por Adhemar de Barros) por melhores salários e condições de trabalho. À frente da luta dos médicos, destacaram-se os professores Jairo Ramos e Alípio Corrêa Neto. A luta foi prolongada e difícil, mas a firmeza de sua liderança trouxe grande prestígio à Associação Paulista de Medicina. Assim, quando, no início de 1951, foi iniciado o movimento para fundar uma entidade médica nacional, entendeu-se que a APM tinha a pujança necessária para abrigar a sede da *Associação Médica Brasileira* (AMB).

Em janeiro de 1951, o III Congresso da Associação Paulista de Medicina lançou as bases para a criação da AMB, o que ocorreu oficialmente no dia 26 daquele mês. Sua constituição te-

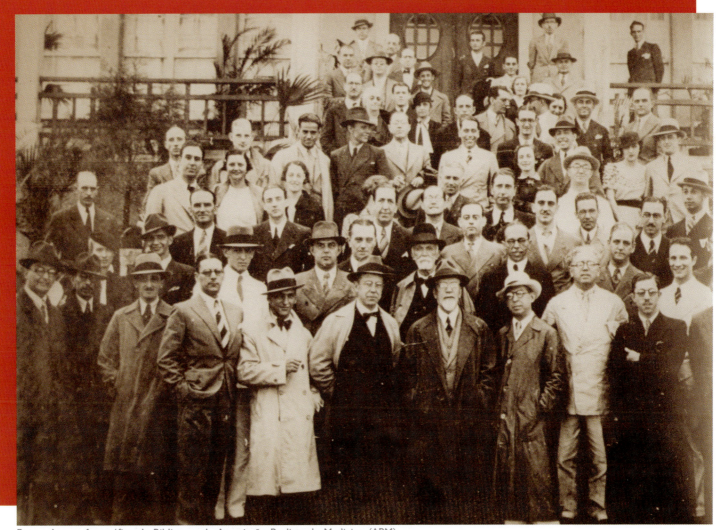

Fonte: Acervo fotográfico da Biblioteca da Associação Paulista de Medicina (APM).

Primeiro Congresso Brasileiro de Oftalmologia, janeiro de 1935. Grupo de congressistas no Alto da Serra do Mar, represa Billing

ria, necessariamente, a forma de uma federação de sociedades estaduais. Na época de sua fundação, a AMB contava com 20 entidades federadas. Essas conservariam sua autonomia patrimonial, jurídica e administrativa, mas deveriam adaptar seus estatutos e regimes, de modo a satisfazer um divisor comum que lhes daria a necessária base de trabalho. O professor Alípio Corrêa Neto foi eleito seu presidente e foram-lhe conferidos plenos poderes para designar e nomear uma comissão que preparasse o anteprojeto dos estatutos da nova sociedade.

No primeiro ano de existência, por ainda não possuir renda própria, a Associação Médica Brasileira foi auxiliada financeiramente pela APM, sob forma de adiantamentos de suas contribuições, mediante empréstimos a serem reembolsados.

Tendo sido decidido que a sede da AMB seria em São Paulo, a APM ofereceu-lhe, em caráter provisório, acomodações em sua sede social, no 9º andar do edifício da Avenida Brigadeiro Luiz Antônio, n. 278, onde passaram a funcionar a diretoria, a administração e a expedição.

Em julho de 1954, sob a liderança de Jairo Ramos, foi criado o primeiro *Conselho Regional de Medicina de São Paulo* (Cremesp), cujo Conselho era formado por Flamínio Fávero, presidente; Waldemar Pessoa, vice-presidente; Jair Xavier Guimarães, secretário-geral; Walter Leser, primeiro secretário; e Humberto Cerruti, tesoureiro. Sua sede foi inaugurada no prédio da Associação Paulista de Medicina. Elaborando um Código de Ética, a partir dessa data, passaram a julgar processos de denúncia de transgressão da ética médica. A Lei Federal n. 3.268, de 30 de setembro de 1957, garantiu aos Conselhos de Ética Médica plena autonomia fiscalizadora da ética profissional.

O ciclo seguinte, denominado *tecno-burocrático*, iniciou-se em 1964, quando a busca pela racionalidade e pela eficiência abriu espaço para as reformas administrativas e a remodelação política, institucional e financeira. Essa fase, coincidente com a época da ditadura do governo militar, mostrou uma APM atuante e alerta, apesar da grande repressão, em defesa da classe médica e ao lado da sociedade civil, pela manutenção dos direitos humanos e contra os excessos de um regime de exceção.

O Estado financiou o empreendimento privado através de empréstimos, com a ampliação da rede de hospitais, cuja alocação não obedecia a critérios de necessidade da população, mas sim a interesses econômicos.

O município privilegiava o setor privado por meio da contratação de serviços, principalmente na assistência médica curativa, contratando ou conveniando leitos hospitalares privados, ao invés de investir na edificação de unidades próprias – embora algumas unidades tenham sido incorporadas, como o Hospital Infantil Menino Jesus, e alguns prontos-socorros municipais, construídos.

A expansão das empresas privadas de assistência médica trouxe como conseqüência o crescente assalariamento dos médicos, antes profissionais liberais, agora submetidos às leis da concorrência e a imposições outras que não às dos ideais de suas profissões, ficando à mercê do capital e não de seus juramentos. A APM manteve-se sempre na luta, em busca da manutenção da fidelidade aos princípios e dos mais nobres ideais hipocráticos.

Em 1980, com a realização da VII Conferência Nacional de Saúde, iniciou-se um novo ciclo, denominado *ciclo da reforma sanitária*. Começou a tomar forma e a embasar a formulação de propostas a idéia de Sistemas Locais de Saúde (Silos) defendida nessa Conferência, que apresentava os conceitos de hierarquização, articulação e integração de serviços, conservando-se os ambulatoriais, que eram mantidos fundamentalmente pelo setor público, como porta de entrada do sistema.

A APM, como entidade representativa dos médicos, fez-se presente a toda a formulação de novos rumos. Era presidida, nessa ocasião (1981 a 1989), por defensores apaixonados de que o modelo de Saúde para o município de São Paulo e para o País deveria ser um sistema unificado, no qual o poder público, através de uma ação integrada de várias esferas, atendesse toda a população, sendo, para isso, necessária a unificação, a ampliação dos recursos e o fortalecimento do setor público de Saúde.

Em 1984, o movimento *Diretas Já* tomava conta do país, e a APM, bem como a AMB, estiveram presentes: assinaram manifesto e participaram das passeatas na Praça da Sé e no Vale do Anhangabaú, em favor das eleições diretas.

Em 1986, realizou-se a VIII Conferência Nacional de Saúde, cujas conclusões serviram de base para as modificações que a Constituição Federal de 1988 apresentou relativamente ao setor da Saúde (criando o SUS), bem como para a elaboração das Leis Orgânicas da Saúde (Leis ns. 8080/90 e 8142/90).

As tentativas de municipalização, de importância fundamental no processo de efetivação do SUS, iniciaram-se ainda em 1987, através de um estudo e de uma proposta formulada por uma comissão paritária interinstitucional, apresentados em 1988. A APM fez-se representar nessa comissão através de seu presidente. No entanto, as negociações entre Estado e município não progrediram.

Em 1989, através do Decreto n. 27.724/89, concretizou-se a regionalização dos serviços municipais de Saúde, que já vinha sendo estudada desde 1987, com a criação das Administrações Regionais de Saúde (ARS) e dos Distritos de Saúde (DS), compondo-se áreas de planejamento e de execução de ações de serviços de forma integrada e hierarquizada, bem como de planejamento voltado à atenção à Saúde com base em estudos epidemiológicos.

No início da década de 1990, o volume de investimentos requisitados pelo setor Saúde começou a preocupar o poder público, o que marcou o começo de um novo ciclo, denominado *monetarista*. O sistema de atenção à Saúde encontrava-se fragmentado entre a Medicina privada, representada pelos planos de saúde, e um sistema público de Saúde cada vez mais depauperado em seus orçamentos, em decorrência de um governo com endividamento interno e externo cada vez mais insuperável e com uma dívida social imensa, decorrente do desemprego e da parca aplicação de recursos no âmbito social. Na capital, nessa ocasião, a capacidade instalada da rede municipal respondia por cerca de 15% da produção de serviços ambulatoriais e aproximadamente 5% das internações hospitalares.

Em 1995, a APM denunciava o caos na atenção à Saúde, que se estava implantando através de um desmonte dos programas da Secretaria de Higiene e Saúde, o qual culminou com a implantação do Plano de Assistência à Saúde (PAS), nos primeiros dias do ano de 1996. A APM, em consonância com as demais entidades de representação médica – Cremesp, Simesp –, teve participação importante na luta pelo retorno do modelo SUS na cidade.

Desde de 2001, ano que marcou esse retorno, a APM vem atuando de uma forma intensa nos destinos da Saúde Pública em nossa capital e em nosso Estado, através de sua participação no Conselho Estadual de Saúde e nas Conferências de Saúde dos três níveis, na publicação de manuais sobre o SUS, na realização anual de Congressos de Política Médica e na inclusão em sua revista mensal e no seu portal eletrônico de informações sobre o SUS. Nos dias atuais, tem participação bastante ativa nos movimentos pela definição do Ato Médico, pela adoção da Classificação Brasileira Hierarquizada de Procedimentos Médicos pela redução do número de Escolas Médicas e pela melhoria do padrão de ensino nessas Escolas.

A cada ano torna-se mais preponderante o papel das sociedades de especialidades dentro das associações da classe médica. Elas têm desenvolvido várias atividades:

1) regulação do processo de especialização (formação e capacitação; titulação e revalidação) através de congressos, estímulos a trabalhos científicos, cursos, publicação de jornais e revistas científicas;

2) elaboração das diretrizes (*guidelines*);

3) estreito relacionamento com os gestores públicos na discussão para aprimoramento da eqüidade na atenção à Saúde e melhoria do custo e da eficiência dos programas do setor;

4) capacitação dos participantes da população nos Conselhos de Saúde;

5) educação em Saúde para a população.

Muitas das sociedades de especialidades reconhecidas no país têm suas raízes em São Paulo, onde desenvolvem atividades intensas, conforme pode ser visto no relato que se segue.

Associação Médica Paulista de Acupuntura (Ampa)

Tendo sido fundada em 23 de setembro de 1986, a Associação Médica Paulista de Acupuntura transformou-se, em 10 de de dezembro de 1994, em Associação Médica Brasileira de Acupuntura (Amba) e, em 1999, passou a integrar o Colégio Médico de Acupuntura. Em 1995, o Conselho Federal de Medicina e, em 1998, a AMB, reconheceram a Acupuntura como especialidade médica.

A partir desse reconhecimento, a Acupuntura passou a ser ensinada nas várias faculdades de Medicina da cidade de São Paulo. A Universidade de São Paulo (USP) e a Escola Paulista de Medicina (Unifesp) têm cursos regulares de especialização para médicos, com ambulatórios próprios.

A Associação conta hoje com cerca de 2.200 associados.

Sociedade Médica Brasileira de Administração em Saúde (SMBAS)

Em 1973, um grupo de médicos paulistas iniciou, dentro do Hospital das Clínicas da Faculdade de Medicina de São Paulo, um movimento visando à moderna administração empresarial, de acordo com os preceitos da Escola de Administração de São Paulo, da Fundação Getúlio Vargas. Em 1977, fundou-se a Sociedade Médica Paulista de Administração em Saúde, com o objetivo de difundir práticas gerenciais modernas para os médicos dirigentes de serviços de Saúde.

As maiores contribuições proporcionadas pela sociedade foram: a racionalização no uso dos recursos disponíveis para a área hospitalar e de Saúde, permitindo a maximização dos benefícios à população; a padronização de condutas administrativas, aumentando a eficiência no uso dos recursos, diminuindo desperdícios e evitando o retrabalho; o lançamento da Revista de Administração em Saúde (RAS).

O número de associados em São Paulo é de aproximadamente 200 médicos. Os presidentes foram: Oscar Cesar Leite, Rui Telles Pereira e Haino Burmester. Os nomes que mais se destacaram foram: João Yunes, José Carlos Seixas,

José Manoel de Camargo Teixeira, Humberto de Moraes Novaes, Lourdes de Freitas Carvalho, Odair Pacheco Pedroso e Walter Leser.

Sociedade Brasileira de Alergia e Imunopatologia (SBAI)

Tendo sido fundada em 1972 e presidida inicialmente pelo professor doutor Julio Croce, conta com cerca de 800 associados no Estado de São Paulo. Nomes de relevo: Antonio Carlos Gomes da Silva, Charles Naspitz, Dirceu Solé, Ernesto Mendes, João Ferreira de Melo, Julio Croce e Wilson Carlos Tartuce Aun.

Sociedade de Anestesiologia do Estado de São Paulo (Saesp)

A Sociedade de Anestesiologia do Estado de São Paulo (Saesp) foi fundada oficialmente em 31 de outubro de 1969. Sua origem, de fato, data de 1950, ano em que os anestesiologistas de São Paulo iniciaram suas atividades associativas, como Departamento de Anestesia da Associação Paulista de Medicina.

A sociedade busca divulgar, fomentar e estimular estudos, pesquisas, educação continuada e formação de profissionais em Anestesiologia, Reanimação, Terapia Intensiva e Tratamento da Dor.

Em São Paulo, a Anestesiologia apresenta uma história de evolução permanente. Data de 1927 o primeiro registro do uso de substâncias para anestesia, na Santa Casa de Misericórdia de São Paulo. Pedro Ayres Neto foi pioneiro na administração de éter e óxido nitroso em anestesia cirúrgica. Em 1942, Luis Rodrigues Alves estruturou o primeiro Serviço de Anestesia de São Paulo, precursor de vários outros semelhantes. Em 1943, organizou-se o Serviço de Anestesia do Hospital das Clínicas, chefiado por Reynaldo Figueiredo Neves. O grupo era formado por alguns dos nomes que ajudaram a construir a Anestesiologia paulista, como Alberto Caputo, Amador Varela, Antônio Pereira de Almeida, Gil Soares Bairão, Kentaro Takaoka e Oscar Figueiredo Barreto. Também nesse ano, registrou-se a inclusão do ensino da Anestesia nos cursos de graduação, na oportunidade ministrado na Escola Paulista de Medicina para os alunos do 4º ano. Em 1944, por iniciativa de Raul Briquet, catedrático em Ginecologia e Obstetrícia da Universidade de São Paulo, estruturou-se, também nessa instituição, um curso de Anestesiologia.

De prática clínica, a Anestesiologia firmou-se, em 1953, como disciplina acadêmica. A Escola Paulista de Medicina foi berço da primeira disciplina de Anestesiologia do País, dirigida por Caio Pinheiro. Essa iniciativa teve o apoio de Alípio Corrêa Neto, que apresentou sua experiência no Serviço Médico da Força Expedicionária Brasileira (FEB), durante a Segunda Grande Guerra Mundial, ao lado dos Aliados, ressaltando a importância dos anestesiologistas na equipe cirúrgica. Em 1954, a Faculdade de Medicina de Ribeirão Preto da USP implantou a disciplina de Anestesiologia, chefiada por Rubens Nicoletti. Em 1971, com Álvaro Eugênio, foi instituída na Faculdade de Ciências Médicas da Universidade de Campinas (Unicamp). Na Faculdade de Medicina Júlio de Mesquita Filho, Unesp, em Botucatu, foi criado, em 1976, o primeiro Departamento de Anestesiologia, por Eugesse Cremonesi e Pedro Thadeu Galvão Vianna. Em 1980, a Faculdade de Medicina da USP instituiu, inicialmente no Departamento de Clínica Médica, sua disciplina de Anestesiologia, regida por professor Fernando Bueno Pereira Leitão.

A maturidade acadêmica da Anestesiologia bandeirante consolidou-se nas cadeiras da especialidade. O aprovado no primeiro concurso da área, em 1976, foi Pedro Geretto (Unifesp-EPM). Seguiram-lhe Rubens Lisandro Nicoletti (FMUSP – Ribeirão Preto), Pedro Thadeu Galvão Vianna (Unesp – Botu catu), Álvaro Eugênio (FCM – Unicamp), Ruy Vaz Gomide do Amaral (FMUSP – SP), José Reynaldo Cerqueira Brás (FMUSP – SP), José Luiz Gomes do Amaral (Unifesp – EPM), Luiz Antônio Vane (Unesp – Botucatu), José Otávio da Costa Auler Jr. (FMUSP – SP) e Yara Marcondes Castiglia (Unesp – Botucatu).

Em 1950, com a criação do Departamento de Anestesia da Associação Paulista de Medicina, os anestesiologistas de São Paulo passaram a respirar a atmosfera associativa. A primeira diretoria desse departamento foi presidida por Reynaldo Figueiredo Neves. Desse departamento nasceu, em 1969, a Sociedade de Anestesiologia do Estado de São Paulo (Saesp), que empossou seu primeiro presidente, João Brenha Ribeiro.

Em 1970, a sociedade foi reconhecida como regional paulista da Sociedade Brasileira de Anestesiologia (SBA).

Em reconhecimento ao papel desempenhado pela sociedade em prol da Anestesiologia e da população, a Lei n. 4.654, de 1985, declarou a Saesp uma entidade de utilidade pública. Foi um reconhecimento ao seu trabalho de contínua capacitação e atualização dos anestesiologistas, uma forma de contribuir diretamente para uma Medicina mais humana e segura.

A Saesp conta hoje com 3.417 associados, sendo atualmente presidida por Irimar de Paula Posso.

Regional de São Paulo da Sociedade Brasileira de Angiologia e Cirurgia Vascular (SBACV)

A Angiologia e a Cirurgia Vascular Periférica são especialidades relativamente novas em relação às demais especialidades médicas. O estudo das doenças circulatórias periféricas iniciou-se em nosso País apenas na segunda metade do século passado. Em São Paulo, na década de 1950, o professor catedrático Alípio Corrêa Neto criou, no Hospital das Clínicas da Faculdade de Medicina da Universidade de São Paulo, o primeiro grupo de cirurgiões destinados ao estudo e ao tratamento das doenças vasculares periféricas. O então *Grupo de Vasos,* chefiado por Otávio Martins de Toledo, dedicava-se às patologias venosas, como varizes dos membros inferiores e trombose venosa profunda, e às amputações de membros causadas por isquemia.

Um cirurgião paulista, Mario Degni, foi um dos fundadores e o primeiro presidente nacional da Sociedade Brasileira de Angiologia, em 1952.

Na década de 1960, surgiram novas técnicas de reconstrução arterial, que permitem tratar com sucesso as obstruções e os aneurismas arteriais. Luiz Edgard Puech Leão, professor titular da disciplina de Cirurgia Vascular da Faculdade de Medicina da Universidade de São Paulo, foi um dos pioneiros no Brasil a implantar e a divulgar essas novas técnicas. A restauração da circulação arterial através da veia safena ou de próteses de material sintético como substituto arterial representaram avanço significativo. Na década de 1980, uma nova modalidade de tratamento foi introduzida na prática vascular: a Cirurgia Endovascular, representada inicialmente pela angioplastia transluminal percutânea, realizada sob visualização radioscópica. Esse grande avanço permite corrigir uma obstrução arterial arteriosclerótica sem a necessidade da cirurgia convencional, o que a torna um procedimento bem menos invasivo.

A década de 1990 foi marcada por avanços ainda mais significativos na área da cirurgia endovascular, com o desenvolvimento de endopróteses metálicas (*stents*), que são introduzidas por cateteres à distância e liberadas no local da obstrução por balão dilatador, de forma a evitar a recidiva da obstrução naquele ponto.

A grande revolução técnica ocorreu no tratamento dos aneurismas arteriais, pelo desenvolvimento das endopróteses revestidas por material sintético impermeável, estruturadas em *stents* auto-expansíveis, que possibilitam o tratamento dessas patologias de uma forma muito menos invasiva.

A regional paulista da sociedade, associada a centros universitários de excelência, promove um curso continuado de Cirurgia Endovascular para o treinamento e o aperfeiçoamento dos cirurgiões vasculares, assim como certifica os especialistas habilitados a executarem as técnicas endovasculares.

Sociedade de Cardiologia do Estado de São Paulo (Socesp)

A Socesp foi fundada em 1976. Conta com cerca de cinco mil sócios dentro de um universo de aproximadamente seis mil cardiologistas em todo o Estado de São Paulo.

A Cardiologia evoluiu muito nos últimos 25 anos, e em São Paulo isso ocorreu de forma muito rápida. O transplante cardíaco, a cirurgia de Jatene e o *stent* revestido são alguns exemplos do trabalho feito em nosso Estado. O conhecimento gerado, com certeza, melhorou o atendimento à população, mas, para que essa melhoria chegasse a todos, foi importante levar informação aos médicos de todo o País. Somar esforços na geração de conhecimento, aprender o que está sendo desenvolvido nos mais diversos serviços e repassar aos cardiologistas são algumas das missões dessa sociedade.

A Socesp vem cumprido seu papel, através da realização de estudos e pesquisas, promovendo cursos, congressos e outras atividades científicas, atingindo cardiologistas de diversas áreas e profissionais de locais cada vez mais distantes, até mesmo de fora do país, utilizando para isso os mais diversos meios de comunicação e a mais alta tecnologia.

Além de descentralizar suas ações, realizando atividades científicas nas principais cidades do Estado de São Paulo, publica, há 25 anos, uma revista considerada das mais importantes publicações científicas do país.

A Socesp também se preocupa em interagir diretamente com a população. Por isso, em parceria com outras associações, promove atividades mostrando à população a importância de prevenir os fatores de risco das doenças cardíacas e de praticar ações de prevenção, como a visita periódica ao médico.

Nos últimos seis anos, paralelamente a seu congresso anual, desenvolveu um serviço telefônico de orientação, através do qual médicos tiram dúvidas de pacientes de todas as cidades do País sobre problemas cardiológicos. Cumprindo sua missão, a Socesp realizou o estudo *Registro epidemiológico sobre infarto do miocárdio no Estado de São Paulo* (Resim), entre 1998 e 2001, envolvendo 100 serviços de Saúde do Estado e cerca de dois mil pacientes; entre outras conclusões, esse estudo comprovou a evolução da Cardiologia brasileira.

Presidentes da Socesp

1977-1979	Adib D. Jatene	1991-1993	Antonio Carlos Pereira Barretto
1979-1981	Radi Macruz	1993-1995	Amanda G. M. R. Sousa
1981-1983	Marcos Fabio Lion	1995-1997	José Carlos Nicolau
1983-1985	Protásio Lemos da Luz	1997-1999	Fábio Jatene
1985-1987	Luis Carlos Bento de Souza	1999-2001	Marcelo Bertolami
1987-1989	José Antonio F. Ramirez	2001-2003	Antonio Carlos Palandri Chagas
1989-1991	Leopoldo Soares Piegas	2004-2005	Otávio Rizzi Coelho

Nomes de destaque na Cardiologia paulistana

Amanda G.M.R. Sousa	Jairo Ramos
Antonio Carlos Palandri Chagas	João Tranchesi
Antonio Carlos Pereira Barreto	José Antônio Ramires
Angelo de Paola	José Carlos Nicolau
Bernardino Tranchesi	Jose Eduardo M.R. Sousa
Dante Pazzanese	Josef Feher
Dirceu Rodrigues Almeida	Leopoldo Soares Piegas
Fúlvio Pileggi	Luiz Venere Décourt

continua...

continuação

Marcos Fabio Lion	Protásio Lemos da Luz
Marcelo Bertolami	Radi Macruz
Michel Batlouni	Reinaldo Chiaverini
Otávio Rizzi Coelho	Wanderley Nogueira da Silva

Sociedade de Cirurgia Cardiovascular do Estado de São Paulo (SCC-SP)

O desenvolvimento da Cirurgia Cardiovascular no Brasil deve muito ao pioneirismo dos bandeirantes.

A primeira intervenção no coração que se tem documentada realizou-se em 1905, por João Alves Lima, na Santa Casa de São Paulo, quando se suturou um ferimento por faca. Após esse relato, poucos casos foram documentados e o procedimento foi abandonado, pelo alto índice de mortalidade. Somente após 1940, quando se desenvolveu a anestesia, a hemoterapia, a broncoscopia e aprimorou-se o tratamento do choque e das infecções, o sucesso de intervenções sobre o coração foi possível.

Na década de 1940 vários cirurgiões brasileiros foram especializar-se nos Estados Unidos da América, entre eles os paulistas Euryclides Zerbini, Hugo Filipozzi e Ruy Margutti. Após retornarem ao País, eles formaram vários centros, que começaram a executar procedimentos cirúrgicos cardiovasculares: Hospital das Clínicas, Hospital São Paulo, Santa Casa de São Paulo e Instituto de Cardiologia Sabbado D'Angelo.

Em 1942, Zerbini suturou o coração de uma criança e ligou uma artéria do coração com sucesso.

A abordagem das cavidades do coração ainda era impossível. Equipamentos que permitiam essas intervenções estavam sendo desenvolvidos nos países mais avançados. A carência de recursos e a alta criatividade dos cirurgiões de São Paulo levaram-nos a buscar alternativas nacionais, aproveiNa tando o mínimo de componentes importados, para a execução da cirurgia cardiovascular a céu aberto. Assim, Hugo Filipozzi construiu um equipamento de desvio parcial da circulação direita do coração e realizou a primeira cirurgia cardíaca a céu aberto, em 14 de outubro de 1955. Tendo sido desenvolvida a máquina de circulação extracorpórea, realizou, pela primeira vez no Brasil, a correção de defeito congênito, no Hospital da Sorocabana, em São Paulo. Esses procedimentos foram iniciados no Hospital das Clínicas pela equipe de Zerbini, em 1958.

Em 1988, fundou-se a Sociedade de Cirurgia Cardiovascular do Estado de São Paulo, a qual congrega hoje 310 cirurgiões.

São nomes de relevo na especialidade: Adib Domingos Jatene, Costabili Galucci, Decio Korman, Delmont Bittencourt, Edgard San Juan, Enio Buffolo, Eurycledes de Jesus Zerbini, Fabio Jatene, Geraldo Verginelli, Hugo Filipozzi, Luciano Prata, Luís Boro Puig, Luís Carlos Bento de Souza, Noedir Stolf, Paulo Paredes Paulista, Ruy Ferreira Santos e Sérgio Almeida de Oliveira.

Regional de São Paulo da Sociedade Brasileira de Cirurgia Plástica (SBCP)

Foi na cidade de São Paulo, no ano de 1930, que se criou a primeira unidade de Cirurgia Plástica do Brasil, por José Rebello Neto, junto à Clínica de Otorrinolaringologia da Santa Casa de Misericórdia de São Paulo. Em 1938, essa unidade foi transformada em serviço e, em 1956, tornou-se o primeiro serviço credenciado a formar especialistas. Em 1944, com a inauguração do Hospital das Clínicas da Faculdade de Medicina da Universidade de São Paulo, passou a integrá-la.

Foi no Hospital das Clínicas que começaram a aparecer nomes que se tornariam referência na especialidade, tais como: David Serson, Orlando Lodovici, Paulo de Castro Correia, Roberto Farina, Roberto Millan e Victor Spina e outros.

Na década de 1940, a Clínica de Cirurgia Plástica tratava os grandes queimados em uma unidade isolada; fez-se o primeiro reimplante de membro; iniciou-se o desenvolvimento da microcirurgia reparadora.

Com o nascimento da Escola Paulista de Medicina, em 1933, criou-se o serviço de Cirurgia Plástica dessa instituição, graças à dedicação e ao empenho de Jorge de Moura Andrews.

No dia 7 de dezembro de 1948, criou-se a Sociedade Brasileira de Cirurgia Plástica, na cidade de São Paulo, a qual se mantém até os dias atuais como sua sede nacional.

Hoje, São Paulo conta com 16 serviços credenciados para a formação de novos especialistas. Todas as intervenções da especialidade são efetuadas no Estado de São Paulo, por profissionais da mais alta qualificação: lipoaspiração; reconstruções mamárias; reimplantes e transplantes; laserterapia; cirurgia videoendoscópica; tratamento de tumores cutâneos com mapeamento de gânglios; cirurgia dos ossos da face, dos membros e dos genitais; deformidades congênitas etc.

Capítulo de São Paulo da Sociedade Brasileira de Citopatologia (SBC)

Tendo sido fundada em 1956 como Sociedade Brasileira de Citologia, em 1982 passou a ter a designação atual.

Os avanços da Citopatologia na cidade de São Paulo podem ser assim sintetizados: após o exame citológico de George Papanicolaou assegurar, em 1940, seu lugar na prevenção do câncer do colo uterino, foi trazido a São Paulo, em 1951, por Antonio Monteiro Cardoso de Almeida. Os resultados dos primeiros 1.854 exames colposcópicos foram publicados em São Paulo por Gorga, Paál e Gastin, em 1952.

Em 1967, Caetano Giordano e outros médicos da Santa Casa de São Paulo elaboraram um prontuário padronizado destinado ao registro de dados epidemiológicos no programa de prevenção do câncer ginecológico da Secretaria de Estado da Saúde Pública de São Paulo. Só mais tarde, em 1972, instalou-se oficialmente o Programa Nacional de Controle do Câncer Cérvico-Uterino (PNCCCU) do Ministério da Saúde, em convênio com a Organização Pan-Americana da Saúde (Opas).

No mesmo ano (1972), Caetano Giordano e sua equipe instalaram oficialmente o Serviço de Prevenção do Câncer Cérvico-Uterino na Irmandade da Santa Casa de São Paulo, implantando o seu prontuário, que foi então levado ao III Congresso Brasileiro de Citologia, em Recife. Na década de 1970, João Sampaio Góes Junior introduziu na Secretaria de Saúde, a coleta de material ginecológico, efetuada em ônibus equipado com toda a infra-estrutura para esse fim.

A partir de 1988, o Departamento de Cancerologia da Associação Paulista de Medicina deu início às jornadas de atualização em Oncologia (principalmente ginecológica), que se perpetuam até os dias atuais (já na 95ª Jornada), com o intuito de divulgar os progressos nessa área (principalmente em Citopatologia e Colposcopia).

Como auxiliar da Citopatologia, em 1990, a videocolposcopia foi introduzida no Brasil por Suely Karaguelian Alperovitch e, com o material obtido, lançou-se, em 1992, o primeiro atlas fotográfico colorido de Colposcopia do Brasil, *Diagnóstico e prevenção do câncer na mulher,* de sua autoria juntamente com David Alperovitch. Em 2001, os mesmos autores lançaram o livro *Patologia do trato genital inferior.*

São nomes que tiveram destaque na especialidade em São Paulo: Anna Maria Bertini, Antonio Luisi, Caetano Giordano, Carlos Marigo, Fabio Valiengo Valeri, Fernando Carlos Schmitt, Gilda da Cunha Santos, Humberto Cerruti, Jorge Michaelany, José Donato de Próspero, Luiz C. C. Gayotto, Luiz Celso Mattosinho França, Luiz Martins Terreiro, Luiza Lina Villa, Paulo Campos Carneiro, Venâncio Avancini Ferreira Alves, Victorio Valeri, Walter Edgard Maffei.

Em 2002, a Sociedade Brasileira de Citopatologia contava com 1.207 sócios, sendo 591 titulados pela SBC/AMB. Atualmente, o capítulo de São Paulo conta com 124 sócios-médicos e 89 citotécnicos, e o Departamento de Citopatologia da Associação Paulista de Medicina (que atua associado à Sociedade Brasileira de Citopatologia) com 93 médicos associados. Sua presidente atual (2003-2004) é Suely Karaguelian Alperovitch.

Regional de São Paulo da Sociedade Brasileira de Clínica Médica (SBCM-SP)

A regional de São Paulo da Sociedade Brasileira de Clínica Médica (SCBM-SP) foi fundada em 1991. Atualmente, conta com cerca de três mil associados.

Presidentes da regional de São Paulo
Abrão José Cury Júnior
Antonio Célio Moreno
José Carlos Aguiar Bonadia
Luiz Alberto Barreto

Tem várias sucursais em todo o Estado: ABC, Botucatu, Campinas, Jundiaí, Presidente Prudente, Santos, São José do Rio Preto e São José dos Campos.

Em seus 13 anos de atuação, a regional de São Paulo tem acompanhado a significativa mudança que vem ocorrendo no papel do médico clínico geral, no sistema público ou privado de atenção à Saúde.

A regional de São Paulo tem a importante missão de contribuir para a atualização dos clínicos, dando o mais amplo e o melhor embasamento técnico possível para que estejam capacitados a atender seus pacientes de forma completa, em sintonia com a realidade brasileira e com o desenvolvimento da Medicina em outros países.

Tem também desenvolvido ações dirigidas à população, especialmente através da imprensa e da internet, com o objetivo de divulgar informações relacionadas à Saúde, orientando as pessoas sobre prevenção, diagnóstico e tratamento de doenças.

Nomes de grande projeção na Clínica Médica em São Paulo
Abrão José Cury Jr.
Antonino dos Santos Rocha
Antonio Carlos Lopes (presidente da Sociedade Brasileira de Clínica Médica)
Celso Amodeo
Hernani Rolim
Milton de Arruda Martins
Osvaldo Ramos

Regional de São Paulo da Sociedade Brasileira de Dermatologia (SBD-RESP)

A Sociedade Brasileira de Dermatologia (SBD) foi fundada no Rio de Janeiro em 5 de fevereiro de 1912. A regional de São Paulo nasceu em 12 de dezembro de 1970. A sua criação foi decidida durante jornada científica em Ribeirão Preto, em novembro de 1970, pelos dermatologistas Alice de O. de A. Alchorne, Mauricio M. A. Alchorne, Nelson G. Proença, Raymundo Martins Castro, Sebastião A. P. Sampaio e Walter de Paula Pimenta.

Conta hoje com cerca de 1.700 associados, dos quais a metade reside na cidade de São Paulo. A SBD-RESP possui dez distritos dermatológicos, distribuídos por todo o interior paulista.

Capítulo de São Paulo da Sociedade Brasileira de Endoscopia Digestiva (Sobed)

Tendo sido fundada em 21 de julho de 1975, afiliou-se à AMB em 1983.

Em 3 de setembro de 1985, foi criado o Departamento de Endoscopia Digestiva da APM, através de um convênio firmado entre a APM e a Sociedade Brasileira de Endoscopia Digestiva (Sobed), representada no ato pelo presidente Kiyoshi Hashiba.

Em 1992, a sociedade publicou o primeiro livro em língua portuguesa sobre a Endoscopia Digestiva e, em 1999, um novo livro; ela é responsável por uma revista médico-científica indexada, publicada bimensalmente desde 1985.

Atualmente conta com cerca de 2.300 associados.

Associação Paulista de Homeopatia (APH)

A Homeopatia chegou a São Paulo e ganhou impulso nos primeiros anos graças à dedicação de grandes médicos, convictos da eficácia dessa terapêutica. Profissionais que sempre tinham um pouco de filósofos, eles muitas vezes trabalharam contra a corrente dominante. Esses pioneiros foram seguidos por muitos outros médicos, que a cada dia iam conquistando mais usuários, tendo como prática o exercício de uma terapêutica mais barata, racional e humana.

A Homeopatia chegou ao Brasil em 1840, quando desembarcou no Rio de Janeiro o médico francês Benoit Jules Mure, que, três anos depois, criou a primeira entidade para formação de homeopatas no País. Só em 1909, a Homeopatia começou a ser exercida em São Paulo, com a fundação do dispensário homeopático, para dar assistência gratuita aos pobres. À frente desse trabalho estavam Alberto Seabra, Murtinho Nobre, Afonso Azevedo, Militão Pacheco e Leopoldo Ramos.

Nessa ocasião, os medicamentos eram trazidos do Rio de Janeiro ou importados da Europa ou dos Estados Unidos. Murtinho Nobre fundou uma farmácia na Praça do Patriarca e, em 1911, Alberto Seabra criou um laboratório na Praça da Sé. Em 1926, foi instalada uma filial da firma alemã Willmar Schwabe.

Na década de 1930, teve início um movimento para organizar uma entidade que defendesse os interesses dos homeopatas. Em 1936, criou-se a Associação Paulista de Homeopatia (APH), com o objetivo de divulgar a doutrina, criando dispensários médicos, um hospital e uma revista. Os dispensários foram fundamentais para o ensino e o aprendizado da Homeopatia em São Paulo, já que até então os médicos formavam-se unicamente no Instituto Hahnemanniano do Brasil (IHB), no Rio de Janeiro.

Apesar de contar com a simpatia popular, a Homeopatia viveu uma fase de marginalização. Era comum ser associada à fitoterapia, ao espiritismo e rotulada de charlatanismo. Para esclarecer o público, na década de 1940 os médicos passam a escrever em jornais e a participar de programas de rádio. Porém, no final da década, depois da Segunda Grande Guerra Mundial, a Medicina clássica teve um grande desenvolvimento, com a invenção de novos medicamentos, o que levou a Homeopatia a uma fase de declínio. Mesmo assim, houve avanços na Saúde Pública: introduziu-se a Homeopatia no Serviço de Assistência Médica Domiciliar de Urgência (Samdu), no Hospital da Sorocabana e em alguns postos de Puericultura. Em 1964, criou-se a Cruzada Homeopática, pelo doutor Alfredo Castro. Em 1968, ele começou a organizar, em seu próprio consultório, estudos com médicos interessados em Homeopatia. Nesse mesmo ano, inaugurou-se a sede própria da APH.

A década de 1970 marcou a retomada da Homeopatia, chamada de *terapêutica alternativa*. Em todo o mundo, o movimento da contracultura questionava valores sociais. O saber médico era criticado por formar especialistas, fragmentando o ser humano, em detrimento de uma visão holística, que integra corpo e mente. Os serviços de Saúde eram acusados de priorizar tecnologias caras, fora de nossa realidade, que distanciam o médico do paciente.

Em 1976, começou na APH o curso de especialização para médicos, que deu origem a vários outros cursos em todo o Brasil. A grande virada ocorreu em 1978, quando a Organização Mundial da Saúde (OMS) recomendou a utilização de práticas alternativas ao lado da Medicina tradicional no atendimento primário à Saúde. Nos dois anos seguintes, a Homeopatia foi reconhecida como especialidade pela Associação Médica Brasileira (AMB) e pelo Conselho Federal de Medicina (CFM). Criou-se também a Associação Médica Homeopática Brasileira (AMHB).

A década de 1980 foi marcada pela expansão da Homeopatia na rede pública. Em 1989, a AMHB passou a fazer parte do Conselho de Especialidades da AMB. A partir de 1990, começaram a ser realizados concursos públicos para médicos homeopatas para a Prefeitura de São Paulo. Em 1991, criou-se o Departamento de Homeopatia da APM. Iniciou-se então um período voltado para pesquisas, para a avaliação e a consolidação do atendimento no setor público, sendo instalado, em 1994, o atendimento homeopático no Centro de Saúde Escola Geraldo de Paula Souza, na Faculdade de Saúde Pública da USP. Em 2001, criou-se o Departamento de Saúde Pública da APH. Finalmente, como uma conquista dos homeopatas, foi aprovada em 2003, pelo Ministério da Saúde, a residência médica em Homeopatia.

Desde 1998, existem grupos de homeopatas realizando pesquisas na Escola Paulista de Medicina (Unifesp), no Departamento de Clínica Médica e também no Setor de Homeopatia da disciplina de Gerontologia. Na Faculdade de Medicina da USP, no Departamento de Clínica Médica, esse trabalho começou em 2001. A perspectiva para a Homeopatia neste início de novo milênio é de experimentar um processo crescente de institucionalização, sendo que os trabalhos deverão voltar-se cada vez mais para a realização de pesquisas nas Universidades e em outras instituições.

Em São Paulo, existem cerca de 1.000 homeopatas, sendo 400 deles sócios da APH.

Além dos citados, destacaram-se em São Paulo os homeopatas: Abrahão Brickmann, Alfredo di Vernieri, Arthur de Almeida Rezende Filho, Carlos Armando de Moura Ribeiro, David Castro, Luís Monteiro de Barros, Maria de Lourdes Salomão e Valtencir Linhares.

Regional de São Paulo da Sociedade Brasileira de Mastologia (SBM)

Em 1957, criou-se o primeiro serviço especializado em Patologia Mamária, no Instituto Nacional de Câncer, no Rio de Janeiro. Posteriormente, durante o I Curso de Patologia Mamária, realizado por esse serviço no Rio de Janeiro, no dia 16 de junho de 1959, fundou-se a Sociedade Brasileira de Patologia Mamária, mais tarde denominada Sociedade Brasileira de Mastologia, tendo sido Alberto Lima de Morais Coutinho seu primeiro presidente.

Considera-se que a data de criação da regional de São Paulo da Sociedade Brasileira de Mastologia seja o dia 16 de junho de 1959. A regional de São Paulo conta com 279 associados.

São profissionais de maior destaque na Mastologia paulista: João Sampaio Góes Jr., José Batista da Silva Neto, Alfredo C. D. Barros e Humberto Torloni.

A Mastologia, como especialidade, tem se destacado no reconhecimento e na doutrinação da multidisciplinaridade. O diagnóstico pela imagem (que resultou em enorme avanço do diagnóstico precoce do câncer de mama) e a Anatomia Patológica das doenças da mama (que apresenta alto nível de desenvolvimento no Estado de São Paulo), integrados à atuação dos clínicos e dos cirurgiões, têm sido defendidos à exaustão. A evolução do tratamento cirúrgico e sua complementação pela radioterapia, terapia endócrina e quimioterapia atingiram nível de excelência, propiciando melhor qualidade de vida. Aponte-se o reconhecimento oficial da residência em Mastologia e a instituição da disciplina nas principais faculdades de Medicina do Estado de São Paulo.

Sociedade Paulista
de Terapia Intensiva (Sopati)

A história da Terapia Intensiva paulista começou na década de 1960, quando chegaram a São Paulo os ventiladores automáticos por pressão positiva, permitindo o uso mais difundido da ventilação mecânica invasiva. Nessa época, os maiores interessados eram os cirurgiões, em decorrência do manejo delicado e complexo dos pacientes no pós-operatório. Aquele era o momento em que surgiam novas técnicas cirúrgicas e as indicações se ampliavam; portanto, os limites precisavam ser ultrapassados.

O embrião das Unidades de Terapia Intensiva surgiu em uma enfermaria do Hospital das Clínicas da Faculdade de Medicina da Universidade de São Paulo. A famosa enfermaria 4030 do Pronto-Socorro era liderada pelo professor Paulo David Branco, que despertou nos seus jovens alunos o interesse pelos cuidados clínicos aos pacientes cirúrgicos. Formou-se, então, uma geração formidável de cirurgiões que dominavam, também, os conhecimentos e as técnicas do que hoje se considera a Medicina Intensiva. Destacam-se os nomes de Dário Birolini, Marcel de Cerqueira César Machado, Rui Bevilaqua, Eugênio Bueno Ferreira, entre outros cirurgiões, e o da médica clínica Mariza D'Agostino Dias. Era um tempo no qual se praticava a Medicina Intensiva à beira do leito comum, uma vez que não existiam as Unidades de Terapia Intensiva nos moldes como entendemos hoje. Esses cirurgiões eram convocados para prestar assistência aos pacientes graves, a maioria no pós-operatório, em vários hospitais da cidade de São Paulo.

Nessa mesma época, um dos precursores da Medicina Intensiva Americana, o professor Max Weil, recebia dois jovens médicos brasileiros para estágio no seu serviço: João Augusto Mattar Filho e Protásio Luz. Mais tarde, em 1977, Mattar tornou-se o primeiro presidente da Sociedade Paulista de Terapia Intensiva. Logo a nova atividade começou a atrair médicos clínicos, cardiologistas, pneumologistas, nefrologistas e outros que se interessaram no manejo com pacientes graves. Aos poucos, os cirurgiões foram sendo substituídos por clínicos ou anestesiologistas, o que modificou o perfil da atual especialidade.

A partir da disseminação de UTIs na cidade e algumas no Estado de São Paulo, fundou-se a Sociedade Paulista de Terapia Intensiva, em 14 de fevereiro de 1977, uma sociedade multidisciplinar com o objetivo de congregar médicos, enfermeiros, fisioterapeutas e outros profissionais interessados na assistência aos pacientes graves.

A Sopati protagonizou um papel relevante na organização e regulação dessa nova modalidade de assistência, promovendo, desde os primórdios da sua existência, difusão do conhecimento e discussão dos aspectos éticos, técnicos e profissionais, influenciando na fundação da Associação de Medicina Intensiva Brasileira (Amib), em 1981.

O primeiro Congresso Paulista de Terapia Intensiva (Copati) foi realizado em São Paulo, de 22 a 25 de abril de 1990, presidido por Elias Knobel. Foi um importante marco para os paulistas, pois compareceram grandes nomes da Medicina Intensiva mundial, os quais abriram as portas a jovens intensivistas paulistas.

O reconhecimento da especialidade pela academia ocorreu em 21 de março de 1994, quando o Setor de Terapia Intensiva da Unifesp passou a integrar a disciplina de Anestesiologia, Dor e Terapia Intensiva, na qual o professor titular é José Luiz Gomes do Amaral. Posteriormente, a especialidade passou a fazer parte do currículo acadêmico na Unicamp, na Faculdade de Medicina da Santa Casa e na Faculdade de Medicina de Ribeirão Preto.

A Sopati reúne 1.194 sócios pagantes, conforme registros até meados de março de 2004, distribuídos entre a capital e o interior, que vem ocupando uma posição cada vez mais relevante. A composição das diretorias recentes reflete essa tendência. É a maior regional da Amib. Contribui decisivamente com suas inteligências para a melhoria da Medicina Intensiva brasileira.

Regional Paulista da Sociedade Brasileira de Ortopedia e Traumatologia (Sbot)

A vida da regional de São Paulo confunde-se com a da Sociedade Brasileira de Ortopedia e Traumatologia (Sbot), fundada em 19 de setembro de 1935. De acordo com a determinação estatutária, o início dos trabalhos científicos, meta principal da sociedade, deveria ocorrer em 1º de junho de 1936, com a comemoração em sessão solene inaugural, em São Paulo. Por decisão da diretoria e consulta aos líderes da Sbot, ficou programado que essa reunião teria a forma de um primeiro Congresso, no qual o grande mestre da Ortopedia italiana, professor Vitório Putti, daria a honra da sua presença. O congresso teve um grande êxito, não só pela presença do seu patrono e presidente honorário, professor Putti, como também pela repercussão alcançada nos meios médicos e sociais, fazendo-se projetar a Sbot como uma entidade vigorosa, a firmar essa especialidade médica em nosso País.

A seccional regional de São Paulo da Sbot também foi fundada na mesma data da nacional e logo se tornou a mais desenvolvida, pelas numerosas reuniões mensais efetuadas a partir de 1942, no Pavilhão Fernandinho Simonsen da Santa Casa de São Paulo. Um pouco mais tarde, com a criação do Departamento de Ortopedia da Associação Paulista de Medicina, houve um acordo para que o presidente eleito para o Departamento de Ortopedia da APM tivesse o seu mandato prorrogado por mais um ano e assim pudesse exercer o mesmo cargo na regional paulista.

Em 1962, o professor J. P. Marcondes de Souza criou as Jornadas de Ortopedia do interior do Estado de São Paulo, sendo a primeira realizada em Ribeirão Preto, contando com a colaboração de todos os ortopedistas da cidade. O número total de especialistas no Estado de São Paulo é de 3.953, sendo 3.242 membros da Sbot regional de São Paulo.

O nome de maior destaque da Ortopedia paulista é o de Orlando Pinto de Souza, que deixou legado na cirurgia Ortopédica com seu pino-parafuso.

Sociedade Paulista de Otorrinolaringologia (SPO)

Em São Paulo, formaram-se, durante anos, importantes centros de estudo, pesquisa e ensino da especialidade: na Santa Casa de Misericórdia de São Paulo, desde o início do século XX; na Faculdade de Medicina da Universidade de São Paulo, a partir de 1913; na Escola Paulista de Medicina (Unifesp), desde 1933; e sucessivamente, em muitos outros locais.

Grande número de médicos brasileiros contribuíram para o crescimento da especialidade, colocando-a no elevado patamar em que se encontra, ombreada com os maiores centros internacionais.

A partir da gestão 1997-1999, o Departamento de Otorrinolaringologia da Associação Paulista de Medicina passou a existir concomitantemente com a Sociedade Paulista de Otorrinolaringologia. O número de sócios do Departamento de Otorrinolaringologia da APM que pertencem também à Sociedade Paulista de Otorrinolaringologia: capital, 323; interior, 405; outros Estados, 10.

Entre os grandes avanços conseguidos na especialidade, citam-se: audiometria tonal liminar, audiometria vocal, imitância acústica, eletrocócleografia, otoemissões acústicas, respostas auditivas de tronco encefálico, de média latência, de longa latência, processamento auditivo central, vectonistagmografia digital, videonistagmografia infravermelha, prova de auto-rotação cefálica, pósturografia, microcirurgia otológica, próteses auditivas, implante coclear, próteses semi-implantáveis, nasofibrolaringoscopia, rinomanometria computadorizada, rinometria acústica, cirurgia endoscópica funcional dos seios paranasais, microcirurgia endonasal, telelaringoscopia, videoestroboscopia, eletromiografia da laringe, videodeglutograma, videoquimograma, microcirurgia da laringe, triagem auditiva neonatal universal, estudos de genética, alterações cromossomiais e mitocondriais, exames por imagem – ressonância magnética, tomografia computadorizada, uso do raio laser.

Sociedade Paulista de Cirurgia Pediátrica (Cipesp)

A primeira estrutura organizada em São Paulo a identificar-se com a Cirurgia Pediátrica foi o Serviço de Cirurgia Infantil e Ortopedia da Santa Casa de São Paulo, datado de 1902, cujo chefe foi Delphino Pinheiro de Ulhoa Cintra. Entretanto, foi somente no início da década de 1940, quando se tornou patente a possibilidade de correção de malformações congênitas do aparelho digestivo, que os cirurgiões começaram a operar crianças empregando técnicas apropriadas para a faixa etária. Em São Paulo, essa primazia coube a Auro Salustiano Amorim, que começou, na Casa Maternal e da Infância Leonor Mendes de Barros, a operar os recém-nascidos. Paralelamente, a especialidade começou a ser desenvolvida na Clínica Infantil do Ipiranga (1941) e no Hospital Nossa Senhora Aparecida e Casas de Saúde Matarazzo (1942) por Virgilio Alves de Carvalho Pinto. A ele logo se agregaram Roberto de

Vilhena Morais, José Pinus, Plínio Campos Nogueira e Manoel Reis G. Salvador e fundaram o primeiro Serviço de Cirurgia Pediátrica em nosso meio, sediado no Hospital Umberto I.

Outros cirurgiões em São Paulo iniciaram-se na especialidade, destacando-se Primo Curti, na Faculdade de Medicina da Universidade de São Paulo, o qual, em 1952, ministrou o primeiro curso regular da especialidade e, em 1972, publicou o primeiro livro-texto nacional da especialidade, e também Fábio Dória do Amaral, na Santa Casa de Misericórdia de São Paulo.

A especialidade cresceu quando Virgílio Carvalho Pinto, na organização do Departamento de Clínica Cirúrgica da FMUSP, foi designado chefe de disciplina da Clínica Cirúrgica Pediátrica. O professor Carvalho Pinto, graças a um trabalho de grande habilidade, concretizou, junto com cirurgiões de todo o País, a fundação da Sociedade Brasileira de Cirurgia Pediátrica (Cipe) em 1964, da qual se tornou o primeiro presidente. Em 3 de julho de 1970, fundou-se a regional de São Paulo da Cipe, hoje Sociedade Paulista de Cirurgia Pediátrica (Cipesp).

Sociedade Brasileira de Patologia Clínica/ Medicina Laboratorial – Regional de São Paulo (SBPCML)

O desenvolvimento da Patologia Clínica em São Paulo pode ser melhor entendido através do calendário histórico dos primeiros serviços de laboratório de Patologia Clínica, exposto a seguir:

| 1858 | Instalação da botica *Veado d'Ouro*, sob a direção de Gustav Schaumann. Nela foram realizados exames químicos a pedido de chefe de polícia. As farmácias costumavam realizar pequenos exames e pesquisas; |

continua

continuação	
1888	Henrique Schaumann começou a trabalhar na botica *Veado d'Ouro*, ampliando seu laboratório químico;
1889	o farmacêutico José Malhado Filho instalou em Taubaté sua farmácia, onde executava, rotineiramente, exames de laboratório;
1892	foi criado o Instituto Bacteriológico, encarregado, entre outras atribuições, de realizar exames para o público em geral, pagos por tabela oficial de preços;
1898	em janeiro instalou-se o laboratório da Sociedade de Medicina e Cirurgia de São Paulo; em junho, a *Revista Médica de São Paulo* instalou laboratório próprio, sob a direção de Vital Brazil; Nesse mesmo ano, Artur de Mendonça montou o primeiro laboratório na Santa Casa, na 2ª Enfermaria de Homens;
1900	em junho, Artur de Mendonça adquiriu o laboratório da *Revista* e publicou anúncio colocando-o à disposição dos clínicos. Foi o primeiro laboratório particular a funcionar em São Paulo;
1904	José Malhado Filho mudou-se para São Paulo e instalou seu laboratório;
1907	Alexandrino Pedroso ingressou na Santa Casa, iniciando a construção e instalação do futuro Laboratório Central.

Em 31 de maio de 1944, na cidade do Rio de Janeiro, 110 médicos, dos quais 60 especializados em Patologia Clínica, aderiram ao movimento de criação da Sociedade Brasileira de Patologia Clínica. Em 30 de dezembro de 1947, a Associação Paulista de Medicina criava o Departamento de Patologia.

Em 1950, a sociedade iniciou a publicação da *Revista Brasileira de Patologia Clínica*, a qual, em 1955, tornou-se o órgão oficial da Sociedade Brasileira de Patologia Clínica/Medicina Laboratorial e da Sociedade Brasileira de Citopatologia, com o nome de *Jornal Brasileiro de Patologia e Medicina Laboratorial.*

Em 1975, criou-se o jornal mensal *Patologia Clínica* que foi publicado até outubro de 1994, quando passou a denominar-se *Patologia News Clínica*. Em 1977, através de um convênio com a Associação Paulista de Medicina, o presidente do Departamento de Patologia Clínica da APM passou a exercer o cargo de secretário regional da sociedade.

Entre as ações desenvolvidas e gerenciadas pela sociedade estão o Programa de Excelência de Laboratórios Médicos (Pelm), iniciado em 1977 e hoje denominado *Programa de Proficiência Laboratorial* e o Programa de Acreditação de Laboratórios Clínicos (Palc), iniciado em 1998.

Em São Paulo, na especialidade, destacam-se os nomes: Evaldo Melo, Mário Lepolard Antunes, Joachin Mendes Sancti, Durval Rosa Borges Filho, João Antonio Vozza, Sérgio Malamann, Ivan Elias Rassi, Carlos Senne Soares, Alberto Augusto Guimarães Gonçalves, Luiz Fernando Ferrari Neto, Caio Roberto Chimenti Auriemo, Carlos Alberto Franco Ballarati e Marilene Rezende Melo, atual presidente (2004-2007) da *World Association of Societies of Pathology and Laboratory Medicine* (WASPaLM).

Sociedade Paulista de Pneumologia e Tisiologia (SPPT)

A Sociedade Brasileira de Pneumologia e Tisiologia foi fundada em 14 de setembro de 1974, na cidade de São José dos Campos, no Estado de São Paulo. Essa sociedade surgiu da fusão da Federação das Sociedades Brasileiras de Tuberculose e Doenças do Tórax com a Sociedade Brasileira de Pneumologia. Na época, 235 médicos assinaram o livro de fundação, sendo que, destes, 99 eram paulistas. Seu primeiro diretor foi Antonio Carlos Padovan.

A Sociedade Paulista de Pneumologia e Tisiologia foi fundada em 22 de novembro de 1978 por Matheus Romeiro, Octavio Ribeiro Ratto e Mozart Tavares de Lima. A sociedade conta atualmente com 987 associados. Seu atual presidente é Roberto Stirbulov.

Em São Paulo, na especialidade, os seguintes nomes podem ser destacados (além dos já citados): Alberto Cukier, Ana Luisa Godoy Fernandes, Carlos Alberto de Castro Pereira, Eliana Sheila Pereira da Silva Mendes, Francisco Susso Vargas, João Barbas Valente, Jorge Nakatani, Manuel Lopes dos Santos, Mário Terra Filho, Miguel Bogossian e Nelson Morrone.

Referências bibliográficas

GARBIN, W. *Evolução histórica de sua forma de atuação*. São Paulo: Secretaria Municipal da Saúde, 1999. (Conferência Municipal de Saúde).

JORNADA USP FALA SOBRE SAÚDE. *Revista Estudos Avançados*. São Paulo, n. 35, abril de 1999.

LASMAR, A.; SELIGMAN, J. *História (e histórias) da Otologia no Brasil*. Rio de Janeiro: Revinter, 2004.

MENDES, E. V. *Uma agenda para saúde*. São Paulo: Hucitec, 1996.

NAPOLI, M.; BLANC, C. *Ortopedia Brasileira*: momentos, crônicas e fatos. São Paulo: Sociedade Brasileira de Ortopedia e Traumatologia, 2000.

PEDREIRA, Stela. *A municipalização da saúde em São Paulo*: problemas, dificuldades e alternativas. São Paulo, 1999. (Conferência Municipal de Saúde).

PEREIRA, Heloisa Helena Santos (Coord.). *A arte de curar – Medicina no Brasil*. Rio de Janeiro: AC&M Editora, 2002.

SANDERSON, Julio. 40 anos de Associação Médica Brasileira. Rio de Janeiro, [s. ed.], [s. d.].

SINDICATO DOS MÉDICOS DE SÃO PAULO. *PAS:* o avesso da Saúde. São Paulo, 1997.

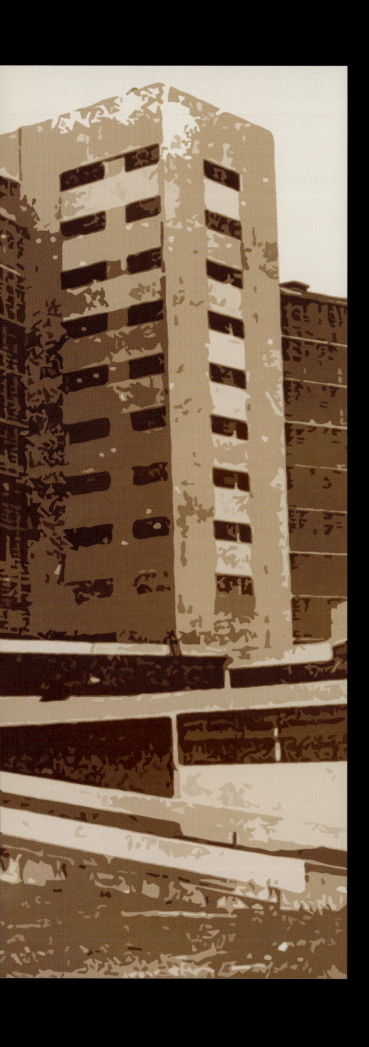

12

Sistema Único de Saúde

A difícil caminhada para sua construção na capital de São Paulo

Luiz Antonio Nunes

Médico, administrador hospitalar, assessor da Associação Paulista de Medicina

Gilberto Natalini

Médico, vereador (gestão 2000/2004), presidente da Comissão de Saúde da Câmara Municipal de São Paulo (2003/2004), membro da Comissão de Honra dos 450 anos do Pátio do Colégio

A saúde no Brasil nunca havia sido considerada um direito; ao contrário, sempre fora considerada um seguro, vinculado ao mercado de trabalho. No século XX, o sistema de saúde transitou do sanitarismo campanhista para o modelo médico-assistencial privatista, até chegar, ao final da década de 1980, ao modelo plural, que tem como sistema público o SUS.

Antecedentes históricos do Sistema Único de Saúde

O projeto do Sistema Único de Saúde (SUS), que começou a ser forjado nos anos de 1970 e institucionalizou-se no final dos anos de 1980, surgiu como expressão temática de um processo político de redemocratização do país e enfrentou em todo o país dificuldades de difícil superação, especialmente no período inicial. Na cidade de São Paulo, a maior metrópole do país, o SUS só começou a ser implantado plenamente a partir de 2001.

O SUS foi sendo construído como resultado de propostas que, ao longo de muitos anos, foram impulsionadas por um movimento social denominado reforma sanitária brasileira. O SUS fundamenta-se em princípios e diretrizes e não foi entregue como um projeto fechado, mas sim como um programa a ser construído com a colaboração de todos os atores envolvidos.

Como processo social, a complexidade da sua construção está por ocorrer em ambiente marcado pela diversidade de interesses representados e em campos sociais de diferentes hierarquias, quais sejam, o político, o cultural e o tecnológico.

A dimensão política reside no fato de que se constrói em ambiente democrático, em que diferentes atores sociais, portando projetos diversificados, tentam encontrar os melhores caminhos dentro dos recursos disponíveis.

O SUS tem também uma dimensão ideológica, uma vez que parte de uma concepção ampliada do processo saúde-doença e de um novo paradigma sanitário, dela derivado, cuja implantação tem caráter nítido de mudança cultural.

Em sua dimensão tecnológica, vai exigir-se a produção e a utilização de conhecimentos e técnicas para a implemen-

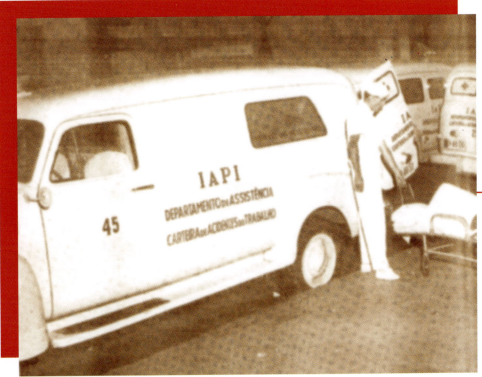

Primeiras ambulâncias do Instituto de Aposentadoria e Pensões dos Industriários em São Paulo (IAPI)

Fonte: Acervo do Ministério da Saúde – São Paulo.

tação do sistema, em coerência com os pressupostos políticos e ideológicos do projeto que o referencia.

Para entendermos bem a natureza processual do SUS, faz-se necessário recordar a trajetória do sistema de saúde brasileiro, particularmente na capital do nosso Estado.

A saúde no Brasil nunca havia sido considerada um direito; ao contrário, sempre foi considerada um seguro, vinculado ao mercado de trabalho. A saúde, vista como assistência médica, nasceu vinculada à Previdência Social, em 1923, através da Lei Elói Chaves, que foi a primeira intervenção do Estado brasileiro para assegurar algum tipo de seguridade, seguro social ou previdência social, no Brasil.

No século XX, o sistema de saúde transitou do sanitarismo campanhista (início do século até 1965) para o modelo médico-assistencial privatista, até chegar, ao final da década de 1980, ao modelo plural, hoje vigente, que tem como sistema público o SUS.

Enquanto a economia brasileira, especialmente a paulista, esteve dominada por um modelo agroexportador, assentado na monocultura cafeeira, o que se exigia do sistema de saúde era sobretudo uma política de saneamento dos espaços de cir-

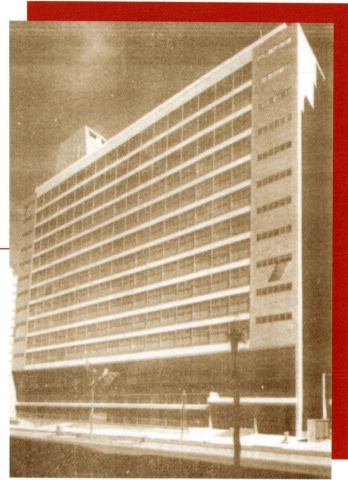

Prédio central do IAPI

Fonte: Acervo do Ministério da Saúde – São Paulo.

culação das mercadorias exportáveis e a erradicação ou o controle das doenças que poderiam prejudicar a exportação.

O sanitarismo campanhista tem atrás de si uma concepção de saúde fundamentada na teoria dos germes, que leva ao modelo explicativo monocausal, segundo o qual os problemas de saúde explicam-se por uma relação linear entre agente e hospedeiro. Por isso, pretendeu-se resolver os problemas de saúde – ou melhor, das doenças – mediante a interposição de barreiras que quebrassem essa relação agente/hospedeiro, estruturando, para tanto, ações de combate à doença de massa.

O processo de industrialização acelerada que o Brasil vivenciou, especialmente a partir do governo Juscelino, determinou o deslocamento do pólo dinâmico da economia para os centros urbanos, o que gerou uma massa operária que deveria ser atendida pelo sistema de saúde. O importante agora passava a ser o corpo do trabalhador, de forma a manter e restaurar sua capacidade produtiva.

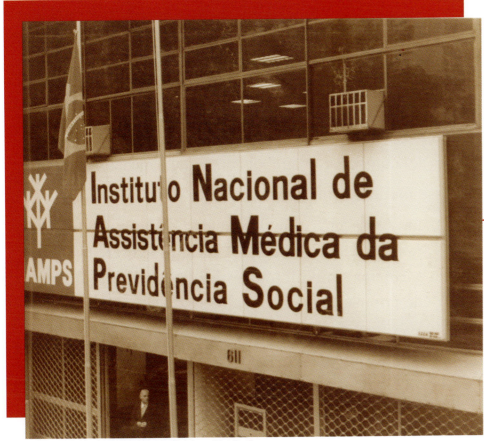
Fonte: Acervo do Ministério da Saúde – São Paulo.

Criação do Instituto Nacional de Assistência Médica da Previdência Social (Inamps)

Iniciou-se então um aumento da atenção médica da Previdência Social, que culminou na década de 1960, criando o modelo médico-assistencial privatista. Em 1966, criou-se o Instituto Nacional de Previdência Social (INPS), que consolidava o modelo, cujas principais características foram:

a) extensão da cobertura previdenciária de forma a abranger a quase totalidade da população urbana e rural;

b) a ênfase na prática médica curativa, individual, assistencialista e especializada, em detrimento da saúde pública;

c) a criação de um complexo médico-industrial por meio da intervenção estatal;

d) o desenvolvimento de um padrão organizacional da prática médica orientada para lucratividade do setor de saúde, propiciando a capitalização da Medicina e a proteção ao produtor privado desses serviços.

Em 1975, criou-se a Lei n. 6.229/75, do Sistema Nacional de Saúde. Ela estabelece como responsabilidade do município: manter os serviços de saúde de interesse da população, especialmente o atendimento de pronto-socorro; manter a vigilância epidemiológica; elaborar planos de saúde em articulação com os planos estaduais e federal.

Em 1977, criou-se o Sistema Nacional da Previdência Social e, com ele, a organização-símbolo do modelo médico, o Inamps.

Esse modelo compunha-se de três subsistemas:

1) um subsistema estatal exercido pelos três níveis (federal, estadual e municipal) em que se exercitava uma Medicina simplificada destinada à cobertura nominal de populações sem vínculo empregatício e ao desenvolvimento de ações remanescentes do sanitarismo;

2) um subsistema privado contratado e conveniado com a Previdência Social, o qual cobria os beneficiários daquela instituição. Esse subsistema cresceu induzido por políticas públicas de terceirização da atenção médica, que criaram um mercado cativo na área da Previdência Social, e, muito secundariamente, pelo financiamento subsidiado por meio do Fundo de Assistência Social (FAS). O resultado foi que, no período de 1969 a 1984, os leitos privados em todo o país subiram de 74.543 para 348.255;

3) um subsistema – que começava a delinear-se e a implementar-se, aproveitando os incentivos do convênio-empresa – de atenção médica supletiva que buscava atrair a mão-de-obra qualificada das grandes empresas. Contudo, na década de 1970, esse subsistema não chegou a atingir um número muito grande de beneficiários.

As mudanças econômicas e políticas que ocorreram a partir dos anos de 1980 determinaram o esgotamento desse modelo e a sua substituição por outro modelo de atenção à saúde. Em março de 1986, ocorreu um evento político-sanitário de grande importância, a VIII Conferência Nacional de Saúde, que determinou dois processos: um no Executivo, a implantação do Sistema Único Descentralizado de Saúde

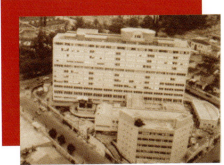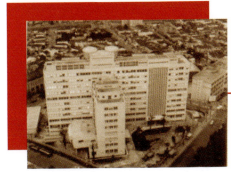

Hospital Ipiranga

Fonte: Acervo do Ministério da Saúde – São Paulo.

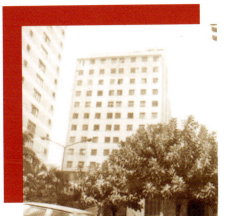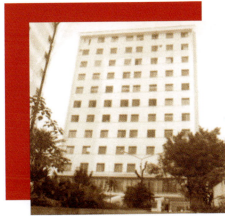

Hospital Brigadeiro

Fonte: Acervo do Ministério da Saúde – São Paulo.

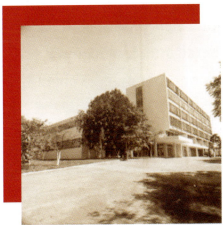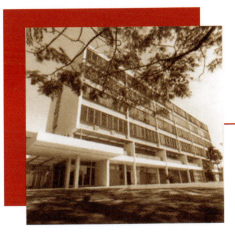

Hospital Darcy Vargas

Fonte: Acervo do Ministério da Saúde – São Paulo.

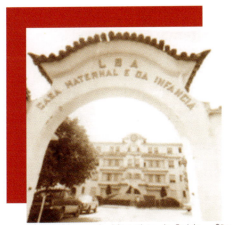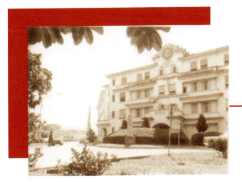

Casa Maternal e da Infância
Leonor Mendes de Barros

Fonte: Acervo do Ministério da Saúde – São Paulo.

(Suds, 1987), modificado posteriormente pela Constituição de 1988, que criou o SUS; o outro no Congresso Nacional, a elaboração da nova Constituição Federal (1988).

O SUS avançou para a desconcentração estadualizada da saúde e da municipalização dos serviços. A nova Constituição definiu a saúde como resultante de políticas sociais e econômicas, como direito de cidadania e dever do Estado, sendo parte da seguridade social e cujas ações e serviços devem ser providos por um Sistema Único de Saúde, organizado segundo as seguintes diretrizes: descentralização, mando único em cada esfera de governo, atendimento integral e participação comunitária.

Com a criação do SUS, firmou-se um sistema plural de saúde, composto por três subsistemas: o subsistema público – SUS, o subsistema de atenção médica supletiva e o subsistema de desembolso direto.

O subsistema de desembolso direto, em que os indivíduos e as famílias pagam os serviços diretamente de seus bolsos, portanto o campo da Medicina liberal, nunca chegou a representar, mesmo nos períodos de economia mais exuberante, mais de 15% dos habitantes da capital.

O subsistema de atenção médica supletiva é privado, sendo composto por cinco modalidades assistenciais (Medicina de grupo, seguro saúde, cooperativa médica, plano administrado e autogestão). Ele cresceu vertiginosamente a partir da segunda metade da década de 1980, chegando a atingir 35 a 40% da população da capital.

Finalmente, na base, está o subsistema público, SUS, ao qual compete atender a maioria da população. Ele se compõe dos serviços estatais, prestados diretamente pela União, pelos Estados e pelos municípios, e dos privados, que, de alguma forma, estão pactuados com o Estado, seja por convênios, seja por contratos, recebendo recursos estatais pela prestação de serviços. A parcela de população dependente desse subsistema nunca foi menor do que 50%.

As tentativas de municipalização das ações e dos serviços em São Paulo iniciam-se ainda em 1987, através de estudo e proposta formulada por uma comissão paritária interinstitucional, apresentados em 1988. No entanto, as negociações entre Estado e município não progrediram.

A municipalização da saúde começou no período de 1989 a 1993, quando a cidade era governada pela prefeita Luiza Erundina, que se defrontou com enormes dificuldades originadas:

1) pela complexidade ímpar no município de São Paulo, devido à sua grande extensão territorial (1.509 km^2) e a ter o terceiro agregado humano do mundo (9.917.842 habitantes – dado de 1998);

2) pelo índice elevado de concentração demográfica;

3) pelo fluxo contínuo de migrantes de outras regiões mais pobres;

4) pela proliferação de habitats espontâneos (com submoradias);

5) pela má exploração de recursos naturais;

6) pela predominância de população carente de instrução, alimentação, emprego e de canais de participação.

Em 1993, a Secretaria Municipal da Saúde instituiu em seu âmbito a Assessoria de Planejamento (Asplan), cujos trabalhos propiciaram, em 1994, a elaboração do primeiro Plano Municipal de Saúde, elaborado de forma ascendente, com a participação de todos os níveis e da população, em que o planejamento estratégico, embasado em um diagnóstico epidemiológico sistematizado, consistia na aplicação de recursos e no dimensionamento de ações e serviços, tendo por subprodutos diretos o Orçamento Municipal da Saúde e a definição de metas de produção de ações e serviços e de melhoria da qualidade de saúde por região.

No período de 1993-1996, gestão do prefeito Paulo Maluf, a prefeitura, em uma atitude totalmente contrária a todas as correntes de pensamento em Saúde Pública, concebeu um Plano de Assistência à Saúde (PAS). Partindo do pressuposto de que os serviços públicos são ineficientes e as empresas públicas prestam serviços de baixa qualidade, propôs um modelo alternativo, com regionalização do atendimento e operação das unidades de saúde através de gestão eficaz e contratada. Esse novo modelo definia um conjunto de unidades de cada região, a ser gerida por uma cooperativa de trabalho (no total de 14 para o município de São Paulo).

Os recursos do financiamento seriam garantidos por repasse de uma tarifa *per capita* (primeiramente de R$ 10,00, logo em seguida aumentado para R$ 10,96), iniciando com um cadastramento e abrangendo posteriormente a população potencialmente cadastrável.

Esse Plano foi implantado em setembro de 1995 e iniciou o seu funcionamento no primeiro dia de 1996, sob os protestos de todas as entidades médicas e de grande parcela dos médicos funcionários municipais. A sua proposta era cobrir 46% da população paulistana estimada para 1996 (cerca de 4.959.000 habitantes). Entretanto a rede de serviços instalada era insuficiente e distribuída de forma desigual entre os 14 módulos, seja por tipo, seja por complexidade dos equipamentos. Até o final de 1999, conforme os homens bem-intencionados de São Paulo previam, ocorreu um descalabro na saúde pública de nossa cidade: ausência de controle dos gastos; falta de ações preventiva e sanitária; sucateamento da rede de gestão direta; atendimento de má qualidade, praticamente limitado à atenção primária; desmanche total da estrutura da Secretaria.

A situação de assistência à saúde em nossa capital só não se tornou mais caótica graças à atitude firme e corajosa do governo do Estado, que manteve e ampliou o atendimento através da rede estadual e introduziu, como veremos, novas estratégias de atendimento.

No final de 2000, a situação da rede pública de serviços hospitalares era esta:

Total de hospitais	=	77 com oferta total de 17.493 leitos
Hospitais municipais	=	17 com oferta de 2.714 leitos
Hospitais estaduais	=	22 com oferta de 4.413 leitos
Organização Social*	=	3 com oferta de 704 leitos
Conveniado/contratado	=	35 com oferta de 9.662 leitos

A rede ambulatorial (Unidades Básicas de Saúde – para atendimento básico – e Centros Regionais de Especialidades – ambulatórios – que se destinam ao atendimento secundário e/ou terciário) no município de São Paulo, nessa ocasião, era assim constituída:

* Parcerias estabelecidas entre o governo do Estado e entidades filantrópicas ou universidades (organizações sociais), em que o governo cede o hospital equipado e remunera a entidade para a sua gestão (remuneração federal suplementada com verba estadual).

Unidades Básicas de Saúde (capital)	=	427, sendo 126 sob o controle do município e 301 sob o controle do Estado
Centros Regionais de Especialidades (capital)	=	65, sendo 17 sob o controle do município e 48 sob o controle do Estado

Conforme se pode constatar, o Estado tinha o maior volume de equipamentos de saúde, tanto para atendimento ambulatorial como hospitalar, além de arcar com quase a totalidade do atendimento de complexidade média e alta e de alto custo.

Outro fator que contribuiu seguramente para que o caos na atenção à saúde não fosse total, nesse período de vigência do PAS, foi o Programa Saúde da Família (PSF), que havia sido iniciado em 1996, no distrito de Itaquera, fruto de um convênio que reuniu o Ministério da Saúde (então dirigido pelo professor Adib Jatene), a Secretaria Estadual da Saúde e o Hospital Santa Marcelina. Desde essa época, constitui 40 equipes, formadas por médico, enfermeira, auxiliar de enfermagem e quatro agentes comunitários de saúde, sendo cada equipe responsável por 800 a 1.000 famílias, divididas em microáreas, cada uma com 150 a 200 famílias, confiada a um agente comunitário. Esse primeiro PSF denominou-se Qualidade Integral à Saúde (Qualis). Ao final do ano de 1999, ele já era responsável pelo atendimento de mais de 120 mil pessoas. Suas equipes conseguiram resolver 95% dos problemas de saúde da população adscrita, encaminhando para serviços especializados menos de 5% dos pacientes atendidos.

Em 1997, tendo em vista os resultados que vinham sendo alcançados, o governo estadual decidiu expandir o programa para os bairros circunvizinhos a Vila Nova Cachoeirinha (zona norte) e Parque São Lucas (zona sudeste), ao qual se agregou o distrito de Sapopemba, o mais populoso e problemático da cidade. Em novembro deste ano, foi celebrado acordo com a Fundação E. J. Zerbini, designada gerenciadora do programa, e no dia 18 de fevereiro de 1998 foram inauguradas as unidades de saúde Vila Espanhola (zona norte) e Jardim Guairacá (zona sul).

No final de 1999, o Qualis/PSF, implantado nos distritos de Vila Nova Cachoeirinha, Vila Brasilândia, Freguesia do Ó, Parque São Lucas e Sapopemba, e o Qualis/Itaquera com cerca de 140 equipes, chegaram a atender cerca de 400 mil paulistanos.

O ano de 2001 iniciou-se com um novo governo, cujo secretário da saúde que foi sempre participante das propostas de reformas sanitárias e defensor fervoroso do SUS, extinguiu o PAS e deu início à municipalização e implantação do SUS em nossa capital. Já em fevereiro, o município apresentou o Plano de Gestão da Atenção Básica na Comissão Bipartite de São Paulo e obteve a aprovação. No final de 2003, o município foi habilitado para gestão plena do Sistema, obtendo assim a Secretaria Municipal de Saúde a gestão sobre a maior parte da rede hospitalar pública e privada, que participa do SUS na Capital. No município, foram implantadas 31 coordenadorias de saúde nas subprefeituras (criadas nesta gestão), que acolhem indicações de vereadores e absorvem os 41 distritos de saúde (também agora criados).

Em 2004, a prefeitura municipal destinou ao orçamento da saúde o total de R$ 1,88 bilhões, o que equivale a 12,73%

das receitas correntes. O panorama geral da saúde no município nos dias atuais (dezembro de 2003) é o seguinte:

Hospitais próprios do município	14
Hospitais do Estado e filantrópicos em gestão pelo município	56
Atenção Básica – Postos exclusivos (UBS)	177
Unidades exclusivas do PSF	91
Unidades Mistas (UBS, PSF e Amb. Especialidades)	120
Equipes de PSF	676
Equipes sem médico	113
Total de médicos	2.390

Ref. (Folha de São Paulo - Raio X da Atenção Básica 20/03/2004)

Referências bibliográficas

ASSOCIAÇÃO PAULISTA DE MEDICINA. *SUS* – O que você precisa saber sobre o Sistema Único de Saúde. Rio de Janeiro: Atheneu, 2002, v. 1. (02.0270 – CDD 362.10981).

GARBIN, Washington. Secretaria Municipal da Saúde. *Evolução histórica de sua forma de atuação*. São Paulo, 1999. (Conferência Municipal de Saúde).

MENDES, E. V. *Uma agenda para saúde*. São Paulo: Hucitec, 1996.

PEDREIRA, Stela. *A municipalização da saúde em São Paulo*: problemas, dificuldades e alternativas. São Paulo, 1999. (Conferência Municipal de Saúde).

PEREIRA, Heloisa Helena Santos (Coord.). *A arte de curar – Medicina no Brasil*. Rio de Janeiro: AC&M Editora, 2002.

PROENÇA, Nelson Guimarães. *Diretrizes para a Municipalização da Saúde em São Paulo*, Capital, 1995.

REVISTA DE ESTUDOS AVANÇADOS. São Paulo, n. 35, abr. 1999. (Separata).

SANDERSON, Julio. *40 anos de Associação Médica Brasileira*. São Paulo: AMB, 1998.

SINDICATO DOS MÉDICOS DE SÃO PAULO. *PAS*: o avesso da Saúde. São Paulo, 1997.

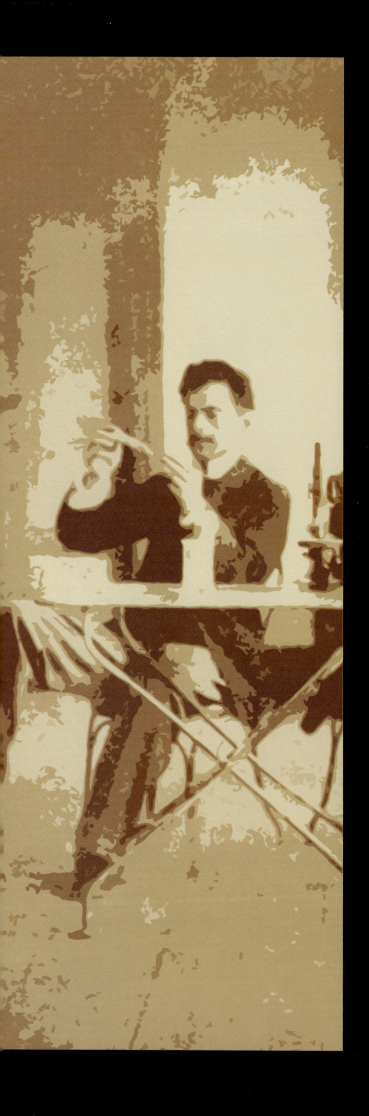

13

Instituto Butantan
A pesquisa
e o desenvolvimento
tecnológico da Saúde
em São Paulo

Nelson Ibañez
Diretor do Laboratório Especial de História da Ciência
do Instituto Butantan, professor adjunto do Departamento
de Medicina Social da Faculdade de Ciências Médicas
da Santa Casa de São Paulo

Osvaldo Augusto Sant'anna
Diretor do Laboratório Especial de Microbiologia
do Instituto Butantan, professor de Pós-graduação
da disciplina de Imunologia e Biologia Molecular
da Unisfesp, USP e UnB

Uma das mais relevantes instituições de pesquisa brasileira, o Instituto Butantan, criado em 1901, apresenta papel de destaque em nossos dias, tanto na área da pesquisa científica, como no desenvolvimento e na produção de imunobiológicos, sendo um dos sustentáculos do Programa Nacional de Imunizações.

* FREEMAN e MORAN, 2002.

Introdução

Nas duas últimas décadas, as políticas de Saúde têm representado elementos centrais nas reformas do Estado relativamente ao bem-estar social, tanto nos países desenvolvidos como nos periféricos, tendo como determinantes três forças interligadas: o valor da assistência à Saúde para a cidadania; a dimensão de poder, em que a arena política é povoada por densas redes de instituições e interesses, cada qual representando complexas constelações de atores; e a dimensão industrial da assistência à Saúde. Essa última incorpora uma série de tecnologias nas áreas farmacêuticas e de produtos imunobiológicos.* Frente a esse quadro de reformas e aos novos determinantes da política de Saúde, estruturou-se uma conscientização crescente do papel central da ciência e da tecnologia, na conformação dos sistemas de Saúde e, mais do que isso, nas novas frentes de desenvolvimento econômico e social.

No último documento da Organização Mundial da Saúde (OMS) sobre *Pesquisa em Saúde – conhecimentos para uma Saúde melhor*, foram identificados os seguintes fatores como impeditivos a um melhor aproveitamento das inovações recentes na área: dissociação entre a carga das doenças das populações desfavorecidas e a concentração do investimento global em pesquisa em Saúde relativamente a problemas do mundo industrializado; aceleração das descobertas e de avanços científicos no campo biomédico, notavelmente na área da genômica; baixa participação na produção de conhecimentos dos menos favorecidos; drenagem dos já escassos recursos humanos dos países pobres; dificuldades de acesso das populações aos medicamentos, vacinas e diagnósticos que ainda se encontram sob proteção das patentes, entre outros obstáculos.*

* MOREL, 2004.

O documento básico para a 2ª Conferência Nacional de Ciência e Tecnologia de 2004, elaborado pelo Ministério da Saúde, procurou caracterizar a situação atual da pesquisa em Saúde no Brasil e traçar linhas prospectivas para uma política consistente para o setor. Assinale-se que o documento citado tomou como mote central uma recomendação da 1ª Conferência Nacional, realizada em 1994, quando afirma que a elaboração da Política Nacional de Ciência e Tecnologia em Saúde (PNC&T/S) é um componente importante da Política Nacional de Saúde, o que deve exigir uma interação estreita entre o Sistema Único de Saúde, os componentes de C&T e a política de formação de recursos humanos. A orientação lógica dessa política está fortemente marcada por um claro compromisso ético e social de melhoria de curto a longo prazo das condições de Saúde da população brasileira, considerando particularmente as diferenças regionais e buscando a eqüidade.

As atividades de C&T estão concentradas em instituições universitárias e em algumas instituições de pesquisa com objetivos e missões específicas. O desenvolvimento das atividades de C&T nas empresas privadas é incipiente, embora haja esforços para incrementá-las. Outro aspecto importante refere-se ao componente do complexo produtivo da Saúde representado pelas indústrias responsáveis pelo desenvolvimento de fármacos, testes diagnósticos, vacinas e hemoderivados, com ações das indústrias de equipamentos. Assinale-se que, nos últimos anos, essas indústrias apresentaram déficit comercial significativo, de cerca de US$ 3,5 bilhões, no ano de 2001. Desse déficit gerado na balança comercial brasileira, 70% decorreu de relações com países desenvolvidos e 30%, de relações com países que apresentam nível de desenvolvimento compatível com o Brasil. O documento aponta, ainda, as limitações nacionais no âmbito da indústria farmacêutica decorrentes de um desequilíbrio entre as competências para atividades de Pesquisa e Desenvolvimento (P&D) na cadeia produtiva, na medida em que há competência nacional equivalente aos países desenvolvidos nas áreas de Farmacologia, Farmacodinâmica e Pesquisa

* MINISTÉRIO DA SAÚDE, 2004.

Básica, mas pouco expressiva na área de Farmacologia clínica, derivada da orientação difusa dos investimentos com baixa seletividade, da incipiente gestão da propriedade intelectual e da desarticulação entre o SUS e o sistema de inovações; finalmente, das dificuldades na transferência do conhecimento científico para o setor produtivo.*

Especificamente em relação ao setor de produção de vacinas, verifica-se alto custo fixo de produção e ciclo produtivo longo, envolvendo concentração de produtores, dependendo da ampliação constante e requerendo políticas regulatórias fortes, dado que o setor público é o principal cliente. No Brasil, o mercado de vacinas é um dos maiores do mundo e os produtores são todos públicos. Embora já se produza parcela considerável das vacinas necessárias para consumo interno, há necessidade de investimentos em P&D que garantam a autonomia e a auto-suficiência nessa área imprescindível. Assim, para o setor de vacinas, as estratégias propostas incluem a criação do Programa Nacional de Competitividade visando não apenas à produção das conhecidas, mas também ao desenvolvimento de novas, à elaboração e implantação de uma política exportadora dos produtos nacionais, além do estímulo à criação de empresas nacionais de biotecnologia e aos investimentos em P&D no país pelos produtores nacionais e internacionais, bem como o impulso à criação de mecanismos eficientes de transferência de tecnologias para vacinas avançadas.

Diante desse quadro de referência, o presente capítulo visa a resgatar um pouco do evolver histórico de uma das mais relevantes instituições de pesquisa brasileira: o Instituto Butantan. Tendo sido criado em 1901, apresenta papel de destaque em nossos dias, tanto na área da pesquisa científica como no desenvolvimento e na produção de imunobiológicos, sendo um dos sustentáculos do Programa Nacional de Imunizações. Sem perder de vista o objetivo de apresentar os diferentes estágios do desenvolvimento tecnológico na história do Instituto Butantan, tratar-se-á de contextualizá-lo tendo como referencial a organização dos serviços sanitários dentro do Estado brasileiro, as demandas sanitárias, as políticas de fomento e financiamento públicos e privados dessa área, bem como o debate permanente, nas sociedades periféricas, da pesquisa, desenvolvimento e inovação tecnológica como projetos de auto-suficência nacionais.

A Reforma Sanitária paulista na Primeira República

No Brasil, desde os fins do século XIX, verificam-se iniciativas voltadas à criação de instituições públicas de pesquisa em Saúde, que emergem vinculadas às descobertas dos patógenos responsáveis pelas principais moléstias infecciosas de homens e animais e ao advento da soroterapia para tratamentos específicos. Um fator determinante para a intervenção do Estado em resposta às doenças relaciona-se à concentração demográfica nas principais capitais do País, como Rio de Janeiro e São Paulo, e ao fluxo imigratório crescente nas duas últimas décadas dos 1800. Iniciavam-se as reestruturações dos espaços urbanos, de suas infra-estruturas, com a implantação de serviços e equipamentos públicos de saneamento básico, iluminação, transportes etc.

Por decreto datado de 14 de setembro de 1891, extinguiu-se a Inspetoria de Higiene de São Paulo e, como medida de reorientação dos serviços públicos da Saúde, destaca-se a descentralização das atividades sanitárias para os Estados, assinale-se que com ônus financeiros para esses. A Reforma Sanitária de São Paulo, nesse primeiro período republicano, foi considerada como uma das mais bem sucedidas por diferentes autores (Blount, 1971; Stepan, 1976; Lefèvre, 1937; Mortara, 1970). Santos,* focalizando a intervenção estatal em São Paulo nesse período, aponta três aspectos relevantes a serem considerados: o desenvolvimento institucional no campo científico; a criação de administração da Saúde Pública; e o lançamento de campanhas sanitárias.

* SANTOS, 1985.

Com a República, efetivou-se o início das orientações que marcariam definitivamente a ciência experimental no Brasil.

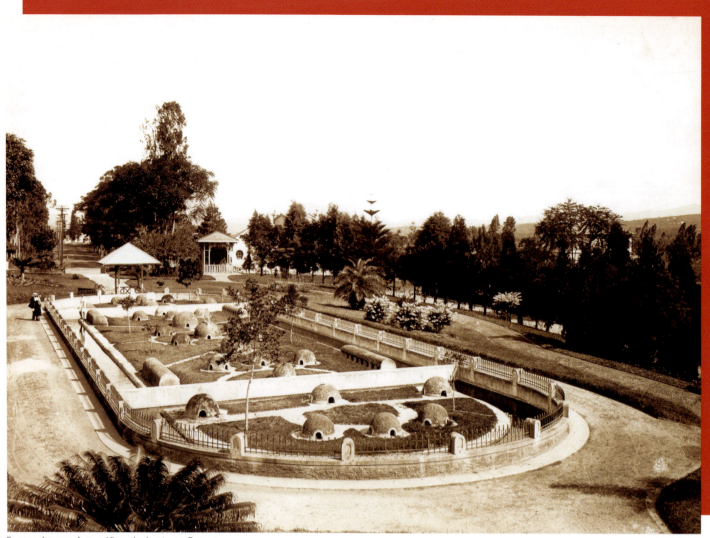

Fonte: Acervo fotográfico do Instituto Butantan.

Vista do Serpentário em 1926

Exigia-se o mesmo nível de modernização, que ocorria nos centros mais avançados, para as capitais e as cidades interioranas. À época, havia, no Brasil, cerca de 80% de analfabetos, além de ignorantes, pessoas afetadas por várias doenças, impossibilitadas ou incapazes de trabalhar. As capitais ainda eram bem pouco habitadas. Para se ter uma idéia, a cidade de São Paulo tinha cerca de 35 mil habitantes concentrados nas áreas delimitadas pelo Rio Tamanduateí (do tupi-guarani: *rio de muitas voltas*) e seu afluente Anhangabaú (*rio dos malefícios do diabo*). Os cuidados coletivos com higiene e Saúde eram bastante precários. Para atendimento médico, havia o Hospital da Santa Casa de Misericórdia, inaugurado em 1884.

Em meados de 1870, a varíola já havia atingido a cidade de São Paulo, surgindo a necessidade de um local para isolar os enfermos, na tentativa de conter a propagação da doença. A colina da antiga estrada do Araçá (do tupi-guarani: *fruta saborosa*) foi escolhida para a instalação do hospital. Em 8 de janeiro de 1880, foi inaugurado, por Joaquim Egydio de Souza Aranha, o marquês de Três Rios, o Hospital de Isolamento, que, até o final do século, a fim de atender à demanda, teve que ganhar novas edificações, construções projetadas pelo engenheiro e filólogo Theodoro Sampaio.

As diretrizes de integração dos setores de vigilância com os centros hospitalares foram criadas pelo médico Emílio Marcondes Ribas, que nasceu em 1842, em Pindamonhangaba, formou-se pela Faculdade de Medicina no Rio de Janeiro, tendo sido diretor do Serviço Sanitário durante 19 anos, chefiando o combate às epidemias de febre amarela e peste bubônica em São Paulo na última década do século XIX. O Serviço Sanitário foi instituído em 28 de outubro de 1891, através da Lei n. 12. Em 18 de julho de 1892, a Lei n. 43 regulamentou suas atividades, criando o Laboratório de Análises Químicas, para o controle de alimentos, o Laboratório de Bacteriologia, o Instituto Vacinogênico (1892)* para os trabalhos de produção de vacina antivariólica, e o Laboratório Farmacêutico, que deveria suprir a demanda de medicamentos.

* Ver publicação recente de TEIXEIRA e ALMEIDA, *Os Primórdios da vacina antivariólica em São Paulo:* uma história pouco conhecida.

Ressalte-se que, para o desenvolvimento dos estudos em especial na área de Saúde, o Estado de São Paulo teve papel primordial. Considerando-se à margem das principais iniciativas durante os períodos colonial e imperial, São Paulo realizou as primeiras ações no âmbito público que ampliaram a consciência sobre a importância do saber científico para a modernização do ensino e para as soluções de problemas em Saúde, assumindo papel referencial para os outros centros do País. Assim, já em 24 de novembro de 1891, o governo sancionou a Lei n. 19, criando a Academia de Medicina, Cirurgia e Farmácia, embrião da Faculdade de Medicina e Cirurgia de São Paulo, instalada em 1913 – e que seria incorporada à Universidade de São Paulo, quando de sua fundação em 1934. Porém, desde os fins dos 1800 até a década de 1940, não apenas em São Paulo, mas em outros Estados, a ciência experimental não se faria nas faculdades. As diversas temáticas nos campos da Biomedicina, Botânica e Zoologia eram desenvolvidas nos Institutos de Pesquisa.

Assim, a organização do Serviço Sanitário do Estado, através da Lei n. 43/1892, subordinado à Secretaria do Interior, foi a primeira estrutura republicana de Saúde Pública. Essa estrutura passou por várias reformas, em 1906, 1911, 1917 e 1925, até mudar, no início da década de 1930, subordinando-se à Secretaria de Educação e Saúde Pública. Todas essas reformas definirão cada vez mais as singularidades do caso paulista, tanto na extensão e amplitude da intervenção estatal na Saúde Pública, quanto no desenvolvimento e na implementação de um modelo inovador da organização de serviços, com a criação de Centros de Saúde.

* MASCARENHAS, 1949.

Mascarenhas,* ao analisar a composição dos quadros diretivos do Serviço Sanitário nesse período, chama a atenção para dois nomes que permaneceram por longos períodos em sua direção: o de Emílio Ribas, que chefiou o serviço de 1898 a 1917 (responsável pela criação do Instituto Serumtherápico, após o relatório de 1889 elaborado por Vital Brazil, que diagnosticou um surto de peste bubônica em Santos), e o de Geraldo de Paula Souza, que o chefiou de 1922 a 1927 e foi responsável pela reforma de 1925, introduzindo as concepções do modelo norte-americano de Serviço Sanitário e a criação do Instituto de Higiene, que se transformaria, em 1945, na Faculdade de Saúde Pública da Universidade de São Paulo.*

* CAMPOS, 2002.

* SANTOS, 1985.

Santos* relaciona como bases políticas para a Reforma Sanitária paulista a frente oligárquica, representada pelos fazendeiros de café, e o Partido Republicano Paulista, que, de certa forma, conseguiu manter uma unidade de ação frente aos interesses conflitantes no aparelho de Estado. Os contextos sociais e econômicos foram os determinantes centrais dessas reformas na área da Saúde, podendo ser citados como fatores de risco à economia agroexportadora do Estado as relações pré-capitalistas do campo, a escassez de mão-de-obra, o estímulo a políticas de imigração externa e, posteriormente, interna, bem como as situações epidêmicas cada vez mais freqüentes.

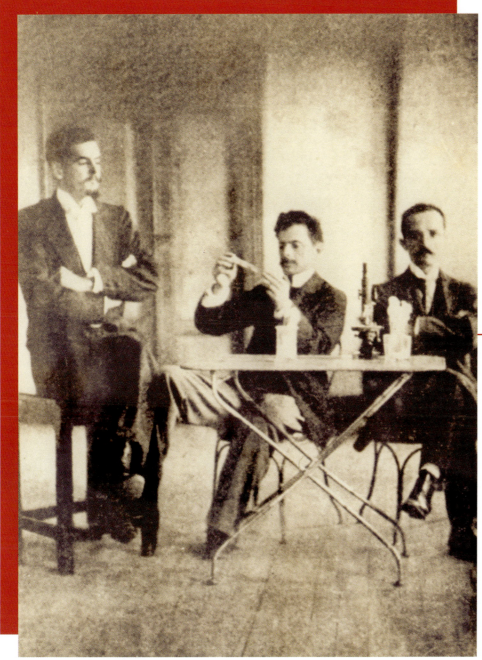

Bonilha de Toledo, Vital Brazil e Arthur Medonça, no Instituto Bacteriológico, 1898

Fonte: Acervo fotográfico do Instituto Butantan.

Os diferentes institutos, tanto em São Paulo quanto no Rio de Janeiro, nasceram sob a crise da Saúde Pública, o que lhes determinou algumas características próprias. Segundo Stepan,* as instituições de crise recebiam amplo apoio no momento de sua instalação; contudo, o orçamento e o pessoal eram sempre tão restritos que impediam qualquer expansão, passada a fase crítica.

* STEPAN, 1976.

O Instituto Butantan foi concebido por Vital Brazil nos moldes do Instituto criado por Louis Pasteur em Paris. Pasteur imaginava que a pesquisa levaria à produção de insumos para a Saúde Pública e que o fornecimento desses produtos possibilitaria a manutenção da pesquisa científica. Vale lembrar que Vital Brazil repetiria, mais modestamente, esse modelo no Rio de Janeiro, em 1919, fundando o Instituto Vital Brazil. Nem o Pasteur nem o Butantan poderiam esperar, com a sofisticação e o custo da pesquisa básica e com o lento retorno de produtos e tecnologias desenvolvidas, que se lograsse a auto-suficiência econômica, ainda que sem cobrir o quadro de funcionários. Todavia, o modelo continua válido quanto à expectativa da sociedade de esperar do instituto uma contribuição direta para Saúde Pública.*

* RAW, 2004.

Como já se havia referido, em 18 de julho de 1892, foi criado o Laboratório de Bacteriologia, a primeira instituição que uniu a Microbiologia à Saúde Pública no Brasil. Seu primeiro diretor, indicado por Pasteur, foi o bacteriologista francês Félix Alexandre Le Dantec, que permaneceu no cargo pouco tempo. Em setembro de 1893, o Laboratório passou a chamar-se Instituto Bacteriológico. Quem realmente implantou o instituto, tornando-se seu diretor, foi o médico Adolpho Lutz, nascido no Rio de Janeiro em 18 de dezembro de 1855. Especializou-se em Biologia e Cirurgia e teve a oportunidade de estudar em Londres com o famoso médico Joseph Lister, que havia implantado a assepsia nas cirurgias. Na direção do Instituto Bacteriológico, Lutz iniciou o desenvolvimento da Saúde Pública em bases modernas.

A criação do Instituto Butantan e o pioneirismo de seu projeto – o período Vital Brazil (1901-1927)

Em 28 de abril de 1865, nascia, na cidade de Campanha, em Minas Gerais, Vital Brazil; formou-se no curso de Medicina do Rio de Janeiro e, dois anos depois, participou da comissão de especialistas para o estudo do saneamento de localidades no interior de São Paulo atingidas pela epidemia de febre amarela. Em 1895, mudou-se para Botucatu, onde trabalhou como médico clínico, e lá iniciou as pesquisas sobre serpentes e seus venenos. Em 1897, foi nomeado assistente no Instituto Bac-

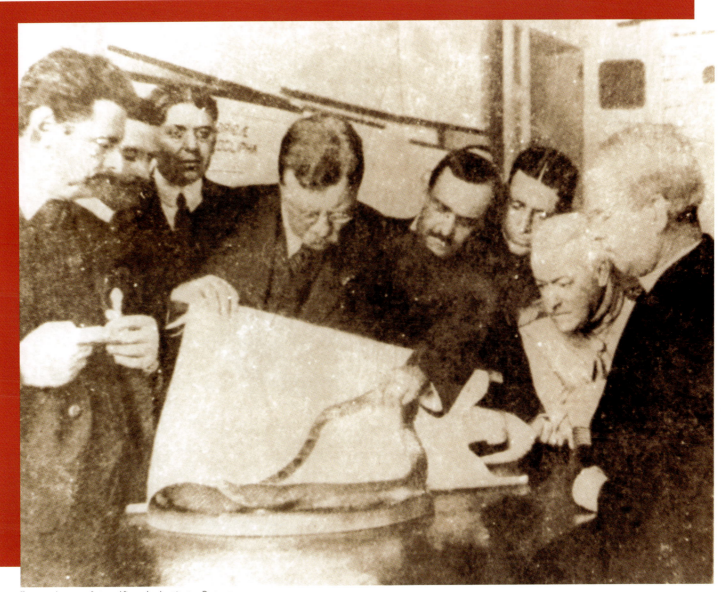

Fonte: Acervo fotográfico do Instituto Butantan.

O ex-presidente norte-americano Theodor Roosevelt visita o Instituto Butantan, em 1913; *no primeiro plano:* Vital Brazil

teriológico. 1899 foi o ano da peste; o índice de mortandade humana foi alto, o que levou à caça de ratos, suspeitos de estarem contaminados. A situação fez que Ribas criasse um serviço de vigilância em Santos, porta de entrada da temível epidemia. Vital Brazil foi designado para dirigir os trabalhos e, juntamente com Lutz, confirmou que a alta incidência de óbitos era mesmo devida à peste. Oswaldo Cruz, que acabara de retornar de um estágio no Instituto Pasteur, em Paris, foi chamado e referendou o diagnóstico: infelizmente era a peste bubônica. O soro terapêutico, produzido apenas pelo Instituto Pasteur, não era disponível, e o governo do Estado, acatando a idéia do secretário do Interior, Cezário Motta Júnior, deci-

329

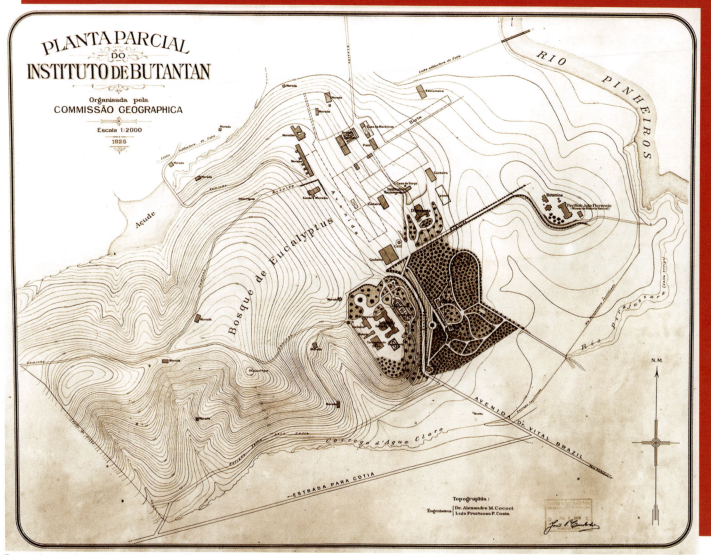

Fonte: Acervo fotográfico do Instituto Butantan.

Planta parcial da Fazenda Butantan, 1926

diu fundar um laboratório, cuja instalação teria como responsáveis Ribas, Lutz, Vital e Cruz. Em fins de 1899, escolheu-se um local bem afastado do centro da cidade: a Fazenda Butantan (do tupi-guarani: *terra firme*).

O Decreto n. 878/A, de 23 de fevereiro de 1901, transformava o Laboratório de Butantan em instituição autônoma, com o nome de Instituto Serumtherápico do Estado de São Paulo, sendo Vital Brazil o seu diretor responsável. Além de desenvolver a produção do soro contra a peste, Vital Brazil prosseguiu seus estudos sobre as serpentes, visando à obtenção de soros antiofídicos. Os acidentes ofídicos eram responsáveis por cerca de cinco mil mortes por ano só no Estado de São Paulo. Nessa época, foram publicados os primeiros trabalhos do francês Albert Charles Calmette, que havia obtido um soro contra o veneno da espécie *Naja tripudians*, na Indochina. Orientado por esses estudos, Vital Brazil, já em 1898, havia preparado soros contra os venenos das principais serpentes brasileiras.

Em junho de 1901, foi entregue o primeiro lote de soros contra a peste bubônica, extremamente eficaz no tratamento de enfermos da cidade de Sorocaba; em agosto viriam os primeiros frascos de soros antiofídicos. Em Botucatu, Vital Brazil já havia constatado as diferenças entre os sintomas de envenenamentos pelas duas espécies de serpentes mais abundantes: *Bothrops jararaca* e *Crotalus terrificus* (cascavel). As pessoas picadas por jararaca apresentam reações locais intensas e aumento progressivo da área afetada, devido à hemorragia, chegando a produzir necroses locais dos tecidos; a morte deve-se à coagulação sangüínea ou hemorragia. Já o veneno da cascavel não determina nem reação local nem hemorragias, e sua ação incide sobre o sistema nervoso, produzindo distúrbios visuais, paralisia e morte por parada respiratória. Vital Brazil iniciou o preparo dos soros específicos para os dois tipos de peçonha, quais sejam, os soros antibotrópico e anticrotálico. A cada veneno correspondia um anti-soro específico para proteger contra suas ações tóxicas.

Vital Brazil assim recordava o começo do instituto:

> Um rancho aberto ligado ao estábulo, no qual faziam a ordenha, foi rapidamente murado e adaptado para fins de laboratório. Foi aí, nesse ambiente paupérrimo, onde o desconforto corria parelho com a impropriedade das instalações, que tiveram início os primeiros trabalhos científicos do Instituto Butantan.

VITAL BRAZIL, 1941.

Primeiro prédio do instituto: uma enfermaria-cocheira

Em relatório enviado em 1900, consta o pedido de reformas, a saber:

Cartão-postal com a foto do prédio da biblioteca do Instituto Butantan enviado pelo doutor Eduardo Vaz a um amigo de Marília, 1949 (*frente e verso*)

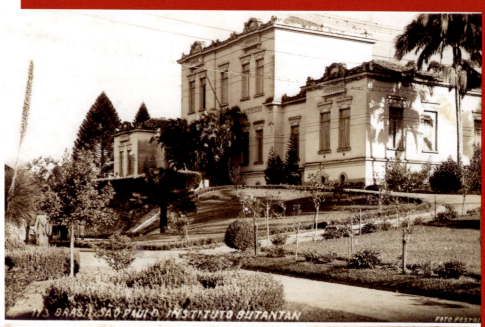

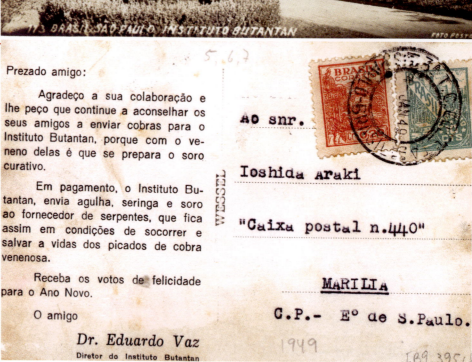

Fonte: Acervo fotográfico do Instituto Butantan.

OLIVEIRA, 1980.

> Entre as obras necessárias para funcionamento do Laboratório, foi solicitado o reaproveitamento de um telheiro para instalação do 1º laboratório provisório; coelheiras, aproveitando as já existentes; construção de gaiolas para cobras; adaptação de um antigo estábulo de vacas para cocheira de animais imunizados; construção de cocheira enfermaria; construção de um telheiro para balança e para aparelho de contensão; construção de um pequeno pavilhão para sangria dos animais; construção de catacumbas impermeáveis para animais infeccionados mortos; aumento da rede de águas e esgotos; instalação de gás acetileno.

Como se pode notar, desde o pedido de reforma da área foram realizados trabalhos que já vinham sendo desenvolvidos por Vital Brazil sobre o envenenamento ofídico,* antes limitados à produção de pequenas quantidades de soro para venenos de cascavéis e jararacas. Em novembro e dezembro daquele ano, na Escola de Farmácia, foi realizada uma demonstração de provas da ação específica dos soros com a presença do presidente do Estado, do prefeito municipal, do secretário do Interior e da Agricultura, além de outras autoridades. Assim, Vital Brazil inaugurou com prestígio científico e político a linha de estudo e produção de soros ligados ao ofidismo, que seria, ao longo de mais de um século de existência da instituição, uma de suas características singulares.*

> *Ver primeiros trabalhos de Vital Brazil, em 1901, publicação: PEREIRA NETO, André de Faria (Org.). Vital Brazil: obra científica completa. Niterói: Instituto Vital Brazil, 2002.*

Outro trabalho importantíssimo desenvolvido foi o de instruir os homens do campo sobre a eficiência do tratamento com os soros. A ignorância era dominante, e era necessário desfazer crendices, medo e superstições. Vital Brazil e seus assistentes iam a diferentes regiões do Estado, visitando fazendas, vilarejos, levando caixas adequadas e laços para apanhar as serpentes. Ensinavam também as vantagens de não matar as cobras, pois se necessitava de veneno para imunização de cavalos e obtenção dos soros. Pelo envio da serpente viva ao Instituto Butantan, o fazendeiro recebia uma ampola do soro. Assim, a aliança com proprietários rurais e a forma de escambo de cobras por soros reforçaram o aprendizado, ampliando a difusão científica do instituto.

> *Esse aspecto é realçado no trabalho de BENCHIMOL e TEIXEIRA, Cobras, lagartos & outros bichos, p. 17, que faz uma história comparada do Instituto Oswaldo Cruz e do Butantan: "com o Instituto Butantan ocorreu o contrário: desde o início procurou firmar o ofidismo como sua área de excelência, e foi em torno deste eixo que o manteve voltado para a soroterapia, que gravitaram e se expandiram progressivamente as especialidades no terreno da pesquisa, das relações profiláticas e educativas e da produção industrial."*

Aqui, vê-se claramente a relação dos conceitos, expressos na introdução deste trabalho, entre as demandas geradas externamente ao instituto, devido ao perfil epidemiológico da época, e as geradas internamente, através das pesquisas, que iriam influir e criar novas necessidades às políticas sanitárias públicas. Camargo e Sant'Anna enfocam esse tipo de relação no caso do Butantan, ressaltando que

> os soros antipestosos foram produzidos e o instituto se auto-esgotaria não fosse a diligência de Vital Brazil, que ampliou o seu escopo e passou a produzir anti-soros: os soros antiofídicos até então inéditos na história da Saúde pública.

CAMARGO e SANT'ANNA, 2004.

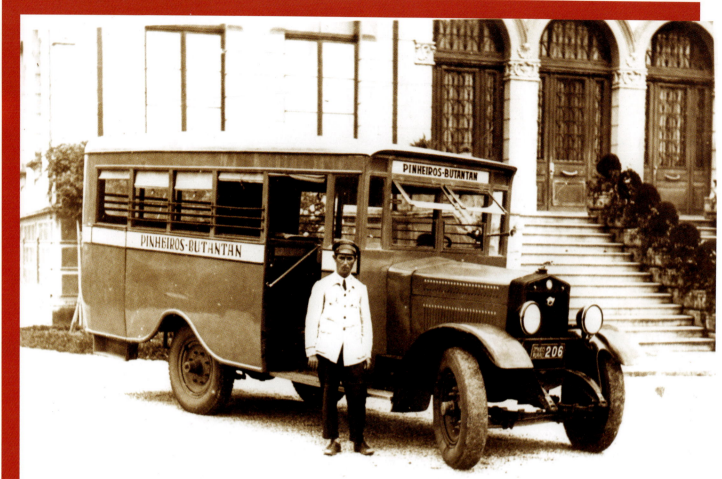

Fonte: Acervo fotográfico do Instituto Butantan.

Ônibus que fazia a linha Pinheiros-Butantan, estacionado em frente ao Pavilhão Lemos Monteiro

O difícil acesso ao Butantan

Em direção oeste, a cidade de São Paulo terminava no Cemitério da Consolação, à época já distante do centro habitado. Não havia pontes para transpor o Rio Pinheiros; descia-se em lombo de burro do alto da região da atual Avenida Paulista, atravessava-se o rio em balsas, era preciso dar ainda uma bela caminhada até a fazenda onde está o Instituto Butantan.

> Até aproximadamente 1930, o bairro do Butantan encontrava-se fora dos limites urbanizados da cidade de São Paulo. A pavimentação das ruas, a iluminação e o transporte só alcançavam o Largo de Pinheiros, de onde o trajeto para o Instituto era muito difícil. O terreno sofria constantes inundações nos períodos de chuva... em 1927, a *Light and Power* Ltda foi autorizada a canalizar, alargar e aprofundar os leitos do

rio Pinheiros e seus afluentes, incorporando assim à área urbanizada, as zonas da atual Avenida Cidade Jardim, Jóquei Clube e Cidade Universitária. No ano seguinte, foi aberta pelo governo do Estado uma estrada de rodagem ligando Pinheiros ao Butantan e era montado nas oficinas do Instituto um ônibus para transporte de funcionários de Pinheiros para o Instituto.

LIMA, 1986.

O distanciamento do centro urbano exigiu, desde o início de seu funcionamento, a provisão de residências para diretores, técnicos e funcionários do instituto. A construção de um núcleo residencial próprio seria feita na década de 1930. Além desses aspectos, desde o início de suas atividades, devido a esse acesso difícil, Vital Brazil decidiu pela criação de uma escola para os funcionários e seus filhos; assim, o Butantan teve, muito provavelmente, a primeira escola de alfabetização de adultos da cidade.

Nesse período inicial, que vai de 1901 a 1913, as condições físicas e de pessoal sofreram pequenas alterações. Gualtieri,* ao relacionar o grupo técnico de pesquisa, identificou apenas três responsáveis pela pesquisa e produção dos seguintes soros e vacinas: antiofídico, anticrotálico, antibotrópico, antipestoso, antitetânico, antidiftérico, da vacina antipestosa e da tuberculina.

* GUALTIERI, 1994.

O novo prédio para o funcionamento do instituto

Em 1914, Vital Brazil, em discurso de inauguração do novo prédio para instalações de laboratórios, resumia os objetivos do instituto:

preparar todos os soros e vacinas que se tornem necessários à defesa do Estado; estudo de todas as questões que direta ou indiretamente interessem à higiene pública e contribuir para a vulgarização científica através de cursos, palestras.

VITAL BRAZIL, 1941.

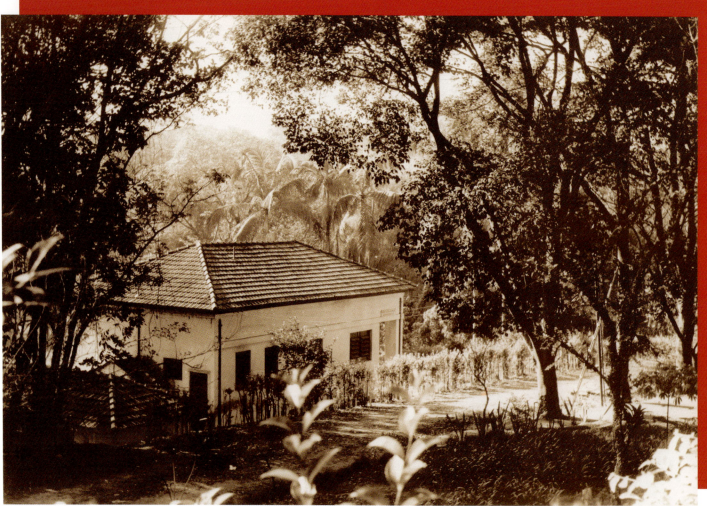
Fonte: Acervo fotográfico do Instituto Butantan.

Vista da Casa do Horto, 1917

* TEIXEIRA, 2001.

Teixeira,* citando relatório de gestão do ano de 1915, reproduziu a fala de Vital Brazil, referindo-se aos principais problemas de Saúde do Estado e ressaltando a importância da contribuição do instituto na sua resolução:

> Há grande soma de trabalhos a ser empreendidos logo que o instituto se encontre convenientemente instalado, provido de pessoal necessário e devidamente aparelhado. A Campanha anti-palúdica, a luta contra a ancilostomíase, contra o tracoma, contra a moléstia de Chagas, contra a úlcera de Bauru, contra a lepra, contra a difteria, contra a tuberculose, contra a febre tifóide, contra a má alimentação, contra as habitações insalubres e as más condições higiênicas, aí estão a pedir a máxima atividade dos encarregados da Saúde pública na qual grande parte caberá ao Instituto de Higiene.

Nessa fala, ficam claras a consciência do distanciamento entre as demandas sanitárias e a pesquisa e o desenvolvimento de ações possíveis no campo da Saúde.

Em 1917, foram criados outros serviços, inaugurando campos de estudo no instituto, como os de Botânica e Química, a instalação do Horto Oswaldo Cruz, de cultura de plantas tóxicas e interesses medicinais, o Laboratório de Opoterapia e o de Soluções Medicamentosas. Houve a ampliação de seu quadro técnico, com a contratação, entre outros, do botânico Frederico Carlos Hoehne e dos médicos José Lemos Monteiro e Afrânio do Amaral; este último assumiria a direção do Butantan em diferentes períodos. Em 1918, foi editado o primeiro volume de Memórias do Instituto, contendo artigos científicos produzidos no período.

Verbas e autonomia: a experiência da Casa Ambrust

A questão do financiamento do instituto é tema central em vários relatórios de gestão, em que constam pedidos para contratação de mais pessoal, construção e reformas de instalação e verbas para custeio. Camargo,* ao analisar o financiamento do instituto na Primeira República, identifica os períodos: 1904-1905 – início da produção dos soros antiofídicos; 1907-1912 – implantação e construção de laboratórios apropriados e inauguração, em 1914, do prédio central; 1913-1918 – diminuição das verbas (de 7,9% para 4,6% em relação ao Serviço Sanitário), mas crescimento do número de trabalhos científicos; 1919-1921 – aumento de verbas, saída de Vital Brazil e de pesquisadores, bem como redução de produção científica; 1926-1927 – reorganização do Serviço Sanitário, unificando três institutos (Bacteriológico, Vacinogênico e Pasteur).

* CAMARGO, 1984.

A forma de vínculo do instituto com a administração direta do Estado e a falta de autonomia na gestão de recursos levaram seus dirigentes a proporem a reversão de recursos

*TEIXEIRA, 2001.

provindos da venda de produtos para serem administrados com maior flexibilidade. Convidado para substituir Emílio Ribas na direção do Serviço Sanitário paulista, em 1916, Arthur Neiva incorporou as idéias de Vital Brazil sobre a comercialização dos produtos da instituição. Teixeira* comenta que essa proposta tinha como base a experiência obtida no Instituto Oswaldo Cruz em 1907. A justificativa era que, devido à guerra, as fábricas de soro e produtos terapêuticos européias e norte-americanas produziam quase que exclusivamente para seus exércitos em luta e que o Instituto de Manguinhos não conseguia suprir as necessidades nacionais. O autor refere ainda que Neiva, na verdade, tinha dois objetivos frente ao Instituto Butantan: o primeiro era de dar a este condição de produzir os principais medicamentos para ação do Serviço Sanitário, e o outro era transformá-lo em uma instituição capaz de competir com o Instituto Oswaldo Cruz na comercialização de produtos biológicos e quimioterápicos.

Nesse sentido, em 1917 realizou-se uma concorrência para a comercialização dos produtos do instituto, tendo concorrido a Casa Fretin e a Ambrust e Cia. A Ambrust ganhou, firmando contrato com o governo do Estado em 21 de maio. Ficava estabelecido por cinco anos que essa seria a única depositária dos produtos do instituto, com desconto mínimo de 40% e máximo de 50%, conforme o volume de compras realizadas. Ficou ainda estabelecido o mínimo de compras de 10 contos de reis mensais e a quantia de 60 contos como adiantamento da firma ao instituto, quantia esta a ser amortizada no prazo contratado. À Ambrust cabia, ainda, a propaganda dos produtos do instituto e o auxílio pecuniário para publi-

*OLIVEIRA, 1980.

cações de trabalhos científicos.* Em relatório de 1918, é feito um balanço negativo do contrato, pelo qual,

*OLIVEIRA, 1980.

> apesar da grande produção, a despesa ultrapassou a receita, o que para tanto contribuiu a elevação de preços dos materiais empregados na indústria, as despesas com a criação de novos serviços e as condições onerosas do contrato com a Casa Ambrust e o mau cumprimento do referido contrato. A firma, sem assumir os riscos da produção, ficava com a maior parte dos rendimentos.

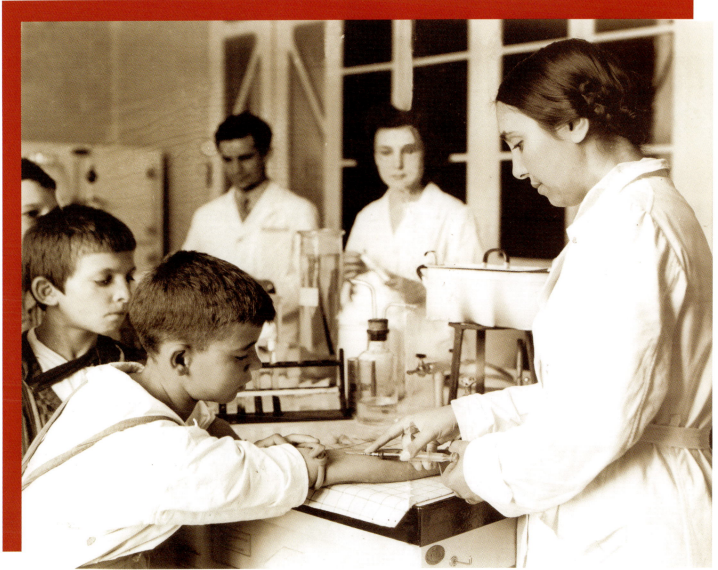

Fonte: Acervo fotográfico do Instituto Butantan.

Teste tuberculínico sendo feito em aluno do Grupo Escolar de Butantan, pela então estagiária, futura doutora Jandyra Planet do Amaral, década de 1930

    Esse contrato, bem como outros desentendimentos relacionados à orientação do Serviço Sanitário do Estado de São Paulo, seria responsável pelo afastamento de Vital Brazil do instituto em 1919. Com sua saída e a dos pesquisadores Dorival Camargo Penteado, Otávio de Morais Veiga, Arlindo de Assis e Joaquim Crissiúma de Toledo, que o acompanharam no seu novo projeto de criação do Instituto Vital Brazil, no Estado do Rio, o Serviço Sanitário de São Paulo e o instituto passaram por mais uma crise. Até o retorno de Vital Brazil, em 1924, para a direção do Butantan, soluções interinas foram providenciadas: Afrânio do Amaral assumiu o cargo até setembro de 1921; Rudolf Kraus permaneceu no cargo até julho de 1924, pois, apesar de sua experiência, teve problemas de adaptação dentro do instituto. A saída de Vital Brazil, em 1927, fechou um primeiro ciclo, deixando algumas das características mais marcantes na concepção de seu funcionamento: o forte vínculo entre pesquisa, produção e divulgação; o caráter público de sua missão frente às demandas de Saúde Pública; e a busca de formas de gestão nessa área que permitissem seu desenvolvimento com autonomia e liberdade.

O período Afrânio do Amaral e a Segunda República

Afrânio do Amaral iniciou suas atividades no instituto em 1917, com alguns afastamentos, e, de novembro de 1925 a março de 1927, foi responsável pela organização do *Antivenin Institute of America* nos EUA; em março de 1928, foi chamado para dirigir o Butantan. Em seu primeiro relatório de gestão, fez as seguintes solicitações ao governo do Estado: aumento de salário dos funcionários, equiparando-os aos do recém-criado Instituto Biológico da Secretaria da Agricultura; reforma do instituto, transformando-o em Laboratório de Medicina Experimental dedicado especialmente à investigação de Patologia Humana; aumento do número de assistentes e construção de um novo serpentário, com base científica, para diminuir a mortalidade de ofídios. Posteriormente, foi proposta a forma de autarquia, para reverter os recursos gerados pelo instituto.

A reforma pretendida por Afrânio foi autorizada pelo Decreto n. 4.891, de 12 de fevereiro de 1931, pelo qual o instituto é desanexado da Diretoria Geral do Serviço Sanitário, passando a subordinar-se à Secretaria de Educação e Saúde Pública. O decreto estabelecia o Butantan como Centro de Medicina Experimental, com as seguintes finalidades, além das já previstas: estudar questões relativas à Patologia Humana, especialmente os fenômenos de imunidades e outros que surgissem no decurso dos trabalhos; fiscalizar o comércio de produtos biológicos, aferindo aqueles com aplicação terapêutica ou para profilaxia das enfermidades; instalar e manter postos antiofídicos e filiais onde fosse julgado conveniente. Para tanto, o instituto se comporia de serviços administrativos e técnicos. Essa nova orientação, de certa forma, privilegiou a criação de novos grupos de pesquisas, mantendo as atividades de produção. Esse modelo seguia, em linhas gerais, a orientação da reforma administrativa proposta pelo governo federal para o Instituto Oswaldo Cruz. Em 1934, a criação do Departamento Administrativo do Serviço Público (Dasp), levou, sob a orientação da política administrativa federal, ao estabelecimento dos concursos públicos, do regime classificatório de cargos e salários e da legislação que instituiu o regime de tempo integral dos serviços públicos.

Entre 1935 e 1936, muitos cientistas e intelectuais estrangeiros foram contratados para auxiliar a implantação e estruturação de novas áreas de pesquisa em diferentes instituições do País. O Butantan recebeu alguns desses profissionais, o que, com a agregação de pesquisadores brasileiros, permitiu a ampliação de suas áreas de pesquisas e o maior dinamismo em suas atividades de investigação científica. Para a área de Química e Farmacologia Experimentais, foi contratado Henrique Slotta (1895-1987), da Universidade de Breslau, na Alemanha, descobridor do hormônio feminino, a progesterona. Slotta, juntamente com seus assistentes, Klaus Neisser e Gherard Szyszka, conseguiu isolar a crotoxina, proteína tóxica do veneno da cascavel. Para a seção de Genética, veio Gertrud von Ubish. Entre os cientistas brasileiros, foi contratado para a seção de Fisiopatologia, Thales Martins, que coordenaria as pesquisas voltadas para a Endocrinologia, ramo da Medicina que estuda as glândulas de secreções internas produtoras dos hormônios.*

* CANTER, 2000.

Essas mudanças geraram uma crise político-administrativa no instituto, incluindo críticas sobre a contratação dos cientistas estrangeiros. No relatório de gestão de 1935, a direção apresentou o seguinte relato sobre um dos denunciantes, José Bernardino Arantes:

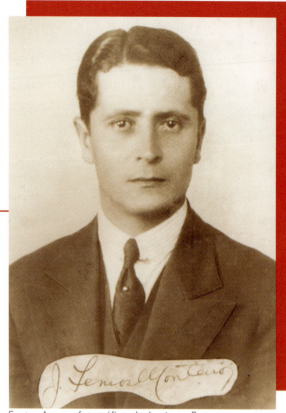

Lemos Monteiro. Reprodução A. Seixas 13x18, 28 de agosto de 1940

Fonte: Acervo fotográfico do Instituto Butantan.

AMARAL, 1941.

> este não soube, infelizmente, continuar o regime de disciplina instituído no estabelecimento, o que concorreu, não só para a intromissão de atividades partidárias em Butantan, como para a eliminação do princípio fundamental do comando único na administração...

Esse episódio desencadeou uma série de conflitos internos, com repercussão política, sendo proferidos pelo então deputado Adhemar de Barros discursos questionando a probidade administrativa do diretor Afrânio de Amaral nos gastos de verbas advindas da produção de soros e vacinas. A instalação de uma sindicância administrativa geraria, anos mais tarde, a publicação de *Serpentes em crise* (1941), na qual Afrânio do Amaral faz sua defesa em relação à crise, identificando como ponto central o interesse coletivo dos estabelecimentos públicos *versus* o personalismo de técnicos que adquirem experiências e são contratados pela indústria privada e concorrente. Os fatores incluiriam: a falta de cultura do meio, agravada pela manipulação dos governantes, sobre os elevados objetivos da ciência; a crise de autoridade, complicada pela força crescente do funcionalismo; a burocracia explorada pelos governantes; e remuneração insuficiente dos técnicos, que buscavam na exploração mercantil o conforto e a independência que o governo não podia oferecer.

Nesse período, parte dos técnicos do instituto havia migrado para o setor privado ou exercia dupla militância, principalmente no Instituto Pinheiros, instituição privada responsável pela produção de produtos similares. Eduardo Vaz era pesquisador contratado desde 1925, tendo sido responsável pela seção de Tuberculose na segunda gestão de Vital Brazil. Deixou o instituto em maio de 1928, assumindo, como diretor superintendente, o recém-criado Instituto Pinheiros. Retornou como diretor do Butantan, nomeado pelo então governador do Estado, Adhemar de Barros. Portanto, havia um jogo de interesses pessoais e poder de poucos, que marcaria a instituição por cinco décadas. Esses conflitos, gerados dentro do instituto, no fundo partiam de questões mais amplas relacionadas à definição do papel do Estado e às políticas públicas na área, bem como ao papel do setor privado na produção de fármacos e imunobiológicos, além, evidentemente, de questões corporativas internas.

Entre os pesquisadores brasileiros que desenvolviam seus estudos apesar dos períodos de crise pelos quais o Butantan passava, deve-se mencionar José Lemos Monteiro (1893-1935). Difteria, febre amarela, tuberculose, varíola, tétano, coqueluche e tifo exantemático: esses temas e seus desdobramentos representam aspectos dos trabalhos em Medicina Experimental de Lemos Monteiro, que assinou uma série de mais de 65 artigos, publicados ao longo de 15 anos de carreira, abreviada por sua morte em 1935, quando, com seu assistente Edson Dias, ao triturarem carrapatos para o preparo da vacina contra tifo exantemático, contaminaram-se, falecendo dias depois.* O prédio no Instituto Butantan, construído em 1919, inicialmente com a finalidade de abrigar o Instituto Veterinário, leva os nomes de Lemos Monteiro e Edson Dias, sendo, respectivamente, o Pavilhão e o Laboratório, em homenagem à memória desses pesquisadores que prestaram importante serviço ao instituto e à ciência brasileira.

* CANTER, 2000.

Afrânio do Amaral deixou a direção do instituto em 1938, quando Adhemar de Barros tomou posse como interventor do Estado de São Paulo, sendo substituído interinamente por José Bernardino Arantes. Pelo Decreto n. 9.437, de agosto de 1938, foi criado o Serviço do Laboratório de Saúde Pública, compreendido pelos Institutos Butantan, Pasteur e Bacteriológico, tendo Jaime Cavalcanti acumulado, pelo período de 1938-1941, os cargos de diretor do Laboratório e do Butantan. De 1941 a 1947, dois pesquisadores assumiram a direção: o entomologista Flávio Oliveira Ribeiro da Fonseca e o imunologista e microbiologista Otto Guilherme Bier.

Em 1º de novembro de 1945, criou-se o Hospital Vital Brazil; antes disso, seguramente havia atendimentos a picados, mesmo e principalmente entre os funcionários. Segundo os próprios médicos do Hospital Vital Brazil, a criação:

WEN, 2003.

> veio ao encontro à necessidade e anseio dos pesquisadores de conhecerem os efeitos dos venenos animais no corpo humano.

Tornou-se referência mundial única e coopera decisivamente para a capacitação profissional e formação de médicos e profissionais da Saúde. Assim, com o Hospital Vital Brazil, completou-se a missão pública do Butantan, que se tornou uma instituição única nos âmbitos nacional e internacional. Hoje, os soros não se encontram disponíveis somente no Butantan, dentro do Hospital Vital Brazil, mas também em pontos estratégicos distribuídos pelo País, principalmente nos locais onde os acidentes são mais freqüentes.*

* SOLOSANDO, 2004.

O período Eduardo Vaz (1947-1951)

Motoyama discorre sobre as dificuldades enfrentadas à aprovação do artigo n. 123 de criação da Fapesp, em 1947. Nesse período, vivia-se um momento contraditório, quando o liberalismo econômico do governo federal enfrentava sérios problemas na balança de pagamentos e iniciativas sem retorno

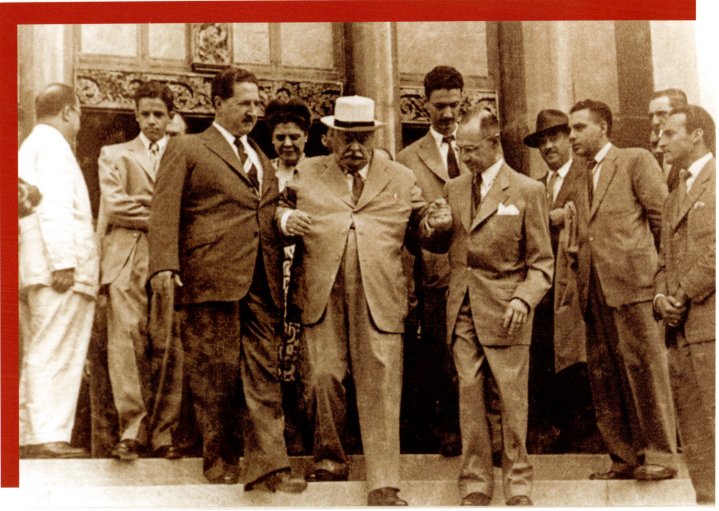

Fonte: Acervo fotográfico do Instituto Butantan.

Após a inauguração de seu busto, o doutor Vital Brazil é acompanhado por S. Ex. o doutor Adhemar de Barros e pelo doutor Eduardo Vaz, diretor do Instituto Butantan, a fim de proceder a inauguração do prédio novo para laboratórios, 1949

imediato não eram bem vistas nos círculos governamentais. O autor comenta a nomeação de Eduardo Vaz para a direção do Butantan em 1947:

> Dentro desse contexto, é compreensível a crise deflagrada, naquela época, no Instituto Butantan. A nomeação de um diretor de mentalidade pragmática paralisou a pesquisa da instituição, pois queria transformá-la em simples posto de vacinas, mormente de soros antiofídicos. Quebrava-se assim uma longa tradição de pesquisa penosamente cultivada.

Relata ainda que:

> **MOTOYAMA, 1999.**
>
> ...como reação a tal atitude, desencadeou-se um movimento de pesquisadores com o objetivo de defender a Ciência. Com a participação de cientistas e intelectuais do porte de Jorge Americano, Adolpho Martins Penha, Gastão Rosenfeld, Henrique da Rocha Lima, Gleb Wataghin, Mario Schenberg, Mauricio Rocha e Silva, José Reis entre outros, deu-se a fundação da Sociedade Brasileira para o Progresso da Ciência (SBPC) a 8 de junho de 1948.

Eduardo Vaz havia sido subassistente do Instituto Vital Brazil, em Niterói, sob a direção do professor Arlindo de Assis, em 1924, desenvolvendo estudos sobre a raiva e imunidade local, sua tese de doutorado. Veio para o Instituto Butantan em 1925, onde ficou até 1928, tendo realizado trabalhos na área de Imunologia e Bacteriologia. Fundou e dirigiu por 19 anos o Instituto Pinheiros, um dos importantes laboratórios privados de produção de imunobiológicos que seria posteriormente comprado pelo Laboratório Sintex do Brasil. Saliente-se que, em 1984, através do Ministério da Saúde, parte de seus equipamentos foi transferido para a ampliação da produção de soros no Instituto Butantan. Por ocasião de sua posse, Vaz discursou sobre o programa do governo Adhemar para o instituto, cujos pontos centrais eram: produção econômica e contabilidade industrial; ciência e produção. Aquilo que não dizia respeito a animais peçonhentos e à Saúde Pública deveria ser remanejado do instituto. Vaz acusou ainda o ex-diretor Otto Bier de ter transformado o Butantan em sucursal do Instituto Biológico (1954). Assim, foram afastados do instituto, entre outros, os pesquisadores José Inácio Lobo, José Bernardino Arantes, Flávio da Fonseca, Luiz Ribeiro do Vale, Aristides Vallejo Freire e Gastão Rosenfeld.

Mascarenhas defende, de certa maneira, que o instituto devia priorizar sua finalidade central, a produção de soros e vacinas, visto que a pesquisa científica, realizada por diversos órgãos no Estado, deveria ser voltada para a universidade, ou deveria ser criado

> **MASCARENHAS, 1949.**
>
> ...um órgão orientador, que incentive a pesquisa, distribuindo-a racionalmente entre os vários órgãos interessados...

Em seu livro *Hidra de Lerna* – lenda e realidade, de 1954, Eduardo Vaz apresenta em detalhes os argumentos utilizados em extensa sindicância por seus acusadores e responde a todos os pontos. A polêmica instalada pelos diferentes atores do instituto mostra a complexidade das relações que se estabelecem no campo institucional das diferentes áreas em que, além de não haver um modelo claro e equilibrado entre pesquisa básica, desenvolvimento, produção, difusão e treinamento, também não há clareza na definição de políticas na esfera pública para essa área e muito menos do papel dos institutos nesse processo.

Camargo e Sant'Anna,* ao discutirem as causas da estagnação e senescência dos institutos, apontam a incapacidade de respostas a novos desafios, não somente devido ao corporativismo, que ganha força no declínio desses institutos frente aos problemas de Saúde reais do País, mas também devido aos desequilíbrios gerados internamente entre os componentes de pesquisa, produção de insumos e as atividades de ensino e divulgação.

* CAMARGO e SANT'ANNA, 2004.

O instituto sobrevive

O período que vai da década de 1950, passando pela ditadura militar inaugurada em 1964, até a redemocratização do País, na década de 1980, apesar dos avanços alcançados em setores da Saúde Pública, caracterizou-se por uma política tímida na área pública de fomento de Ciência e Tecnologia (C&T). O documento produzido pelo Ministério da Saúde em 2004 caracteriza

> a construção no Brasil de um expressivo parque de pesquisas, comparativamente a outros países de industrialização recente, em particular a partir da década de 50, tendo seu modelo estreita vinculação com o de industrialização em sua etapa de substituição de importações, gerando características básicas da pesquisa e desenvolvimento (P&D) – horizontalidade e pouca seletividade – que na época buscava, prioritariamente, criar uma massa crítica de recursos humanos qua-

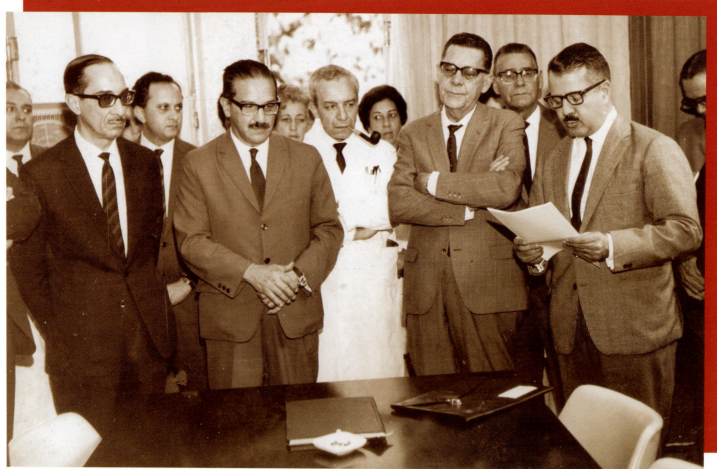

Fonte: Acervo fotográfico do Instituto Butantan.

Ao centro: Gastão Rosenfeld; *à sua esquerda:* Walter Leser e Luiz Augusto Ribeiro do Valle (diretor do Instituto Butantan), expondo projeto sobre o instituto

MINISTÉRIO DA SAÚDE, 2004.

lificados. A imaturidade do componente tecnológico se devia, em grande parte, ao modelo de industrialização, que não estimulava tanto o desenvolvimento, quanto à capacitação científica, tecnlógica e de inovação.

A concepção predominante de que o processo de inovação seria conseqüência natural de um acúmulo contínuo de conhecimentos, que se iniciava com a pesquisa básica e, necessariamente, ao final de um percurso linear de acréscimos sucessivos, culminava na produção de uma inovação tecnológica, apontando para uma Política Nacional de Ciência, Tecnologia e Inovação em Saúde (PNCTI/S) que deveria considerar todos os tipos de pesquisas, da pesquisa básica até a operacional, foi tônica do período. Do ponto de vista da organização dos serviços estaduais de Saúde Pública em São

Paulo, criou-se a Secretaria de Saúde Pública e Assistência Social, à qual, pelo Decreto-lei n. 17.339, de 28 de junho de 1947, o instituto passou a subordinar-se.

A década de 1950, tanto na esfera nacional como, particularmente, em São Paulo, foi marcada por uma intensa discussão na área de Ciência e Tecnologia, com a criação do Conselho Nacional de Pesquisas (CNPq), em 1951, a agregação de cientistas na recém-criada Sociedade Brasileira para o Progresso da Ciência (SBPC), nas exaustivas discussões sobre a criação da Fundação de Amparo à Pesquisa do Estado de São Paulo (Fapesp), efetivada somente em 1962. As indefinições do período, que se estenderam até a década de 1980, sobre uma política de ciência e tecnologia para a Saúde fizeram que o instituto sobrevivesse através de seus projetos internos, garantidos ora por apoios governamentais estaduais, ora por vinculação a alguns projetos nacionais. Sua direção foi exercida, no período, por quadros internos de carreira, que se revezavam, de certa forma. O único dirigente externo foi o deputado Fauze Carlos, que ocupara a pasta da Saúde no governo de Jânio Quadros e assumiria a direção do instituto na segunda gestão do sanitarista Walter Leser, no período de 1976 a 1979.

A década de 1980 foi para o Instituto Butantan um dos momentos de sua história em que tanto as transformações externas quanto as internas criaram oportunidades de mudança e modernização que impulsionaram um novo projeto de inserção dentro do cenário nacional. Do ponto de vista mais geral, o processo de redemocratização da sociedade brasileira deu seu grande passo em 1982, com a eleição de governadores. A Lei n. 335, de 22 de dezembro de 1983, promulgada pelo governo estadual, criou cargos de pesquisador científico, regulamentando o acesso à carreira correspondente e autorizando contratação de lideranças científicas para formação de pesquisadores em unidades carentes. Nomeou-se o geneticista Willy Beçak para a direção do instituto, o que catalisou uma estratégia de renovação interna.

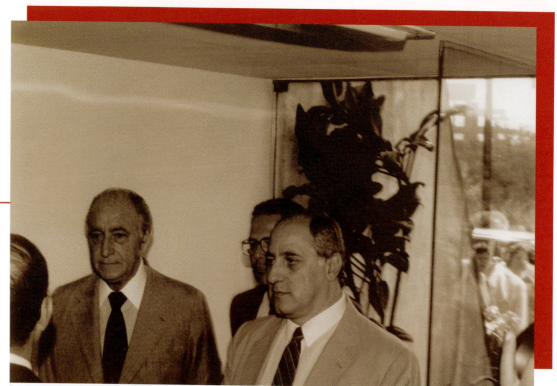

Fonte: Acervo fotográfico do Instituto Butantan.

Inauguração de novas instalações: prédio para concentração, fracionamento e distribuição de soros. Presença do então governador Franco Montoro, do secretário da Saúde, João Yunes, e do diretor do Instituto Butantan, Willy Beçak, outubro de 1986

* RAW, 2004.

Assim, esses últimos 20 anos foram marcados por realizações coletivas que mudaram a trajetória do Instituto Butantan. Iniciou-se a geração de paradigmas essenciais na quase total reformulação pela qual passou a entidade. Em 1984, o Instituto Butantan, reconhecendo, devido ao envelhecimento de seus quadros, a redução no volume e na qualidade da sua produção científica, saiu do seu isolamento, abrindo as portas para contratar uma dezena de pesquisadores experientes das universidades paulistas. Esses pesquisadores, credenciados pelas universidades, atraíram estudantes de pós-graduação, arejando o ambiente de pesquisa com a entrada de jovens, caracterizados por sua natural energia e criatividade. Com seus currículos e dotados de liberdade para escolher seus projetos, trouxeram para o instituto dezenas de auxílios de pesquisa da Fapesp, CNPq e Finep. Iniciou-se uma revolução na pesquisa básica, que muitos consideravam, e continuam a considerar, não era a função principal do instituto.* Hoje, todos os 13 laboratórios que compõem a Divisão Científica têm ou tiveram, em um passado recente, projetos apoiados pela Fapesp; o número de mestres e doutores cresceu (o Butantan conta com cerca 100 doutores); vários cientistas são professores-orientadores credenciados em programas de pós-graduação das principais universidades públicas – USP, Unesp, Unicamp, UnB. Desde a década de 1990, o Instituto Butantan integra os programas de pós-graduação em Biotecnologia (juntamente com o Instituto de Ciências Biomédicas da USP e com o Instituto de Pesquisas Tecnológicas) e o curso de Infectologia da Secretaria da Saúde do Estado de São Paulo. Hoje, a existência de núcleos diferenciados de pesquisa é uma realidade.

Foi definido um grupo de trabalho para a reestruturação organizacional das unidades administrativas do instituto nas áreas de pesquisa, produção e administração, sendo os objetivos principais: descentralizar a diretoria; modernizar toda a estrutura; estabelecer as condições para o desenvolvimento de produtos e processos e o contínuo desenvolvimento do pessoal; criação de sistema para estabelecimento de normas e procedimentos técnicos e administrativos; caracterização para delegar as responsabilidades e incentivo à colaboração entre unidades de pesquisa e pesquisa tecnológica. A concepção de um instituto que pesquisa e produz levou, em 1985, sob a liderança do professor Isaias Raw, à criação do Centro de Biotecnologia, atraindo um grupo de jovens doutores que aceitavam o repto de estabelecer metas de pesquisa relevantes e de domínio da tecnologia de escalonamento.

Outro fato importante ocorrido em 1985 foi a reunião de todos os institutos produtores pelo Instituto Nacional de Controle de Qualidade em Saúde, com o objetivo de uniformizar as especificações dos imunobiológicos utilizados no Programa Ampliado de Imunização, o que resultou em proposta de nova portaria para regulamentação do setor. Entre 1983 e 1985, houve grande demanda de imunobiológicos, sobretudo dos soros antitetânico e antivenenos. Esse aumento ocorreu principalmente porque o Laboratório Sintex do Brasil paralisou a produção desses produtos; dessa maneira, o Instituto Butantan passou a ser o único produtor de soros. Nessa época, foi lançado o Programa Apoio e Desenvolvimento Ciência e Tecnologia (PADCT), programa que contava pela primeira vez com um financiamento à altura das metas de desenvolvimento científico-tecnológico e que, como todos os programas até então e a partir deste, colocavam a Biotecnologia como uma das prioridades nacionais. O Butantan recebeu seis projetos, que, com dotações de vulto, permitiram equipar o Centro de Biotecnologia.

Em 1986, por iniciativa do governo federal, através do Ministério da Saúde, implantou-se o Programa de Auto-Suficiência Nacional na Produção de Imunobiológicos, com o objetivo de, até o final da década de 1980, tornar o Brasil auto-suficiente na produção de soros e vacinas. Dentro desse programa, na produção de imunobiológicos, foi assinado um novo convênio, através do qual se obteve recursos financeiros, o que possibilitou o início de projetos referentes aos setores de vacinas bacterianas, vacina BCG intradérmica e vacina contra raiva para uso humano.

Em 31 de maio de 1989, instituiu-se a Fundação Butantan, possibilitando a flexibilidade necessária para que o instituto respondesse com prontidão e competência às demandas por imunobiológicos, produzidos sob as melhores condições, altamente eficazes e de qualidade incontestável. No aspecto cultural e educacional, houve um progressivo e substancial crescimento. O Museu Biológico, totalmente reestruturado; o Museu Histórico, com reais perspectivas de ampliação de seu significado na história das ciências em nosso País; e o recém-inaugurado e modelar Museu de Microbiologia, integram-se na dinâmica institucional de modo inédito e exemplar. Houve o crescimento da participação docente em cursos de extensão, de aperfeiçoamento e de especialização. Outro fato marcante e determinante das melhores condutas desenvolvidas foi a constituição do Conselho Superior, órgão assessor da diretoria, contando com pesquisadores externos à instituição. Para atingir o grau de excelência nesses diversos campos de atuação, os diretores tiveram importância e demonstraram capacidades excepcionais: Willy Beçak, Isaias Raw, Hisako Higashi, Walter Coli, Erney Plessmann de Camargo e Otávio Azevedo Mercadante. Todos, sem exceção, imprimiram o sentido coletivo em suas iniciativas e, como marca maior, o respeito ao Instituto Butantan. Nesses 20 anos, as responsabilidades nunca foram delegadas a outras instâncias e, graças à participação da comunidade científica, solidificou-se a vocação do instituto e assegurou-se que suas ações se concretizassem definitiva e irreversivelmente no âmbito federal.

Contrastando com o espectro geral de apatia, passividade e individualismo que progrediu e contamina as instituições e a sociedade, a maioria dos pesquisadores está ciente e atenta ao futuro do Instituto Butantan. A análise crítica sobre a trajetória recente do Butantan revela que as melhorias só se fazem progressivamente e com exercícios de reflexão constantes. Foi-se o tempo de creditar-se a um indivíduo a pretensa capacidade de melhorar instituições e suas ações. Aspectos e questionamentos devem fundamentar-se em argumentos, que não existem se contrários ao incentivo às liberdades de pesquisa, criação e integração entre ciência e produção, responsavelmente exercitada pelo corpo de pesquisadores, técnicos, auxiliares e estudantes do Instituto Butantan. Grande parte dos programas idealizada gerou benefícios claramente ser constatáveis: são aquisições concretas e inquestionáveis.

A defasagem tecnológica é superada: obtenção de plasmas hiperimunes

O instituto também sofria uma desafazem tecnológica, que o tornava pouco competitiva com o mercado produtor. O processo era também artesanal; apenas em 1984, por doação do Ministério da Saúde, obteve-se o primeiro fermentador com capacidade de produção moderna e em escala, capacitado à revisão do processo produtivo. Até 1985, o sangue era coletado em latões de leite – um sistema totalmente aberto, sujeito a contaminações ambientais – e, depois de separado, o plasma era depositado em recipientes plásticos e transportado para a área de processamento. Desenvolveu-se uma bolsa plástica

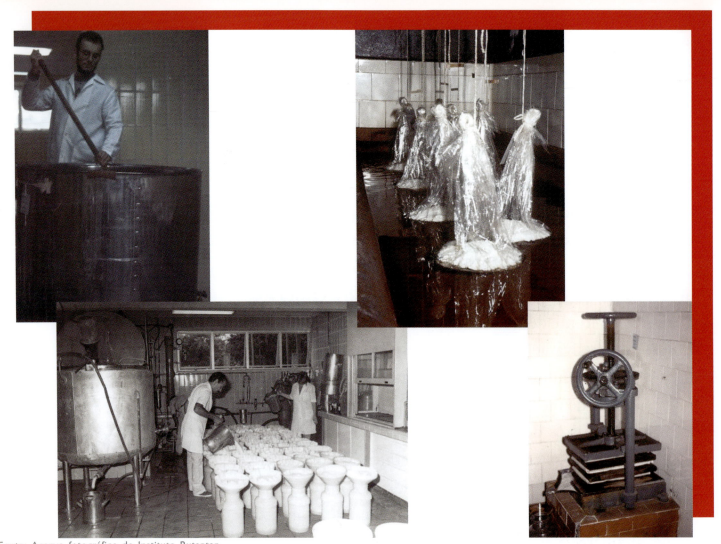

Fonte: Acervo fotográfico do Instituto Butantan.

Processos produtivos antigos para a produção de soro

dupla, em que se coleta o sangue numa delas e, após uma noite em câmara fria, separam-se os elementos figurados; o plasma é assim recolhido na segunda bolsa, em sistema totalmente fechado e esterilizado. Esse procedimento possibilita, ainda, devolver as hemácias ao cavalo, em um processo denominado plasmaferese, o que permite uma recuperação mais rápida do animal. Com as inovações introduzidas, relativamente tanto aos processos de purificações de venenos e toxinas – os antígenos – como aos esquemas de imunização e à obtenção de plasma, hoje, na fazenda Butantan, há cerca de 380 cavalos, que produzem soros de melhor qualidade, e um volume de plasmas hiperimunes maior do que os dois mil que havia em 1985.

As mudanças e a modernização na produção de imunobiológicos

Em 1988, passou-se a produzir o Fator VIII, isento dos riscos de contaminação, importantíssimo para os hemofílicos. No ano de 1989, foram realizadas pesquisas na área de Biologia Molecular na tentativa de preparar um antígeno contra a esquistossomose, através da tecnologia do RNA recombinante. No Conselho de Produção, foram preparados dois manuais: de procedimentos da produção de vacina da gripe e do sarampo. Na Divisão de Microbiologia e Imunologia, realizou-se o estudo da toxicidade dos venenos de *Tityus serrulatus*, *Phoneutria nigriventer*, *Loxosceles gaucho* e da atividade neutralizante dos respectivos soros, sendo estudada a mudança nas metodologias de dosagem. Nesse ano, houve a implantação da nova técnica de titulação, através de soroneutralização em camundongos dos soros antibotrópico, anticrotálico, antibotropicocrotálico, antielapídico e antilaquético. Houve, ainda, pesquisa sobre a eficácia dos três tipos de soros antibotrópicos produzidos no Brasil, com vários colaboradores (inclusive entidades internacionais) e com a participação ativa do Hospital Vital Brazil, sob a coordenação do doutor João Luiz Costa Cardoso. Em junho, inaugurou-se, pela Divisão de Microbiologia e Imunologia, o novo laboratório de inspeção e amostragem das matérias-primas e embalagens; implantou-se, ainda nesse ano, a Divisão de Engenharia, pela Divisão de Administração.

Em 1991, foi assinado um convênio visando a realizar diversas atividades, desde estágios até produtos, cursos e outros, com a Universidade de São Paulo, a Fundação Butantan e a Secretaria de Saúde do Estado. No ano de 1993, o instituto forneceu 17 milhões de doses de vacina contra o tétano para o México, que, nesse momento, também estava envolvido com o instituto na definição de um programa de desenvolvimento de vacinas contra a febre tifóide, com a participação da Fiocruz.

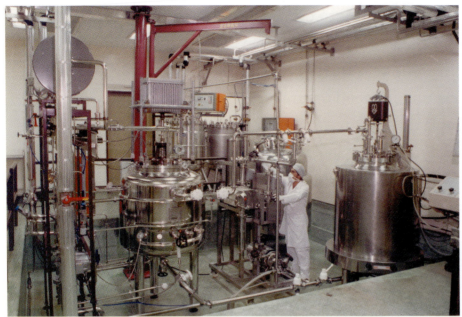
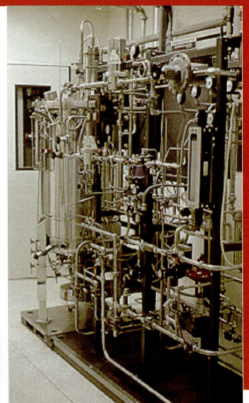

Fonte: Acervo fotográfico do Instituto Butantan.

Modernização dos processos produtivos do Instituto Butantan

Em 1996, o instituto tornou-se o único produtor latino-americano de soros que combatem a rejeição em pacientes transplantados, abastecendo o Hospital das Clínicas. Nesse ano, houve testes de vacinas que poderiam ser administradas por via oral. Reformularam-se as memórias do instituto, que passaram a ser bianuais, sendo que a primeira publicação apresentou trabalhos de 1993 a 1995. Criou-se uma publicação mensal, relacionando artigos publicados, teses, enfim, resumos dos trabalhos em geral. No ano de 1997, um estoque de soro antibotulínico salvou pacientes do Brasil e da Argentina.

Em 1985, o governo federal constatou que os soros antipeçonhentos produzidos no Brasil por laboratórios públicos e algumas empresas particulares não possuíam a qualidade necessária para os produtos injetáveis. Para enfrentar o problema, já que não podia ocorrer à importação, o Ministério da Saúde decidiu tomar uma série de medidas, entre elas a determinação de que os imunobiológicos só fossem liberados depois de uma análise independente pelo Instituto Nacional de Controle de Qualidade em Saúde (INCQS), trazendo dessa maneira uma garantia de qualidade. Em sua visão simplista, o Ministério da Saúde decidiu investir em um número limitado de institutos públicos de porte maior para aquisição de equipamentos novos.

Com procedimentos rudimentares, as serpentes eram mantidas em ambiente único, e seus venenos, após extração, eram secos em dissecador. Dentro do programa de reestruturação, foi construído um laboratório especial, onde as serpentes, após quarentena, são colocadas em ambiente com ar filtrado e temperatura e umidade controladas. As serpentes selecionadas passaram a reproduzir-se em cativeiro, e assim o Butantan, que por décadas dependeu de serpentes capturadas ou doadas, tornou-se menos dependente de doações. Os antígenos, venenos ofídicos, escorpiônicos e aracnídicos, após sofrerem filtração, são liofilizados, o que os torna produtos mais estáveis. A composição da mistura atual de veneno utilizado na imunização dos cavalos para as diferentes espécies de serpentes, escorpiões e aranhas é decorrente de um estudo desenvolvido pela produção e pelos laboratórios de Herpetologia e Artrópodes, para se obter um soro que atenda a acidentes antipeçonhentos em nível nacional.

Os esquemas de imunização de cavalos com adjuvantes adequados também foram objeto de longos estudos. Assim, o conjunto dessas ações possibilitou melhorar a eficiência dos antígenos empregados na imunização de cavalos soro-produtores, resultando no aumento da quantidade e qualidade do plasma obtido. Um estudo a ser destacado, que demonstra a importância de trabalhos conjuntos entre os setores científico e de desenvolvimento tecnológico, foi o coordenado pelo doutor O. A. Sant'Anna, que descobriu no veneno laquético uma fração supressora, que dificultava a obtenção de soro contra o veneno de serpente surucucu (soro antilaquético); essa descoberta poderá dar origem a um novo imunossupressor para uso clínico.

A urgência da solução para um grave problema de fornecimento de soro à população não permitiu que a experiência que

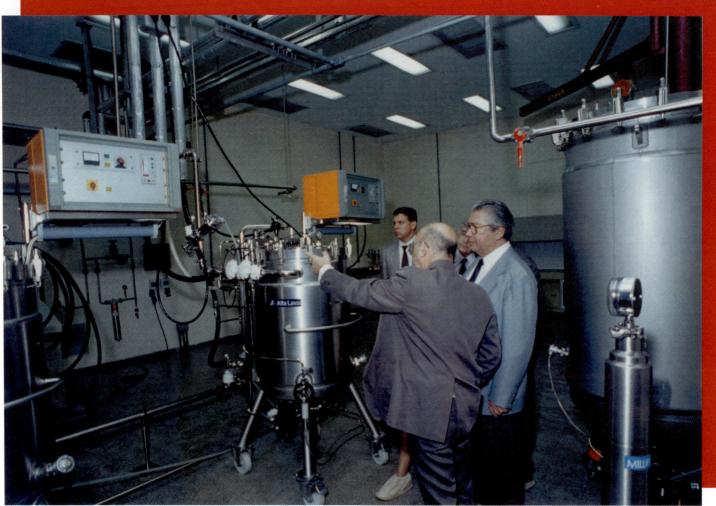

Fonte: Acervo fotográfico do Instituto Butantan.

Visita do governador Mário Covas às novas instalações para a produção de vacina, acompanhado pelo diretor do Instituto Butantan, professor Isaias Raw, 1998

começava a ser adquirida no isolamento, por cromatografia para obtenção de hemoderivados a partir da placenta humana, pudesse ser empregada na produção de soros hiperimunes. A estratégia foi adaptar à tecnologia tradicional um sistema totalmente autocontido, evitando a contaminação do plasma e a manipulação dos produtos nas fases intermediárias, em que as operações sucedem-se usando equipamentos adequados. O sistema foi desenvolvido na Divisão de Produção e construído por empresas nacionais especializadas em tanques de aço inoxidável. O único equipamento importado desse sistema foi a ultra-centrífuga de pratos, que permite a centrifugação contínua de grandes volumes, separando simultaneamente precipitados e sobrenadantes. Essa foi a primeira planta industrial construída no Butantan, usando empresas especializadas para fornecer os tanques e outros equipamentos em aço inoxidável de qualidade para fins farmacêuticos; o processo foi definido pela equipe de produção, sem necessidade de contratação externa. Hoje, a purificação de alguns soros é completada por cromatografia, sendo o segundo produtor a utilizar o processo cromatográfico no mundo.

O Butantan, pelo desenvolvimento na produção de soros, foi escolhido pela Organização Mundial de Saúde para validação do processo de purificação de soros hiperimunes e verificação de que esses processos eliminam o risco de contaminação por vírus que eventualmente infectam os cavalos.

Hepatite B

No esforço de acelerar o desenvolvimento de novas vacinas e bioprodutos, conseguiu-se trazer alguns pesquisadores estrangeiros para o instituto. Um deles desenvolvia a vacina recombinante contra hepatite B, usando uma levedura que expressa o antígeno recombinante em quantidade muito maior do que a levedura de cerveja. Com a estrutura, os equipamentos e o pessoal competente do Centro de Biotecnologia e na Divisão de Produção, foi possível desenvolver o escalonamento da produção da vacina contra hepatite B. O projeto foi traduzido numa planta especial, que, em 2003, já atingiu 36 milhões de doses. Essa etapa, que deveria ser a mais difícil, passou a ser secundária frente aos "fantasmas" que tentaram por anos evitar que a vacina do Butantan fosse testada e registrada, o que eliminaria um dos maiores mercados, representado pela vacinação pública e gratuita, e reduziria o mercado de clínicas privadas. Essa batalha, que ressurge encampada por interesses privados, principalmente estrangeiros, está praticamente vencida. A vacina, que custaria US$ 8,00 por dose, quando o projeto iniciou-se, é hoje fornecida ao Ministério da Saúde por R$ 0,80.

As plantas componentes da produção de vacinas e soros foram otimizadas, sofrendo modificações no decorrer desses 15 anos para melhorar a produção e adequar-se às boas práticas de manufaturas atuais, somando ao sistema autocontido, com automatização e o mínimo de manipulação, áreas biolimpas e outros critérios internacionais necessários para a certificação. As plantas de vacinas foram inspecionadas pela primeira vez em 1990 por um grupo de especialistas estrangeiros escolhidos pela Organização Pan-Americana de Saúde, que atestaram o cumprimento das exigências do Canadá e dos Estados Unidos.

Biologia molecular e o desenvolvimento de novas vacinas

A concepção de equilibrar uma linha de desenvolvimento mais rápido e menos sofisticado, com o estímulo à iniciativa dos pesquisadores de enveredar por novas linhas de investigação, é provavelmente um bom exemplo do sucesso da dualidade que leva a resultados sem amputar o futuro. Essa iniciativa, que partiu de um grupo de investigadores, colocou o Centro de Biotecnologia na era do Genoma. Participaram ativamente do seqüenciamento do genoma da *Xylella fastisiosa,* primeiro patógeno vegetal que teve sua seqüência completada. Esse primeiro projeto abriu caminho para outros de interesse médico. O grupo participou do Projeto Genoma para o câncer humano de cabeça e pescoço e engajou-se no seqüenciamento da *Leptospira fastridiosa* e do *Schistosoma mansoni.* Existe um índice racional para identificar no genoma proteínas que podem potencialmente ser antígenos vacinais, como as proteínas transmembranas expostas ao exterior e, portanto, a anticorpos. Nos próximos anos, os antígenos da *Leptospira* e do *Schistosoma* devem ser investigados.

Ciência e inovação: o Centro de Toxinologia Aplicada

Houve, portanto, a remodelação gradativa, porém radical, dos setores de produção, tanto física quanto conceitualmente, adequando de modo racional os segmentos voltados à realização das metas estabelecidas e às futuras diretrizes. Com a modernização e o aprimoramento dos setores de produção, o Instituto Butantan, através da Divisão de Desenvolvimento Tecnológico e do Centro de Biotecnologia, consolidou o saber técnico essencial para responder às demandas de Saúde Pública.

Em 2000, o reconhecimento do Instituto Butantan como instituição de excelência nas áreas de Toxinologia, Farmacologia Bioquímica, Microbiologia, Biologia Molecular e Imunologia garantiria a criação do Centro de Toxinologia Aplicada (CAT), com financiamento da Fapesp, no âmbito do Programa de Centros de Pesquisa, Inovação e Difusão (Cepid). O CAT/Cepid está sediado no Instituto Butantan e congrega laboratórios da USP, Unifesp, Unesp e Ipen. Dirigido por seu idealizador, o professor Antônio Carlos Martins Camargo, tem o objetivo maior de desenvolver pesquisas multidisciplinares sobre toxinas de animais e de microrganismos, gerando conhecimentos, disseminando-os à sociedade e aplicando-os na obtenção de produtos em parceria com a iniciativa privada nacional. Os interesses médicos nas toxinas têm um derivativo econômico e advêm de suas propriedades, que, freqüentemente, associam-se a moléculas que podem ser exploradas pela indústria farmacêutica para a geração de fármacos destinados a tratamentos de patologias. É, portanto, clara a relação indissociável do binômio ciência e inovação nesse projeto de fôlego que se estrutura no CAT/Cepid.

Em apenas quatro anos de existência, cinco projetos foram identificados como passíveis de gerar inovações, levando à parceria com o Consórcio de Indústrias Farmacêuticas. Esses estudos incluem: produtos de interesse cardiovascular; produtos de ação antinociceptiva; de atividade imunossupressora; de ação antitumoral; de produtos que afetam a coagulação.

Laboratório de História da Ciência

Em fins de 2002, o Conselho Superior aprovou a proposta de criar um laboratório especial de História da Ciência, unidade que será essencial para impulsionar o desenvolvimento de estudos em áreas de interesse e aproximar pesquisadores e laboratórios nas áreas em que o Butantan vem atuando por mais de 100 anos.

Coda

Ao traçar o perfil da Saúde Pública brasileira, há de reconhecer-se o papel que o Instituto Butantan desempenhou e vem exercendo na formação de cientistas, na geração de conhecimentos e saber técnico, na produção de bens e atendimento, aspectos próprios e únicos do Estado. Certamente, a construção histórica dessa instituição permitiu mais recentemente algumas perspectivas importantes, a saber:

1) a liberdade na escolha responsável de linhas de pesquisa;

2) o trabalho reconhecido de pesquisadores, técnicos e pessoal administrativo;

3) o compartilhamento de experiências e influências positivas entre os jovens e os mais experientes;

4) a excelência dos imunobiológicos produzidos;

5) a efetiva contribuição educacional e cultural.

Esses aspectos superaram a diversidade e heterogeneidade de formações, de escolhas, de pensamentos, de ações; subjugaram eventuais vaidades e desejos de poder. O respeito à inteligência e às iniciativas e ações responsáveis de pesquisadores garante que o Instituto Butantan seguirá como referencial maior das Ciências da Saúde em nosso País.

Referências bibliográficas

AMARAL, Afrânio. *Serpentes em crise:* a luz de uma legítima defesa no "Caso Butantan". São Paulo, 1941.

BLOUNT, John Allen. The Public Healt Movement in São Paulo. *Brazil:* history of the Sanitary Service (1892-1918), 1971. (Tese de Doutorado – Tulane University, New Orleans).

CAMARGO, Ana Maria F. *Os impasses da pesquisa microbiológica e as políticas de Saúde pública em São Paulo (1892-1934)*. Unicamp, 1984. (Dissertação de Mestrado).

CAMARGO, Erney Plesmann; SANT'ANNA, Oswaldo Augusto. Institutos de pesquisa em Saúde. *Revista Ciência & Saúde Coletiva*, Associação Brasileira de Pós-graduação em Saúde Coletiva (Abrasco), v. 9, n. 2, p. 295, ab./jun. 2004.

CAMPOS, Cristina de. *São Paulo pela lente da higiene:* as propostas de Geraldo Horácio de Paula Souza para a cidade (1925-1945). São Carlos: Rima, 2002.

CANTER, Henrique Moisés (Coord.). *100 anos de Butantan*. São Paulo: Gabarito de Marketing Editorial, 2000, p. 36.

FONSECA, Flávio. *Vital Brasil*. Mem. Inst. Butantan. 2:51, 1950.

FREEMAN, Richard; MORAN, Michael. A Saúde na Europa. *In:* NEGRI, B.; VIANA, A. *O Sistema Único de Saúde em dez anos de desafio*. São Paulo: Cealag/Sobravime, 2002, p. 45.

GUALTIERI, Regina Candide Ellero. *Ciência e serviço. O Instituto Butantan e a Saúde Pública*. São Paulo 1901-1927, (Dissertação de Mestrado apresentada a Faculdade de Educação da USP), 1994.

LIMA, Solange Ferraz. História do Instituto Butantan: inauguração da linha Pinheiros-Butantan. *Informativo do Instituto Butantan*, ano 3, p. 2, maio/jun. 1986.

MASCARENHAS, Rodolfo dos Santos. *Contribuição para o estudo da administração sanitária estadual em São Paulo*. São Paulo, Faculdade de Higiene e Saúde Pública – USP, 1949. (Tese de Livre Docência).

MINISTÉRIO DA SAÚDE. *2ª Conferência Nacional de Ciência, Tecnologia e Inovação em Saúde*. Brasília: Conselho Nacional de Saúde, 2004.

MOREL, Carlo M. A pesquisa em Saúde e os objetivos do milênio: desafios e oportunidades globais, soluções e políticas nacionais. *Revista Ciência & Saúde Coletiva*, Associação Brasileira de Pós-graduação em Saúde Coletiva (Abrasco), v. 9, n. 2, p. 261, abr./jun. 2004.

MOTOYAMA, Shozo. *Fapesp* – uma história de política científica e tecnológica, 1999.

OLIVEIRA, Jandira Lopes. *Cronologia do Instituto Butantan (1888-1981):* 1ª parte 1888-1945. Memória do Instituto Butantan. São Paulo, 1980-1981, p. 44-45.

PEREIRA NETO, André de Faria (Org.). *Vital Brazil:* obra científica completa. Niterói: Instituto Vital Brazil, 2002.

RAW, Isaias; HIGASHI, Hisako Gondo; MERCADANTE, Otávio Azevedo. *P&D em vacinas e soros no âmbito do Instituto Butantan*. São Paulo: Instituto/Fundação Butantan, 2004.

SANTOS, Luis Antônio Castro. *O pensamento sanitarista na Primeira República:* uma ideologia de construção da nacionalidade. Dados, Rio de Janeiro: Campus, 28(2), 1985, p. 193-210.

SOLOSANDO, Aline. *O Hospital Vital Brazil* – sua trajetória numa cidade em expansão (1945-1985). Departamento de História, FFLCH, USP, 2004, p. 5-7. (Pré-projeto de pesquisa não publicado).

STEPAN, Nancy. *Gênese e evolução da Ciência Brasileira*. Rio de Janeiro: Artenova, 1976.

TEIXEIRA, Luis Antonio. Repensando a história do Instituto Butantan. *In:* DANTES, Maria Amélia. *Espaços de ciência no Brasil (1800-1930)*. Rio de Janeiro: Editora Fio Cruz, 2001, p. 159-180.

VAZ, Eduardo. *Hidra de Lerma* – lenda e realidade. São Paulo, 1954.

VITAL BRAZIL. *Memória Histórica do Instituto Butantan*. São Paulo: Elvino Pocai, 1941.

WEN, Fan Hui. *O Hospital Vital Brazil e o Programa de Controle de Acidentes por Animais Peçonhentos*. Instituto Butantan, 9 a 11 de setembro de 2003. (Comunicação apresentada no Encontro Nacional dos Laboratórios Produtores de Soros e do Programa de Controle de Acidentes por Animais Peçonhentos).

Posfácio

Ozires Silva

Engenheiro aeronáutico pelo ITA,
mestre em Ciências Aeronáuticas (EUA),
doutor *honoris causa* pela Universidade
da Irlanda e *fellow* da *Royal Aeronautical
Society* da Grã-Bretanha

No marco dos 450 anos da cidade, podemos olhar para trás e constatar o quanto foi feito. Ao mesmo tempo, é possível depreender que, no futuro, com a sofisticação das necessidades humanas em sua busca por melhor qualidade de vida, dentro do contexto de maior longevidade das populações, as pesquisas para o progresso da Medicina vão exigir mais dos pesquisadores e dos financiadores.

São Paulo, 450 anos
Sem medo da inovação

Na história da Medicina, ao olhar-se para o passado, é possível observar que, no desenvolvimento de novas técnicas, métodos e processos, sempre existiram idéias e pensamentos que se alternaram entre as mudanças radicais e a continuidade. Os resultados hoje constatados indicam que choques continuarão a ocorrer entre o velho e o novo. Afinal, a linha entre a prudência e a coragem para mudar, embora não nítida, pode e deve ser enfrentada com sabedoria e espírito de vitória. Em resumo, a mudança implica riscos e o sucesso não acontece por acaso.

São Paulo não tem fugido dessa regra, e o resultado pode ser medido hoje pela liderança que as equipes e os pesquisadores do Estado conseguiram conquistar no campo da Medicina. A partir da criação das universidades, capitaneada pela USP na década de 1930, uma racionalização, mesmo que não planejada, foi se estabelecendo nos centros de investigação científica que mais contribuíram para a liderança nacional conquistada no campo da exploração de novos horizontes, mais recentemente impulsionados pela globalização das comunicações, desde o início da década de 1990.

Especificamente na área da Saúde, em decorrência do aprimoramento da indústria farmacêutica nacional, com suas drogas – sistemática e racionalmente desenvolvidas –, não ocorreu somente uma mudança no tratamento das doenças. Houve uma transformação na atitude relativa às doenças e aos doentes. O cuidado com os pacientes, na busca por melhor assistência, determinou mudanças nos métodos de tratar as pessoas, as quais são significativamente diferentes entre si.

Aos 450 anos da fundação da cidade, vislumbramos o horizonte de um novo mundo que já começou a ser construído. Sente-se que há necessidade de idéias e de atitudes que moldem um futuro inovador, com base na criatividade e na geração de recursos. É claro que se pode discutir como isso se daria. Uma possibilidade seria olharmos para nossos próprios problemas, com base na experiência de vida acumulada durante anos. Assim, em face dos problemas decorrentes do crescimento da população, que apresenta demanda cada vez maior por assistência, sentimos a necessidade de aprender a lidar com essa nova realidade, na expectativa de que as pesquisas possam fornecer alternativas realmente promissoras.

A criatividade, aceita nos tempos atuais como opção para se alcançar o progresso e o desenvolvimento, pode ser estudada sob muitos ângulos, sendo que a Psicologia parece ter muito a dizer sobre ela. Embora, tradicionalmente, a criação seja encarada como um eco da inteligência, conclui-se que ambas apresentam pontos fortes e fracos.

Em passado recente, aceitava-se que inteligência fosse simplesmente uma propriedade da mente humana; nascia com a pessoa e com ela permanecia. Desse modo, acreditava-se que um ser humano brilhante era necessariamente criativo, ou vice-versa. No entanto, essa concepção tem mudado radicalmente nos últimos anos. De acordo com conceitos mais recentes, criatividade e inteligência são vistos como qualidades humanas distintas, ambas possíveis de ser desenvolvidas em sociedades que as compreendam e as estimulem.

No marco dos 450 anos da cidade, que ora atravessamos, podemos olhar para trás e constatar o quanto foi feito. Ao mesmo tempo, é possível depreender que, no futuro, com a sofisticação das necessidades humanas em sua busca por melhor qualidade de vida, dentro do contexto de maior longevidade das populações, as pesquisas para o progresso da Medicina vão exigir mais dos pesquisadores e dos financiadores. Conseqüentemente, os custos das pesquisas e do desenvolvimento de novos produtos prometem ampliar-se.

A conseqüência é direta. O futuro demanda mais e mais competências. Melhores escolas e universidades. Graduados mais capazes e criativos. Melhores teses e mais ambições de resultados. Mais coragem para enfrentar e quebrar paradigmas. Mais confiança para ser diferente.

Precisamos inferir e aceitar que a criatividade não deve ficar restrita exclusivamente a uma única cabeça. Ela depende mais e mais de equipes disciplinadas e orientadas firmemente. Na realidade, criar depende fundamentalmente da interatividade entre três fatores: o indivíduo, que, com sua fé, determinação, talento, pertinácia e liderança, possa agir dentro do domínio sobre o qual exerce sua influência; a estrutura do meio em que trabalha e vive, que configura vocações em áreas de interesse; e a sociedade em geral, com sua capacidade de selecionar e orientar os recursos necessários para atingir os alvos possíveis.

Todavia, existe algo que não nos diferencia do passado: a importância do homem competente, bem formado e bem apoiado pelo meio que o nutre. É a ele que as atenções devem ser dirigidas, proporcionando-lhe os meios e as condições que sua cabeça brilhante, lapidada por educação e cultura de qualidade diferenciada, possa produzir.

Se conseguirmos isso, novos 450 anos de criatividade e liderança poderão ser sonhados. Mais ainda, materializados!

Parabéns a São Paulo pelos seus primeiros 450 anos.

Julho de 2004